より身近で多彩な分裂病治療の実践

著
久場政博

星　和　書　店

Seiwa Shoten Publishers

2-5 Kamitakaido 1-Chome
Suginamiku Tokyo 168-0074, Japan

序　言

「より身近で多彩な分裂病治療の実践」、このいささか説明的ではある題名ほど、この本のなかに盛られた内容を余すところなく、しかも適確に言い当てたものはないと思う。いみじくも名づけたという感じがする。大方の読者にも同じような印象をもってもらえるのではないかと信じている。

著者も述べているように、本書は三十数年にわたって精神分裂病の治療にたずさわってきたあいだに蓄積された、著者の経験と知識、それに加えて臨床の知恵とでも言うべきものの集大成によって構成されている。その中核にあるのは、秋田県の公立角館総合病院精神科に科長として在職した十八年間と、沖縄県立八重山病院に精神科派遣医として滞在した通算一年間の臨床経験である。とりわけ本書の随処に出てくる角館総合病院での、主として慢性分裂病者との治療的取り組みをつうじて得られたあまたの経験が基礎にあることは確かである。

本書を通読して感じたことを二、三述べてみたい。その一つは、著者はことさらにそういうことばを使ってはいないが、病棟内部の治療的環境づくりを推進するなかで種々の改革が行われており、それが環境療法とか反応する環境（Maxmen et al., 1974）などと呼ばれる方式を思い出させることである。著者がこうしたやり方を採用したのは、もちろん根底にはっきりと自覚された治療原理なりポリシーの持ち合わせがあってのことと思う。このような治療方式の原理には、㈠病院（棟）の社会構造や社会過程が患者の病症や行動、スタッフ成員間の関係に大きな影響を及ぼすこと、あるいはまた、組織の管理や治療活動にも同様に影響を与えるということの自覚。㈡このことを明確に認識した上で、患者と職員双方が必要とするものを満たすように、院内もしくは病棟内の社会行動をできうる範囲で組織化するように努める、などのことが謳われている。その結果として、建設的な体験のひとつひとつを広範囲に認知したり弁別したり解釈したりという、その集団のなかの個人の能力が強化され、発展するのである。このような環境療法的な構造を考える基盤には、人間の心理や行動の発達現象を社会的、文化的なものとして捉えようとする態度が存在する。著者がかかわりをもった、主として慢性の分裂病者の治療やケア、そして処遇を可能な限り効果的に実行しようとすれば、上述の原理に基づく治療実践が欠かせないものになるだろう。このためには、著者が身につけた長いあいだの臨床経験が物言うことは当然であるが、それと同時に、文化精神医学的な観察と研究によってかつて培われた教養とものの見方が大いに影響しているであろうことは、想像にかたくない。

次に指摘しておきたいのは、著者が精神分裂病の主体的、個人的側面を重視することである。すべての治療的介入にとって、それが成功するかしないかの決定的なパラメーターは、治療結果や個々の治療的介入の主観的評価である。個々の病者の生活の質、その病者が自分の病気をどう見ているか、向精神薬を服薬した際の主観的な体験、こういったことがすべて、治療を継続するか中断するかを決定する根拠になっている。この意味で分裂病治療にとっての本質的な目標は、病者の個人的な生活の質を高めることにあるといってもよいだろう。さまざまな残遺症状をもち、機能障害や生活障害があり、社会や家族とのつながりを絶たれた慢性分裂病者に対して、このような目標を設定して働きかけることは決して容易ではない。しかし、障害を負う病者と常時かかわる情況の中にあればこそ、かえって彼らの生活の質の向上をはかることの重要性を痛感するのではないだろうか。従来はあまり重視されてこなかった精神分裂病の、あるいは分裂病者の主観的、個人的側面に向けての配慮を、本書の著者はなおざりにはしていない。

そのほかにも、治療チームの新しいあり方について再検討を行ったり、家族への働きかけを含めた地域医療に向けての組織やネットワークづくり、あるいは社会資源の増強などについて、しかもそれが地域の特性に即したかたちで行われてきたことにかんする言及がある。

これまで紹介してきたような著者の治療実践は、現時点での分裂病治療の現況や知識からみれば、一見は大した新機軸と思われないかもしれない。しかし、著者が角館に赴任した一九八〇年代には、分裂病治療の当時の一般的な状況や問題は、現在のそれとは違っていた。それは要点をつづめると、還元主義的な治療形態がもっぱら行われていたと言えばよいであろうか。生物学的治療、心理社会的なケア、地域医療はそれぞれが一定の機能を果たしてはいたが、こうした既存の治療形態と併せて、そのなかに当事者や家族も含めて相互が有機的、効果的に協働して効果を発揮できるような包括的・統合的治療が提唱されるようになったのは九〇年代に入ってからである。その背景には精神分裂病の長期経過や、それに影響する要因にかんする研究や知識水準の不足が一因としてあったものと思われる。

本書ではこうしたことはいっさい、声高に語られることはない。病者、治療スタッフ、家族、その他の関係する人びととのかかわりをつうじて、日々の治療的な営為が淡々と具体的に、しかも臨床の現実が読者の眼前にありありと彷彿するような形で活寫されている。そのことに貢献するのは、本書の到るところに挿入されている症例のビネットであろう。最近になって精神分裂病の、とくに「統合的治療」を謳った書物の出版が目につくようになった。しかし私の知る限りでは、その多くは複数の著者による分担執筆であり、とりあげられたテーマもさまざまである。本書のようにひとりの著者による、いわば一貫して手作りの、長年にわたる治療実践と治療哲学が結実してでき上った報告は貴重なものだと思う。全編の記述をつうじて行間に、臨床場面におけるささたる逸事もおろそかにしない、著者の誠実な人柄がほのめくのも本書の魅力のひとつと言える。

最後に私がなるほどと印象づけられた、著者による名言をここに記したい。

「分裂病治療においては技法も重要だが、それだけに拘泥してはよくない。よく思うのだが、神経症治療には名医がいるが、分裂病には、患者を治したいという治療スタッフがいるのみである」

本書がより多くの読者を獲得することを心から期待したい。

光洋クリニック・四谷　院長

近藤喬一

もくじ

序言　iii

第一章　序論……1
一、患者との出会い　1
二、長期の経過　8
三、治療の重層性　10
四、本書の構成　13

第二章　診断と治療の計画……15
一、診察の手順　15
二、診断　25
三、治療の説明　37
四、急性期の治療計画　45
五、慢性期の治療計画　57

第三章　治療の枠組み……67
一、北仙北地域の治療の枠組み　68
二、治療の場　76
三、治療のチーム　85
四、治療活動　㈠病棟開放化のあゆみ　97
五、治療活動　㈡最盛期の活動　108
六、治療活動　㈢地域の援助活動　118
七、心の健康地域連絡会　127
八、治療的雰囲気　136
第四章　治療的働きかけ……157
一、働きかけの基本的事項　158
二、個々の患者への働きかけ㈠　176
三、個々の患者への働きかけ㈡　190
四、課題を設定した働きかけ　200
五、家族への働きかけ　213
六、慢性患者の治療戦略㈠　225
七、慢性患者の治療戦略㈡　233

第五章　治療スタッフの問題……245
一、治療スタッフ自身の精神衛生　245
二、治療スタッフの人柄と分裂病患者との相性　255
三、治療スタッフ間の問題　265
第六章　精神科医療システムと治療理念……281
一、現在の精神科医療システム　281
二、精神科医療の基盤　292
三、地域を基礎におく精神科医療　303
四、これからの精神科医療　322
五、精神医学の治療理念　333
補　遺……347
一、病棟機能の変遷　347
二、昭和五十九年在院分裂病患者十五年の追跡　351
参考文献　359
あとがき　363

症例一覧　もくじ

症例一　UD　2・11
症例二　KT　6・159
症例三　YH　30・107・264
症例四　RS　53・138・226・235・237
症例五　MI　57・264
症例六　EA　58・80・202・206
症例七　KZ　72・81・112
症例八　HD　87
症例九　NF　91・93・117・161・306
症例一〇　AO　94・264
症例一一　GM　100・104・174・264
症例一二　NP　112・113・115・117・306
症例一三　DS　116
症例一四　TH　121・149・279
症例一五　TK　122・314・315・320
症例一六　NG　124・194・305
症例一七　KM　125
症例一八　MY　117・126・202・261

症例一九　AY　131
症例二〇　RI　158
症例二一　PS　161
症例二二　DY　162
症例二三　KK　164
症例二四　SU　170
症例二五　TE　140・176
症例二六　HT　177
症例二七　YT　113・178
症例二八　SS　179・231
症例二九　ST　181・297・308
症例三〇　KN　185
症例三一　SF　107・140・186・240
症例三二　KO　150・187・238
症例三三　EF　188
症例三四　TU　189
症例三五　FT　191・260・264
症例三六　RD　100・105・175・196・203・264

症例三七　SA　217・264
症例三八　YS　112・217
症例三九　UN　222
症例四〇　NH　223
症例四一　RO　226
症例四二　TIとMU　143・228
症例四三　MA　229
症例四四　MF　229
症例四五　SM　231
症例四六　WS　235
症例四七　IO　235・242
症例四八　GW　260
症例四九　TS　272
症例五〇　YI　307
症例五一　HN　186・309
症例五二　EM　317

第一章　序　論

精神分裂病（以下分裂病と略）の治療にたずさわって、三十数年の歳月が流れた。その間、先輩医師や同僚、治療スタッフ、なにより患者とその家族から様々なことを学んだ。その経験から、分裂病を治療するとは、患者という主役がいて、それを治療スタッフという脇役がどのように支え援助し、人生をよりよきものに過ごさせることができるのか、の劇にたとえられると思うようになった。

現在、分裂病をとりまく状況は大きくかわった。その変貌をふまえつつ、分裂病患者の治療論を書くにあたって最初にあげたいことは、患者との出会い、長期の経過、治療の重層性の三点である。

一．患者との出会い

分裂病の治療を担当することは、自分が治療スタッフの一員として役割を与えられ、患者へなんらかの治療的働きかけを行うことである。そうでなければ、分裂病の人を治療の対象としてみることはできない。しかも他の身体疾患と異なって、身体の臓器を病む者として患者をみるのではなく、精神を病む人間としてみる必要がある。

それゆえ治療的働きかけの基本には、人間的な出会いが大切になる。

治療の対象にしないのであれば、たまたま町で分裂病の人に出会ったとしても、どこかかわっている人、常識的行動とは違った人、という印象をもつのが関の山である。もちろんこのような人すべてが分裂病患者でないことも事実であるし、おそらく大部分の患者は、常識人として地域のなかで生活しているから、病気をもっている人とはまったく気がつかない。

㈠新人医師の出会い

医師にしろ看護婦にしろ、精神科治療スタッフになってはじめて、分裂病患者と出会ったときは、強烈な印象を受ける。ことに新人時代に社会的ニュースになった患者との出会いは、医師としてすすむべき方向をかえるほどのインパクトを与える。

症例一　UD

新人として初期研修の二年間が終わりJ病院へ留守番に行ったときのことである。精神科医一人の病院だが院長は退職しており、院長代理の医師が所属大学精神科医局から派遣されていた。その医師が学会出張で不在となるので、新人の私が指名された。その日、精神科医はもちろん私一人であった。

二日前、措置入院中（精神衛生法二九条）の四十代男性患者が仮退院した。当時、措置入院の患者を外泊させるとき、精神衛生法では「仮退院」の手続きをとっていた。その日の午後、外泊先の兄宅から電話が入り、「様子がおかしいので、迎えに来てくれ」とのことであった。「まだ日中なので家族で説得してみなさい」と言って、電話を切った。

ところが午後六時過ぎ、警察から電話があり、仮退院中の患者が兄の子（三歳）の喉をカミソリで切り、殺害したという。

カルテをみると過去にも何回か、被害妄想による傷害事件を起こしている。私はたまたま担当医不在のため医局から派遣され、留守番で当直していたので顔も知らなければ病状も把握していなかった。ただこの患者をよく知っている看護主任は大きな痛手を受けた。病院には報道機関から問い合わせ電話が次々にかかりだし、職員はパニックに陥った。もちろん新人の私に対処できる力量はなく、ただちに所属大学医局の応援をもらった。

その当時はこわいもの知らずで、混乱するほどの打撃にはならなかったが、月日がたつうちに、患者の病状のもつ深刻さがじわじわとからだにしみとおってきた。ことに印象に残ったのは、分裂病患者の急性期の大部分に被害妄想や精神運動興奮が出現するにもかかわらず、あるいは慢性期分裂病で被害妄想の持続している患者が多いにもかかわらず、このような事件を起こす人はほとんどいないことである。

なぜこの患者は妄想という思考障害の枠をこえて、子供殺害という行動に走ってしまったのか、それを未然に防ぐことはできなかったのか。もし、自分の患者でこのような事態が発生したら医師としてどのような責任をとればよいのかなど、考えざるをえなかった。

この事件のあと私は、それまで目指していた分裂病の神経病理学的研究から、分裂病の精神病理および精神療法へ、舵を切りかえた。

つぎに新人研修期間（昭和四十二年頃）で脳裏に焼きついているのは、分裂病患者をとりまく治療環境の問題であった。その第一は、電気衝撃療法の治療場面であろう。医学生の講義では有効な治療法であると聞かされていても、実際の治療現場を見せられるとショックを受ける。

S病院へ日当直に行ったときのことである。五～六人の患者を寝かせ、看護スタッフが口唇裂傷予防のため、つぎからつぎに口にガーゼ棒をかませる。スタートの合図とともに、医師の私が患者の左右の額に電極をあてる。両目をガーゼでおおっているから患者の表情はだいぶ隠されるが、どこかこわばっている。

通電と同時に強直・間代けいれんがはじまり、顔面チアノーゼ、共同偏視、無呼吸、一～二秒後おおきな深呼吸の一連の経過をたどる。この顔面チアノーゼと共同偏視あるいは無呼吸の数秒は、新人医師の緊張の一瞬である。白目をだしながら一点を凝視している形相は、あたかも治療スタッフの治療内容に無言の抗議をしているようで、背筋に冷汗が滴る。治療場所は、外来診察室であったり、病室の一角であったり、治療室であったり、なにかゴミゴミしているところが多い。そのあたりも悲惨さと残酷さを感じるのであろうか。

第二は、閉鎖病棟扉の鍵あるいは保護室の厳重な鍵である。

H病院の保護室は三重の鍵がついていた。まず扉を閉めるための普通の鍵、つぎに上下の鍵、さらに扉全体を斜め十字に締める鉄棒があった。これらが重なると、ギィーッガチャガチャガチャンという異様に空恐ろしい無機的な音になって跳ね返ってくる。うす暗い室内には、ふたのない便壷が一つ。そのなかにロボトミーをして頭皮の変形した陳旧性患者がうごめいていた。精神科医療の不気味な象徴として、頭に叩き込まれた。

精神医学や異常心理学関係の書物から夢みていた、人のこころを科学する魅惑的な精神医学と、精神の病に悩み苦しんでいる人々を治療する精神科医療との落差に、呆然となった。

㈡様々な出会い

分裂病患者との出会いは様々な形で行われる。職種は異なっても、医師であれ、看護婦であれ、精神科ケースワーカであれ、臨床心理士であれ、みな同じ新鮮な体験をするはずである。

この体験の仕方は、その治療スタッフのこれまでの人生経験が重なる。まったく白紙の状態で分裂病患者に出会い、同情心がわいてくるか、あまりの興奮と奇妙な行動で恐怖感と嫌悪感が生じるか、などである。

ことに分裂病患者の急性期症状に直接ぶつかったときの恐怖感は、それが治療スタッフであっても、いいようのないものである。

症例二　KT

N精神病院へパートタイムで行ったときの外来診察での話である。初発の二十五歳男性患者で幻聴があり、誰か知らないが自分をつけねらっていると言って、興奮しながらしゃべっていた。

「それでは身体の診察をしましょう」と言って患者に上着を脱がせようとしたとき、内ポケットに刃渡り一五センチのナイフが入っていた。こちらは内心ギョッとして心臓がドキドキしたが、「これは診察の邪魔になるからとりましょう」と言って、ベテランの外来看護婦が横にとりのぞいた。心得たもので少しもあわてず、「さあ胸をひらいて」と言い、淡々として診察の介助を行った。護身用の武器として所持していたとのことである。

患者は安心したためか、服を脱ぎ、おとなしく診察に応じた。そこで私は、「体調をくずしているようだし、苦しさを軽くするため、入院したほうがいい」と話した。興奮することを予想していたが、すんなりと「わかりました。入院します」と言ったのである。看護婦の落ち着いた態度で、なにごともなく済んだ患者との出会いであったが、医局に休息をもとめた私の脚は、ガクガクして震えがとまらなかった。

その点、どこかの病院へ赴任して先輩医師の診断した慢性期分裂病患者と会うときは、ゆとりをもって接することができる。ただし、のんべんだらりと会っていると、真の出会いに結びつかない。緊急性はないものの、治療スタッフが真剣に出会いの場をつくり、アンテナを張っていないと、長期在院の患者はこころを開いてくれない。こころを開いてもらうためのコツを、本書の様々なところで述べるが、治療スタッフとしての人間的感性や治療技法を磨く必要があるだろう。

病棟や外来など治療の場以外で、患者と出会うことも多くなっている。長期在院の人が退院した直後は、明らかに地域住民とどこか身なりや振る舞いが違う。しかし六カ月たち一年たつうちに地域にとけこみ、住民とまったく遜色なく、ときにはどこかの会社社長のように貫禄のついてくる人もいる。すれ違うときも自然な挨拶をかわし、もはや一町民としての立場をきちんと確立している。こんなとき治療スタッフが無視した態度をとるのはもってのほかである。

㈢身近な人の発病

知っている人が精神障害者になったときの驚きは、治療スタッフといえども強烈なものがある。その人たちは、幼なじみ、小・中学校・高等学校の友人、隣近所のあそび仲間などである。学校の友人でも疎遠な関係の人であれば、「ああ彼か」ぐらいですまされるが、非常に親しい友人が分裂病になったときは、相当のショックを受ける。

もっともショッキングなことは、身内から精神障害者をだすことである。治療スタッフの身内といえども、精神疾患に罹患しないとは限らない。ことに分裂病の患者が身内から発病したときは、なんともいいようのない不安感におそわれる。わが親族にも精神障害者がいたのか、すると自分の子供にもあるいは孫にもこの病気になる可能性があるのか、など。急性期の幻覚妄想状態や精神運動興奮を目の前にみると、混乱と心配でいっぱいになる。

しかし、嵐が過ぎ去って冷静さをとり戻すと、身内に精神障害者がいるのは当然の現象であることがわかる。分裂病に限っても、その有病率は一〇〇人に一人といわれている。それを精神疾患全体に拡大してみれば、身内に二～三人精神障害者がいるのは当たり前のことである。いないほうがおかしいくらい、精神疾患は誰にでも生じる一般的な病気である。

このように分裂病患者との出会いは、様々な条件、状況、時期によってその受け取り方は異なる。が、少なくとも治療スタッフの一員としての役割をもつなら、その出会いを大切にしたい。

二. 長期の経過

分裂病の治療をはじめるにあたって、やはり疾患の経過を頭にいれておく必要がある。もしこの病気が、かぜや肺炎のように一過性であれば、治療的働きかけはそんなにむずかしくない。

新人医師となって先輩医師に盾突いていたころは、一過性の経過でよくなった分裂病患者をみて、診断が誤ったのではないかと異議を申し立てることがよくあった。しかし、二年たち三年たちするうちに再発し、初期のころとは接触態度が変化し、疎通性がとれず、本物の分裂病の表情や振る舞いあるいは生活行動特徴がでてきてはじめて、なるほど分裂病とはこうも難病であったかと、思い知らされるのであった。

これまで各地で精神科の診療に従事したが、元の勤務病院を何カ所か十数年ぶりに訪問したことがある。そこでみたことは、主治医として受持っていた何人かの患者が退院せずに在院中であり、当時元気に通院していた患者が見る影もなく重症化して入院している、という事実であった。

いまでは分裂病の診断がつけば、長期化の可能性がありうるとの考えで、治療の第一歩から、その後を見通した治療計画をたてるように心がけている。その意味からも疾患の経過をみておくことが重要になってくる。

この疾患は長期化が本人のみならず家族にとって、生涯にわたりいちじるしい影響をおよぼすからである。たとえば、初発分裂病の急性期症状で幻覚妄想状態から精神運動興奮となり、隣近所とトラブルを起こしたとする。その人は常識では考えられない「気の違った人」とのレッテルを貼られ、家族は肩身が狭くなり、なんとか入院させようとし、遠くの精神科病院へ連れて行く。おそくとも二〜三年後に退院してくるが、家庭内では無為・自閉の生活で仕事もせずぶらぶら過ごす。働き盛りの大人がなにもしないで一日を暮らしていることは、家族からみるとますます世間体がわるい。

どこか身体がわるければ、周囲へ理由づけできるが、五体は満足なようでだらだらしているのは怠け者とみられてしまう。家族も隣近所との付き合いを閉ざしがちになってしまう。その後、本人は再発を繰り返し長期在院化していく。

またすでに長く入院している患者でも、病状が安定しているにもかかわらず、家族が引き取りを拒否あるいは引き取るべき家族がいないなどで、退院できない人がいる。治療スタッフが家族へ面会にくるようにいっても、また外泊をさせるよう連絡を入れても、拒否する。家族も偏屈でかわり者となり、あらゆるものを拒絶してしまう。

患者本人は、病棟のなかで手伝いや外勤などなんでもできるが、自立能力がなく退院できない。すこしの支えがあれば、具体的には精神障害者の社会復帰施設や地域援助システムがあれば退院可能であるが、地元にも病院の近くにもそれがない。気がついてみたら二十年から三十数年、人生の大部分を病院で過ごしている。

長期在院後に退院する人もいるが、自立して社会生活できる人はそう多いものではない。なんらかの世話や介助が必要な、半自立の人が大部分である。

なかには入院治療が必要であるにもかかわらず、家族の献身的な努力ですべて介助されながら、在宅している重症患者もいる。

このようにして、分裂病に罹患したがゆえに、その人や家族は様々な人生の変化をこうむることになる。

三、治療の重層性

分裂病の治療を実践して思うことは、身体医学における診断から治療へという図式がほんの一部しか通用せず、しかも個別の治療法で完結しないことである。

分裂病の精神療法に熱中していたころ、緊張型分裂病患者が積極的な精神療法で急速に軽快していった体験をもっている。当時、この回復状況をみると分裂病の心因説も成り立ちうるのではないかと考え、抗精神病薬を中止した。患者は生き生きとして生活の喜びをとり戻し一年後に退院したが、三週間後には幻覚妄想状態となって再発した。

あるいはパート先の病院で症状がほとんど目立たない長期在院の一患者を社会復帰の目的で、病院スタッフと町保健婦の協力をえて家族を説得し、二年後に福祉施設に退院させたことがある。この患者も三カ月後に再発し、家族は再び拒否的になった。

すなわち、症例一のような薬物療法のみ、あるいは精神療法のみ、特定の社会復帰活動（すなわち社会療法）のみでは、いかに患者の再発を防ぐことができないかを痛感した。

様々な要因が重層的に、治療的働きかけや治療の効果に影響を与えているのである。

診断や治療技法の問題、治療の場や環境の問題、治療スタッフの質の問題、治療システムの問題などが様々な形で相互に入り組み、重層的な結果を生みだしている。これらは荻野のいうように、治療状況が多次元的構造[二七]を備えているといってもよい。

若干、それらの様々な要因を粗描してみよう。まず診断や治療技法をみると、診断についてはここ十年のあいだに、ＤＳＭ-Ⅲ-Ｒ[二]やＩＣＤ[三四]-10などの世界共通の診断基準ができるようになった。これによって分裂病に関して、国際的な比較や評価が一歩前進している。

治療技法は、薬物療法・精神療法・社会療法など様々ある。薬物療法はフェノチアジン系やブチロフェノン系の薬剤ができた後、ここ十年で陰性症状に効果のある薬剤もでたが、前者をこえるまでには使用されていない。

精神療法も百花繚乱の感じがする。[三〇]

最近明確になってきたことは、社会療法としての社会復帰活動あるいは地域精神保健福祉活動の必要性である。地域社会のなかに精神障害者の社会復帰施設や共同作業所などをつくり、分裂病患者をなるべく地域で支えていこうという考えであり、世界的な傾向になっている。これらの活動によって、生涯入院をしいられていた患者たちが地域で生活できるようになり、明るい雰囲気に変化してきた。

つぎに治療の場・環境の問題がある。治療の場として入院があるが、そこは病棟内患者同士の共同生活の場であり、治療的働きかけができやすい反面、患者個人の行動や社会生活が制限されてしまう。同時にその病院の分裂病に対する治療理念の違いによって、退院や社会復帰にいちじるしい差異がでてくる。

さらに、大学病院の精神科で治療するのか、単科精神病院なのか、総合病院の精神科なのか、精神科診療所なのか、どの治療機関を選択するかによっても、治療の経過に影響を与える。大学病院や総合病院の精神科であれば、身体各科を併設していることもあって、患者や家族にとって精神科受診の敷居はそんなに高くない。しかし単科精神病院であれば、その門をくぐっただけで、地域の白い目が注がれかねない。単科精神病院はすでに、地域内で特別な意味の「世間的まなざし」が形成されているからである。

人の問題も重要である。治療スタッフという役割をもった人たちがいる。精神科医にしろ看護婦（士）にしろ、精神科ケースワーカ（精神保健福祉士を含む）、臨床心理士や作業療法士にしろ、これらの治療スタッフの資質や人柄が有形無形に作用をおよぼしている。

各地域の自然環境や人口密度によっても、たとえば田舎、離島、都会とでは、分裂病患者のあつかいに様々な違いがあり、それは地域での支えや援助力に連動している。

最後に重要なことだが、精神科医療システムそのものが精神障害者の社会復帰に関連している。例をあげると、医療経済の土台である診療報酬費あるいは治療スタッフの法定数が、精神科では身体各科に比較していちじるしく低い現実がある。ここには、医療全体における精神科の位置づけ、すなわち精神科の治療をどのようにしたらよいのか、精神障害者を社会文化のなかでどのようにとらえ支えていったらよいのか、時代精神における精神医学の治療理念が深くかかわっているのである。

このように治療にかかわる様々な要因が、分裂病患者に重層的に作用し、治療の効果を左右していると思う。その要因を以下の各章で詳述し、その底に横たわっている精神医学の問題を提起することが、本書の意図である。

四．本書の構成

本書の対象疾患は、ＩＣＤ-10 第Ｖ章 Ｆ2「精神分裂病、分裂病型障害および妄想性障害」である。これに精神遅滞の合併したものも含まれる。

そして本書で述べる私自身の、看護婦をはじめとするコ・メディカルスタッフ、保健所および町村保健婦らとの活動は、人口一万五千人弱の角館町にある公立角館総合病院精神科および大曲保健所角館支所の嘱託医として昭和五十七年四月から勤務した十八年間のことである。また離島をかかえた沖縄県石垣市の県立八重山病院については昭和四十九年から五十六年まで、精神科派遣医として通算一年滞在したときのことを参考にしている。なお、公立角館総合病院、大曲保健所角館支所、県立八重山病院には現在所属していないので、本文中ではそれぞれ、Ｋ病院、Ｏ保健所Ｋ支所、Ｙ病院と記号で表現した。

随所に精神科医三十数年の経験を織りまぜ、主として慢性化した分裂病患者について、どのように働きかけ、どのように支えたらよいのか、前項の意図を念頭におきつつ記している。さらに離島や田舎からみた国全体の精神保健・医療・福祉は、どのようになっているのか、どのようにしたらよいのかについても述べたい。

第二章　診断と治療の計画

分裂病を治療するためには、医師の目の前にあらわれた受診者が、分裂病に罹患しているか否かを診断し、治療の方向をみいださなければならない。言葉をかえると、この診断行為は、ある人の苦しみ悩んでいる状態を分裂病圏の精神疾患と判断し、治療的働きかけを行うためのルールといえる。

すなわち演劇に見立てるなら、主役をどのように選び、選んだあとどのような筋書きを組み立てることができるのか、の脚本が診断と治療計画ということになる。

ただ治療イコール精神科医療を施すということではない。たとえその人が分裂病と診断されても精神科治療を望まず、これまでの生活状況に、当の本人や家族あるいは周囲にいちじるしい不都合がなければ、必ずしも治療しなければならないということではない。治療をせず、そっと見守っていくという判断や方針があってもよい。

一・診察の手順

この節では、診断をつけるための患者との接し方や症状のとらえ方を述べる。

(一)初診の手順

題が初診の手順となっているが、分裂病初診の手順というより精神疾患一般の初診手順と考えてよい。私がはじめてある人を診察する行為を、初診察という。その一つには、ある人が精神疾患か否かの診断をしてもらうため、はじめて精神科を受診し私が初診察すること、いわゆる初診がある。もう一つには、すでに前医で診断は確定しているものの医療中断から再発して治療再開のため、あるいは赴任先の病院で通院・入院患者の治療継続を行うため、私が初診察することもある。この場合、患者にとっては再診にしか過ぎないが、私にとってはその患者とはじめての出会いになるので、ここで述べる初診の手順を忘れてはならないだろう。

まず、診断行為がはじめてのとき、いわゆる初診について述べる。私が分裂病の診断をするときは、図2-1のような順序で行う。診察室のドアをあけ、ある人が入室する。それが私とその人の初対面になる。初対面時の第一印象を大事にする。挨拶をして入室する人、両親にうながされて入室する人、不機嫌な表情で入室する人、一方的にしゃべりながら入室する人、様々である。

その第一印象から、背景に、器質性、精神病性(分裂病を含む)、神経症性の精神疾患が隠されていないか、頭のなかで瞬時にひらめかせる。同時に本人から、からだの不調はどういうところなのかを聞く。そのときの身ぶり、手ぶり、表情、服装の様子あるいはからだの清潔さ(髪のボサボサ、服の汚れ、異臭)など、客観的表出にも注意を払う。この客観的表出は、以下の診察過程全般にわたって、観察しながら把握しておく。

現症把握は、からだの不調がいつから出現し、どのように変化したのか、いわゆる発病以来の病状と経過であ

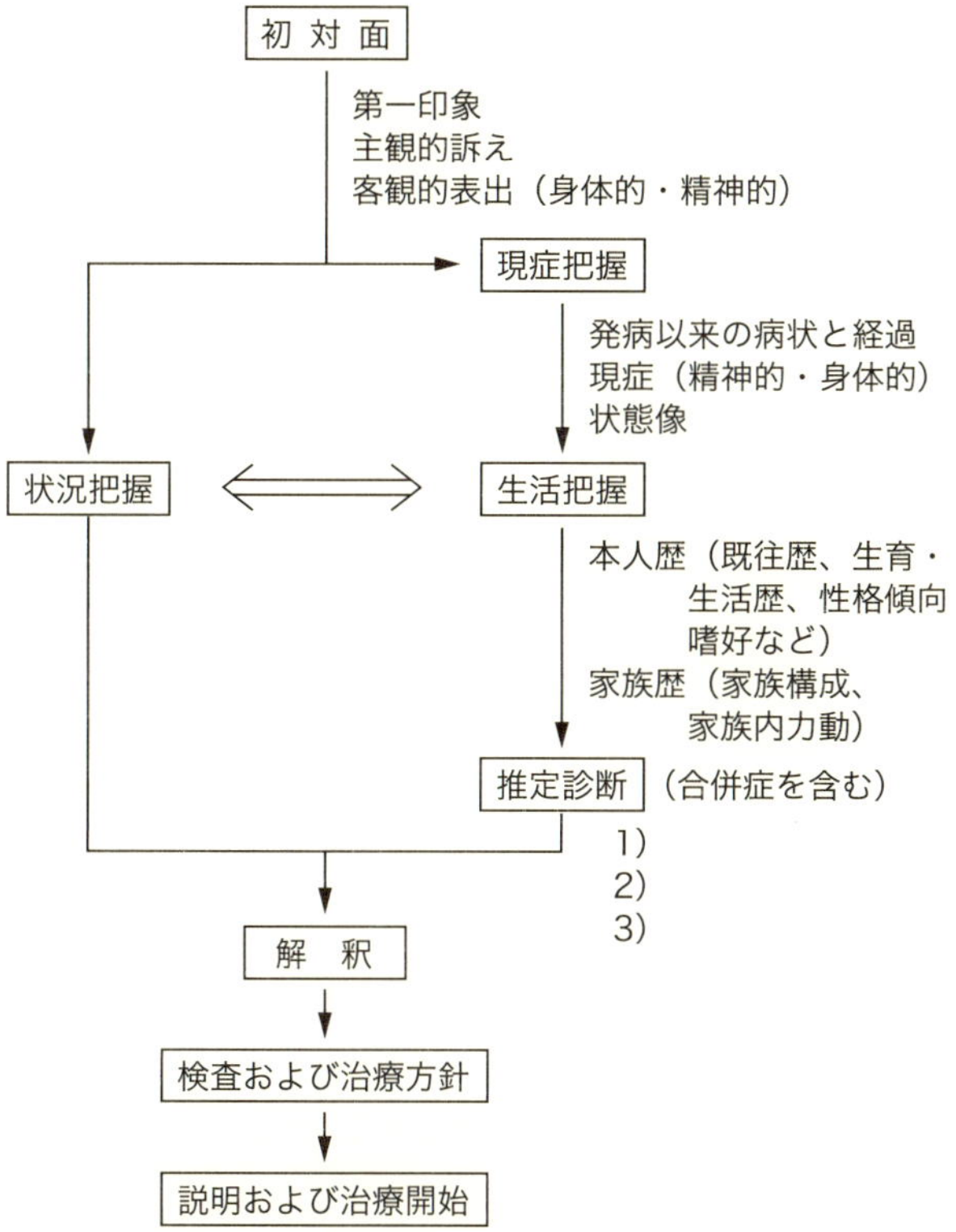

図 2-1　初診手順

る。このとき、こころとか精神の変調とかは、その人に問いかけない。本人や健常者にわかりやすい「からだ」という表現をつかう。ただしこのからだの不調のなかには精神状態も含まれている。まず「からだで調子をくずしたところや、苦しいところや辛いところはないか」と、問いかける。訴えには、不眠、頭痛、耳鳴り、胸痛、胃部不快感、皮膚感覚の異常などがある。不眠のなかに、誰かが耳元でしゃべっているので眠れないとか、夜になると家の外で誰かが見張っていて気になって眠れないとか訴えることがある。胸痛や胃部不快感などに、外からピリピリと電気をかけられて苦しい、という訴えもある。

精神的、身体的現症および状態像は、精神科医として精神疾患診断につかう医学用語で記述する。これは推定診断の直前に行えばよい。

生活の把握は、発病以来の病状と経過に関係があると考えられる、既往歴、生育・生活歴を念頭にいれながら、おおよそのことを聞いていく。性格傾向や、趣味、家族構成、同居人数、経済状況などを、現症と関連づけながら問診する。

同時に、現症や生活把握をしているとき、同伴してきた人と本人のやりとりや対応、受診理由、受診経路、診察時の雰囲気などを、状況把握としてとらえる。自らすすんで受診した、自分は病気でないのに嫌々ながら来院した、来院しても待合室で家人と口論しているなどの状況がわかる。

ここまで診察がすすむと、これまでの陳述や客観的表出から、右に述べた精神的現症は大略つかむことができる。推定診断をつける前に衣服を脱がせ、身体的診察を丁寧に行う。血圧、脈拍、胸部や腹部の聴診と打診、眼瞼結膜や眼球結膜の状態、対光反射、口腔内の状態、筋力、腱反射、下肢の浮腫、皮膚の状態などを診る。これらのことから、精神症状と関連する自律神経症状（瞳孔が大きく瞬目が少ない、血圧異常、頻脈、腸蠕動低下や亢進など）、栄養状態、着衣の乱れ、日常生活の清潔度などがわかる。当然、合併症としての大まかな身体疾患も予測できる。

推定診断として三つぐらい考え、合併症の可能性も記載する。この推定診断までで、どこまでがわかり、現時点でどこから治療にはいるのか、確定診断に至るまでの手順と検査をどのようにしたらよいのかをまとめておく。治療の場を、通院でよいのか入院の必要があるのかも考える。初診の最後に、その日の診察でわかったことをどの程度、本人および家族に説明し、どのような治療契約を結ぶのかも瞬時に考える。

これら初診の手順を、実際のK病院精神科外来診療録でたどると、以下のようになる。診療録の印刷順序は、はじめに確定診断、つぎに本人歴（既往歴、教育、生活史、結婚、性格傾向）、家族歴（家族構成、家の職業、経済状況、家族像）、発病以来の病状および経過、主訴、精神的現症、状態像、身体的現症、初診状況、誘因、推定診断、要約および方針となっている。

しかし、診察の順序は前述の初診の手順のように、はじめに主訴、発病以来の病状および経過、誘因、本人歴のなかの既往歴、生活史、性格傾向、嗜好、教育、つづいて家族歴、初診状況、身体的現症、精神的現症、状態像、推定診断、要約および方針となる。

大事なことは、本人がしゃべりやすく、抵抗の少ない項目から問診や診察を行うことである。受診者にとってストレスにならないよう、なるべくありのままの状態をとらえたい。

(二)診察の状況

外来診察室に私がいるとき、待合室で患者が待っている。初診の場合、K精神科では外来担当医が一人のため、再診の患者の後まわしになる。たとえ九時に来院しても、十一時半過ぎになるのは普通である。そんなとき待たせたことに対して、「随分待って疲れたでしょう。どうもすみません。次回は来院した順に診ますから」と、丁寧に謝ることにしている。

行動に落ち着きがなく待合室で静かに待っていられないときは、順番を早めて診察室に入れる。待合室から立ちあがって、診察室の扉を開け入室するまでの足音、扉の開閉、騒々しさなどに、きき耳を立てる。

問診をはじめて、自然に応答が返ってくるか、ぼんやりとした表情か、どこかちぐはぐな振る舞いはないか、同伴者に対しての反応は、などを一瞬のうちに見分ける。奇妙な表情をしたり、不機嫌であったり、不服そうな顔をしたり、まったく無関心であったりすれば要注意である。

つぎに、なぜ来院したのか、どこか体調をくずしているところはないのか、を聞く。自分の主観的訴えを素直にいえる人は信頼関係がつきやすいが、最初から同伴者に向かって、「なぜ自分を精神科に連れてきた」などと詰問する人もいる。このような人や、奇妙な表情をする人などは、診断のための診察というより、この段階で治療に結びつけるための診察が始まる。

まず受診者本人へ、「どこか苦しいことや体調をくずしているところはないか」をたずねる。ここで、「眠れないことが続いている」、「耳元にごちゃごちゃ声が聞こえて苦しい」、そのため「頭が割れるように痛い」、「誰かに追われて眠れない」など、様々な苦しみを訴える人がいる。そのときは本人に焦点をしぼり、そのような状態がいつごろから発生したのか、どのような状況のときつよまるのか、そのほかに辛いことはないのか、不安が生じないように問いかける。

本人の苦しみに共感を示しつつ、どちらかというと本人のしゃべるにまかせ、(五〇) 私はうなずく程度にしている。

このような辛さについて、「家族がどうみているか、聞いてもよいか」と本人へ問いながら、家族からみた本人の状況を聞く。家族は、本人が苦しい表情をして仏壇の前で一晩中手を合わせ正座しているとか、ぶつぶつつぶやいている、などと報告する。このことを本人に一つ一つ確認しながら、その同意に対して共感の態度を伝える。

これとは反対に、苦しみを訴えずに興奮している人がいる。精神科受診に不満をいい、「自分は病気じゃない」と声高に訴える。こんなとき、「ではあなたをここへ受診させようとしたことについて、家族に聞いてもよいか」と本人へ問い返す。本人はなげやりになって、「どうぞ」と言う。この段階で、本人と治療者は、お互いのこころの底で「この治療者は信頼できるか」、「この患者を治療に結びつけるにはどうしたらよいか」などの感情的格闘が始まっている。

そこで家族から、日常生活の変化、体調のくずれ、対人場面の問題について聞きだす。それに対して、本人がいちいち口をはさむこともある。いらいらして机を叩き、「おれはもう帰る」と、言いだす人もいる。「おれは気違いじゃない」と。

私は、「一度も気違いと言ったおぼえはないし、実際気違いだと思っていないよ」と話す。「ただあなたの言い分と、家族の連れてきた理由とに差があるのはなぜだろう」と聞いてみる。「こんなにいらいらして、眠れないことが続くと、本当に体調をくずすのではないだろうか」と、診察医の心配を投げかける。

この後、生活状況の把握を後まわしにして、まず身体を丁寧に診察する。血圧、胸部や心臓の聴診にはじまって、脈拍、眼の対光反射、腱反射などを診る。それによって、脈拍が早くなっているか、血圧が上がっているか、身体は清潔であるか、手足に擦り傷がないか、体臭がただよっていないかがわかる。

からだが小刻みに震えている人、心臓の鼓動がはやがねのように高まっている人、からだをちょっと触っただけでもびくっと反射的にそらす人など、身体の診察で現在の精神状態がおおよそつかめる。ある人は上腕に輪ゴムを巻いていたり、腹部触診でへそのまわりにカットバンを貼っていたりする。「なぜここに」と問うと、「キツネが腹に入らないように、貼っている」と答えた患者がいた。

このようにして、分裂病であるか否かの診察をしていく。さらに、生活把握として、既往歴、家族構成、家族の仕事や生計、頼りになる身内などを聞いていく。

すでに診断が確定し通院中の患者を私が初診察する場合は、初回診察を簡単にすませることにしている。患者にとっては何年間あるいは十数年間通院し、新顔の私よりずっと診察室の雰囲気や外来看護婦を知っており、長々と診察すること自体に不快感をもたれることがあるからである。ただし、私と患者とははじめての出会いであるから、短時間ではあっても真剣な気持ちで診察にのぞむ。前述の初診の手順を頭にうかべながら、一定期間慎重に診察を繰り返す。初心（診）忘るべからずである。

「これから私がここの診察を引き受け、まだなにもわからないが、定期的に通院すればなにかあなたにとって、アドバイスを与えることができるかもしれない」と、健常者の初対面の挨拶と同じように、礼節を保って伝える。初対面で冗談などをゆめゆめ言ってはいけない。大体一年ぐらいすると、患者もこころを開いて、ぼつぼつ悩みごとを話すようになる。

これは病棟でも同じことである。最初から分裂病と診断のついている患者たち全員の名前と顔あるいは病状を、すぐにおぼえることは不可能である。問題行動を起こす人や重症の幻覚妄想状態の患者から頭に定着してくるが、病棟の片隅にひっそりと暮らしている無為・自閉の患者はなおざりになってしまう。

赴任当初は、年に三回ぐらい全員の診察を行った。「いま困っていることは、どこか苦しいことはないか」と、何回も同じことを聞いた。それでもほとんどの患者が黙ったままであった。それと同時に、身体疾患、たとえばかぜ症候群、皮膚病（接触皮膚炎、白癬症）など、簡単な身体疾患は丁寧にじっくり診察して、患者の信頼をえるように努力した。

このようなことを繰り返して二年ぐらい経過すると、病棟の患者全員の病状や性格傾向、行動特徴が記憶されるようになる。そして、ある患者は、分裂病ではなく精神遅滞が中核であるとか、薬物調整が必要だとか、社会復帰のレールへのせても大丈夫だとか、概略がつかめるようになる。また主治医に対して、ようやくこころを開く患者がでてくるのである。

㈢様々な診察場面

診察の場面によって、分裂病患者への対応はいちじるしく異なる。一番緊急を要するのは、地域で自傷他害のおそれがあり、警察官や保健所職員を同伴して、緊急に来院した患者である。このようなときは、地域での行動の内容、担当者からみた評価、家族の話などを充分に聞く。万一、自傷他害のおそれがつよいときは、警察官や保健所職員に待機してもらうことになる。

同時に本人に、関係者の陳述に対してそのとおりなのか否か、なぜそのようなことをしたのかを聞いていく。そこで精神症状が確実に存在し、このまま帰したのでは自傷他害のおそれが大であれば、法的な強制入院を考える。できれば医療保護入院にさせたいが、病識がなく説得がきかないときは、精神保健福祉法二九条（措置入院）

の適用も考える。

他方、家族同伴の外来初診で、入院の必要性があるにもかかわらず病識がないため、入院を拒否する人もいる。その人と私は初対面であるから、強制的なことはしない。たっぷり時間をとって話し合い、不眠や食欲不振、あるいは声が耳元にずーっと聞こえていれば、本当に体調がくずれてしまうことを話す。「今回はあなたの気持ちを尊重して入院はひかえるが、次回来院時もこうであったら、ドクターストップだよ」と、伝えておく。

家族は必死に目くばせして入院をのぞむサインを送るが、それをしりぞけ、薬をもたせて次回くるように話す。薬の作用について、「人格をかえるものではないし、いま混乱している苦しい状態をやわらげ、睡眠が充分にとれ、気持ちを落ち着かせるくすりだ。日中でも眠くなるが、それは神経細胞を休息させることで、よい徴候である」と説明する。

その他、保健所の精神保健相談日に、家族や保健婦から相談を受けることがある。そのときは発病からどのくらい経過しているか、事例性（家族や周囲に、どのような症状や行動が、どの程度問題になっているか）の度合いは、家族の疲労の程度は、などを把握する。保健婦が家庭訪問できないかなども、検討してみる。

保健所での家族相談は少なくとも本人が同席していないから、なるべく情報を沢山収集する。同時に次回の相談日まで、○○の症状はないかを、家族や訪問する保健婦につかんでもらう。それでも、本人が来所せず、事例性が高くなり、自傷他害のおそれが生じたときは、往診を決断する。この決断は、明らかに分裂病かその近縁疾患の可能性がつよいときに実行している。

往診に関して、当の本人と初対面でしかも興奮して暴れているとか、刃物を研いだり、鉄棒で身を固めているとかの情報がある場合は、病棟の看護士や精神科ケースワーカを同伴し、どのような状況が生じても対処できるよう、マンパワーは重装備で出かける。患者が一番信頼している家族や顔見知りの保健婦に同行してもらい、私自身ははじめて会うので、説得に丸一日をかけるだけのゆとりをもった時間をとる。

往診宅に到着して、本人と出会うときは間髪をいれずに入室し、医師であること、家族や保健婦から苦しんでいることを聞いて来訪したことを話す。私は本人の前に座り、本人の両脇にはそれぞれ看護士に座ってもらう。万一興奮して私に手をあげそうになったときでも、二人の看護士が冷静に対処できる配置である。その後じっくり本人の話に耳を傾ける。

二、診　断

(一)初めての診断

はじめて分裂病と診断するとき、その基準はクレペリンから、E・ブロイラー、K・シュナイダーなど様々ある。[四五]近年は、アメリカ精神医学会のＤＳＭ-Ⅲ-Ｒ、[一]ＷＨＯのＩＣＤ-10[三四、五五]などができている。私は、Ｋ・シュナイダー[二五]の診断基準（一級症状）がなじみやすい。それは、思考化声、対話性で批評し合う幻声、身体への影響体験、思考奪取や思考干渉、思考伝播、妄想知覚、作為体験などである。

これらの一級症状に加えて、妄想着想、妄想気分、被害・関係妄想があり、しかも自分を失わせるほど体験が切迫して本人が苦しいと訴え、他の身体疾患の可能性を否定できれば、持続期間、年齢を問わず、「精神分裂病」と診断する。

しかしこのような典型例は、そんなに多くはない。幻声はあるもののかすかであったり、主観的訴えができず、ただ奇妙な振る舞いや表情をみせるのみであったりする。問いかけても無言のまま席を立とうとしたり、急に診察机を叩きだしたりする。口をとがらせたり、眉間にしわをよせたり、あっちに行ったりこっちに来たり、なにか苦しそうで落ち着かないこともある。

ここでＩＣＤ-10における分裂病診断の一例として、妄想型、破瓜型、緊張型などの全般基準を示す。邦訳と原書を照らしてその概略を載せた。詳細は文献[三四、五五]を参照のこと。

一カ月以上つづく精神病性エピソードの間、以下を満たす。

〈一〉次のうち少なくとも一つがある

(a)思考反響，思考吹入、思考奪取、思考伝播。

(b)身体や四肢の動き、奇妙な考え、行為、感覚などに関連して、コントロールされ、影響され、服従させられているという妄想。および妄想知覚。

(c)患者の行動に、いちいち意見をはさみ、お互いに批評しあう幻声。そのほか身体局所から生ずる幻声。

(d)文化的にも不適切でありえない妄想の持続（たとえば、天気を左右するとか、別世界の人と交信できるなど）。

〈二〉または次のうち、少なくとも二つがある。
(a)様々な形の幻覚が続くこと。それは、ときに一カ月間毎日出現したり、あるいは明らかな感情体験がなく断片的で主題のあいまいな妄想や頑固な優格観念をともなっている場合などがある。
(b)思考の流れに、造語や途絶、外部からの割り込みがあるため、対話が支離滅裂で的はずれになる。
(c)精神運動興奮、姿勢保持、蝋屈症、拒絶症、無言症、昏迷などの、緊張病性行動。
(d)いちじるしい意欲の低下、会話の貧困、感情の平板化や不自然な表出などの、いわゆる陰性症状（抑うつや神経遮断薬投与によるものではない）。
〈三〉除外基準として、他の精神疾患――ことに躁病やうつ病エピソード、器質性脳疾患、アルコールおよび薬物関連疾患――などにかかっていない。


この全般基準をもとにＩＣＤ-10は、破瓜型、妄想型、緊張型の三つをあげている。

破瓜型とは名称のごとく、破瓜期（思春期）に発病し、幻覚妄想状態に乏しく、客観的な表出症状として、無為・自閉、奇妙な振る舞いなどの陰性症状が主である。ときに独り言をいい、笑ったり、怒鳴ったり、叫んだり、誰かと話をしているような振る舞いをする。自分の内面を言語化できず、疎通性はとれない。自分一人で苦しみ、格闘している感じがつよい。どこか場違いな雰囲気をただよわせ、しかめつらをしたり、口を尖らせたり、いわゆるプレコックス感（分裂病臭さ）を感じさせる。

それに対して妄想型は、みずから体験している被害・関係妄想や追跡妄想、あるいは被毒妄想について雄弁に物語る。ご飯を食べようとしたら変な臭いがした、味噌汁を一口飲んだら変な味がした、水を飲もうと蛇口に口をつけたら異物がでてきたなど、口角泡を飛ばして語る。この妄想に、作為体験や被影響体験などが加わっていると、ほぼ分裂病といってよい。

緊張型は、突然の精神運動興奮、緊張病性昏迷、拒絶や無言、カタレプシー（蝋屈症）などである。

右のように三つの病型があるが、最初からはっきりと分けられるものは少ない。被害妄想や緊張病性興奮が一緒だったり、無為・自閉の生活に誇大妄想が合併していたりする。

これまで様々な学派[二七、四五]が分裂病の診断基準をつくっていたが、ここ十数年の比較検討により、狭い診断になったり逆に広義の診断になったりすることがわかってきた。

その点、ＤＳＭ-Ⅲ-Ｒの無論理的無学派的現象記述的診断は、世界で一番単純でつかいやすいかもしれない。なぜなら、ＤＳＭ-Ⅲ-Ｒの診断基準は、その項目に含まれているものを患者の症状のなかに探しだし、それをチェックしさえすればよいからである。その基準からはずれたものは、分裂病とは診断しない。分裂病が内因性か外因性か心因性かは一切問わない。もちろん、心理的ショックとか年齢とか環境因子などは問わない。ただし、病前の社会適応水準より低下していることが、診断基準にはいっている。

いままでの学派に比べると、無論理で思想的背景がないため物足りない印象を受ける。また客観的表出が類似の、分裂病様障害や分裂病型人格障害、あるいは分裂病質人格障害などに、分裂病をみるむきもあろう。

しかし、ＤＳＭ-Ⅲ-Ｒの基準を分裂病と定めて治療の対象にするということを認めれば、これまでの各学派による分裂病の診断のバラツキが是正され、世界共通のきまりがもてることになる。ＩＣＤ-10も、ＤＳＭ-Ⅲ-Ｒの影響を受けて作成されたものといえる。なお、ＤＳＭ‐Ⅲ‐Ｒは現在ＤＳＭ‐ⅣあるいはＤＳＭ‐Ⅳ‐ＴＲに代がかわったが、本書では操作的診断と多軸評定が世界や日本の精神医学会に与えた影響を強調する意味で、ＤＳＭ‐Ⅲ‐Ｒしかとりあげていない。

どちらにしろ精神科医がこれらの診断基準をつかって、診断のための診察をするとき、身体疾患の診察と同じような、系統的チェック方式はなじまない。前述したような初診手順が必要であり、精神疾患の治療は治療者と患者の信頼関係が基本であるから、診断をつける診察過程そのものに治療的配慮の大切さを強調したい。ちなみにＤＳＭ‐Ⅲ‐ＲやＩＣＤ‐10の基準は、診断が疾患の本態をあらわす、という考えがなくなっている。ある臨床症状や経過を操作的にならべ、その項目のうち何個かあればある障害の診断がつく、というシステムである。もはや疾患という名称も消え、「障害」という言葉が使用されている。しかもこの障害も、従来の意味としての「疾患の固定した後遺状態」から、ＤＳＭ‐Ⅲ‐ＲやＩＣＤ‐10では、「不健康な状態、健常とは異なり苦痛や不快感あるいは不適応をともなう状態」、という広い意味になっている。

㈡慢性期の診断

長期在院や通院中の患者の診断をするときは、はじめて分裂病と診断する場合と異なって、安心できるとともに落とし穴がある。なんとなれば、数年から数十年単位の長きにわたって、医療の枠組みのなかで観察と治療がなされており、診断の確定しているものが大部分だからである。

しかしそのなかの一群に、明らかに誤診している症例もある。あるいは従来の学説を広義に理解して、分裂病の範囲の広すぎる例がある。ことに精神遅滞と分裂病の誤診が多い。合併は多くみられるが、明白に精神遅滞が主と思われる症例に、分裂病の診断がついている。重症知的障害にちかい例でみたことがある。

慢性期には様々な患者がいる。幻覚、主として幻声、女性にあっては体感幻覚、妄想は被害妄想が多いが、ときに誇大妄想をもっている人もみられる。

周期的に緊張病症状の出現する人もいる。典型的な緊張病性昏迷もある。二カ月に一回の割合で緊張病性興奮を示す人がいる。これには、服装・髪型・化粧・接触の奇妙さ、突然の興奮、叫び、高笑い、号泣などがみられる。

症例三　ＹＨ

四十代の女性患者。普段は年齢相応の髪型をしているが、再燃状態になると、うしろの髪をゴム紐でたばね、リボンをつけ、少女のようになる。エプロンの上にセーターをきて、さらに病衣を重ね着して平然としている。口紅は唇からはずれ、頬までのびてしまう。

その服装で長靴を履き、紙袋に一切合切つめて廊下を徘徊する。誰がみてもサーカスのピエロのようになるが、患者たちは本人のことをわかっているため、何も言わない。


幻覚妄想や緊張病性興奮などが目立つ症状を陽性症状というのに対して、無言や引きこもりや終日なにもしない無為などを陰性症状（五五）というが、慢性期にはこの陰性症状が主な人も多い。

このほか「主観的減退症状」とでもいったらよいのだろうか、急性期症状が消退した後、消火後の火事場のくすぶりのように、分裂病の患者は一種独特の症状を訴える。いわく、「力がでない。体を動かそうとしてもエネルギーがわいてこない。仕事をしていても疲れる。同じことを何回やってもおぼえられない。何かを考えようとするが、考えがうかばない。一つの物事に集中して時間をかけることができない」など。

このような訴えを、延々五年、十年続ける。様々に薬物を工夫したり減量したりするが、軽快しない。結局、生活のリズムを、動・静、緊・弛と調整しつつ、各人の対処法を編み出すしかない。

いろいろな患者に聞くが、この易疲労性、思考・記憶・意欲・持続力の低下は、基本的に現在の薬物療法では回復しない。しかもこの「主観的減退症状」は、客観的にとらえられないことがある。普段は陽性・陰性症状が目立たず、人あたりもよく、振る舞いも自然で健常者とほとんどかわりない。信頼関係がついて胸の内を語りだすと、いま述べた症状に長年悩まされているのである。

慢性期症状はこれ以外にも、様々に展開する。発病初期の自律神経症状や心気的訴えあるいは幻覚妄想状態を長期間持続している人、陽性症状が目立たないにもかかわらず奇妙な考えや奇行や振る舞い、たとえば独り言や場違いな笑いで周囲をぎょっとさせる人、すぐ被害的になるが妄想や幻声までは出現しない人、他人に対する気くばりが度をこして自分自身は一歩もうごけない人、などである。

これらの症状が毎日、反復強迫的に繰り返されることが多く、治療スタッフとしては治療の方向性を見失いがちである。患者に対して新鮮さを失い、治療スタッフ自身も反復強迫的な対応、いいかえればマンネリズムになってしまう。

つねに診断が誤っていないか、新しい症状は出現していないか、アンテナを張りめぐらせておく必要がある。

それによって、患者のゆるやかな変化をとらえ、病状の軽症化や重症化を見分けることができる。

㈢私の診断

前述したように、原則的にはシュナイダーの一級症状を第一義においている。期間が六カ月あろうとなかろうと、一級症状があり、他の器質性脳疾患を否定できれば精神分裂病と診断している。

ところが現実には、一級症状を呈する患者はそんなに多くはない。幻声はかすかにあるものの精神運動興奮が主で、自分の体験していることを言語化できなかったり、緊張病性昏迷になったりして、主観的訴えを聴取できないことがままある。

私の独特の基準といえば、これは嗅覚的診断になるが、「分裂病の人がいくら精神運動興奮を呈していても、急性の幻覚妄想状態で周囲に恐怖感をあたえていても、なんとか助けて支えになってあげたい」という感情をいだくのである。こういう感情がこころのなかで生起するとき、この人は分裂病ではないか、とひそかに考える。なぜこのような感情がわくのかは、わからない。「自己の枠組み」（後述）の中心核のなかに、分裂病患者の醸しだす香気を嗅ぎとるセンサーでもあるのだろうか。少なくとも分裂病患者の匂いを嗅ぎとると、私のアンテナは鋭敏になり、診断イコール治療行為としてスイッチが入る。

ここで私のアンテナに分裂病特有の感覚として受信するものは、精神症状の奥底にひそむ、患者の「優しさ、誠実さ、真剣さ、取り引きのないひたむきさ」である。

㈣病前性格と現在の人柄

これまでの成書には、慢性期分裂病患者は人格や性格の記載がなされず、分裂病質性病前性格のみ書かれていたが、これは誤りであろう。どんなに緊張病性昏迷や興奮、あるいは精神症状が重症化していても、患者一人一人の対応や接触から受ける感情は異なる。これは分裂病に罹患し長期に経過したからといって、患者自身の性格傾向や人柄にはそれぞれ個性がある、ということである。

たしかに病前性格から変化した人はいるが、分裂病をわずらっている人たちが、一様に全く同じ性格傾向および反応を示すわけではない。病前に几帳面で頑固な人は、様々な生活状況のなかでその特徴をだす。たとえば、病室の掃除当番にあたれば、率先してすみずみまで掃除しなければ気がすまない。相棒が粗雑に行っているのをみると、後からそっと掃きなおしたりする。

明るくて感情のもろい女性患者は、演芸会や映画をみて涙を流す。たとえ支離滅裂であっても、情感の豊かさやこまやかさは伝わる。この病前性格をしっかり把握しておくことは、のちに述べる治療的働きかけに重要になる。

一番むずかしいのは、分裂病質人格障害を病前性格にもっている分裂病患者である。急性期症状が消失し、ほぼ安定期にはいったあと、いわゆる決められた働きかけに反応しない。病棟内でこころを閉ざし、徘徊を繰り返すのみである。ときおり、自宅へ外泊してみないか、町へ散歩してみないかと話しかけても、「うん、いい」と、ぽつりと言うだけである。

もう一つの病前性格で治療的働きかけが困難なタイプは、シュナイダー流にいえば、自信欠如者、現在のＩＣＤ-10に従えば回避性人格障害の人である。客観的にみると非常に素直であるが、なにかをやるとき、いちいち主治医や看護スタッフに確かめにくる。必要なとき以外、部屋から一歩も外へ出ず、声をかけるとにっこり笑って「わかりました」と言うが、実行はできない。ガラス細工のように個性の芯が弱々しく、強力な働きかけは避ける必要がある。そうしないとあっという間に、困惑から緊張病性昏迷、幻覚妄想状態へ移行する。

このように、分裂病の診断にあたっては、病前性格もつねに念頭においた診察が大切といえる。ここで現在の「人柄」としたのは、その人の性格傾向や個性からにじみでる、その人自身の雰囲気をも含めたいがためである。几帳面な人は、どこかぎすぎすした雰囲気をだすことがあるし、明るくて涙もろい人はときに激情に走ることがあるからである。

㈤疾患の経過

ここで疾患の経過について検討する。図2-2に示したように、分裂病がなんらかの原因で発病する。初期症状として様々な急性期症状がみられるのは、前述したとおりである。発病の原因として、心因がはっきり認められるものから、一見心理的原因と考えられたものが結果であるもの、ほとんど心理的要因が不明のものまである。発病形式からみると、急性に発病するものから、起点がいつかわからないくらい緩徐に発病し気がついたら重くなっていたものまである。前者は緊張型分裂病、後者は破瓜型分裂病にみられる。

後者についていえば、高校時代いつのころからか学力が下がり、ときに欠席がちとなり、性格が怠惰で無口、内向的になっていく。自室で勉強しているようで、ときどきくすくす笑いやぶつぶつ独り言をいっている。最初は、本でも読んで笑っているのだろうと気にかけなかったが、家族の前でもときにはトイレに入っていてもくす

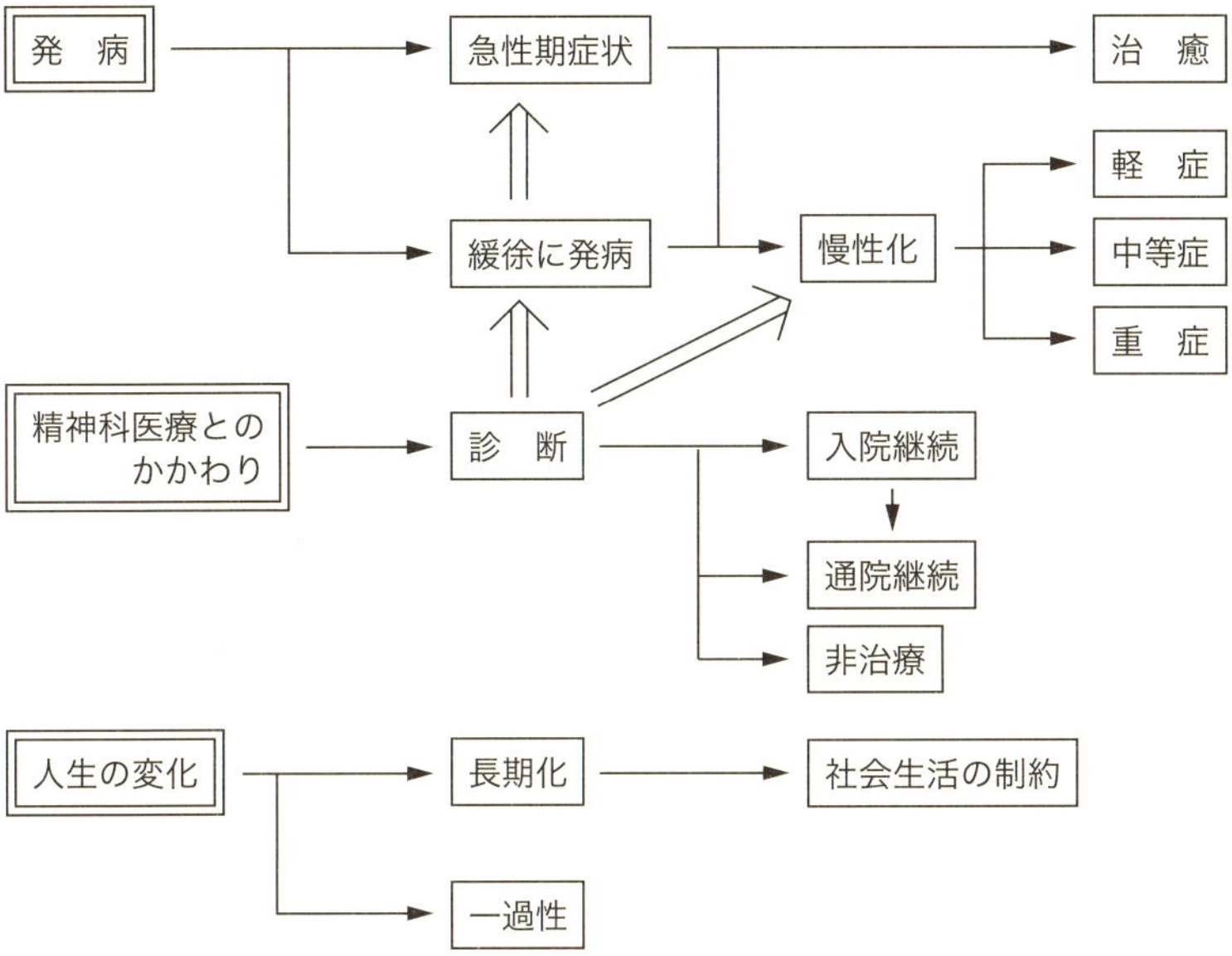

図 2-2　疾患の経過と転帰

くす笑う。なぜ笑っているのだと問い質しても答えない。徐々に家族を避け自室にこもり、食事も一緒にとらなくなる。

その段階におよんで家族はようやく、ただごとではないと感じ、身内や知人に相談し、精神科を受診する。すでに五年経過していることがある。

つぎに経過をみると、急性期症状で治癒する患者は約三分の一といわれるが、臨床経験からするとそれより少ない。とにかく、大部分の患者に再発と慢性化の危険があるとみなければならない。

ただ慢性化したらすべてが重症化するわけではない。慢性化した患者のうち五分の四は、軽症・中等症で経過する。重症化するのはせいぜい五分の一程度である。慢性重症化の過程も、急性に発病してそのまま重症固定するものから、いちど軽快し何回かの再発や再燃のあと重症化するもの、緩徐に発病して長年月の間に重症化するものまである。

精神科医療とのかかわりも人によって様々である。ある人は二十代で診断され、何回かの再発のあと、そのまま二十数年の入院生活になっている。また別の人は青年期変人でとおし、一人暮らしを十数年続けたあと、四十代になってはじめて、精神科を受診し診断をつけられることもある。あるいは一生かわり者でとおし、専門の医師にかからないで過ごす人もいる。

精神科医が診断と治療を開始する時期は、いま述べたように発病直後とは限らず、すでに慢性期になった段階で診断や治療を開始する場合もある。なぜまちまちになるのかは、追究することがむずかしい。家族の事情もあるし、本人の事情もあるし、地域文化の分裂病に対する耐性の問題もある。いずれにしても分裂病の発病初期に診断がつくということは、ここ三十〜四十年の間に可能になったことではないだろうか。

そして、治療的働きかけが必ずしも、よい効果をもたらすとは限らないのである。その点に関しては私がＹ病院で調査した、治療患者と長期未治療患者の比較[一九]からもいえる。前述したように、本人や家族が治療を望まず、現在生活上の不利益がほとんど目立たないのであれば、精神科の治療（主として薬物投与）をする必要はない。その場合入院せずに、家族や身内の温かい世話のもと、家庭で生活することができる。

薬物を使用しないで家庭生活をおくっている患者は私の三十数年の精神科医歴のなかで、男性二人、女性二人である。女性一人は治癒しているが、その他の三人は残遺状態をともなっている。

人生の変化が一過性であればそれにこしたことはないが、大部分の人が長期化し、それに付随してなんらかの社会生活上の制約が生じていたのである。

三、治療の説明

㈠患者への説明

診察によって分裂病と診断がついた場合でも、私はストレートに患者に病名を言わない。分裂病という病名を言ったところで、その病名に対する患者の先入観は、せいぜい新聞やニュースの生半可な知識でしかない。また、「精神分裂病」という名称から、精神が分裂している恐ろしい病気としかとらえない。日本語の「精神分裂病」は、それが表意文字であるがゆえに、分裂の文字から、なにかが壊れまとまりを失って散り散りになっていくイメージと重なる。たとえば、政党の分裂、組合の分裂、細胞分裂、核分裂など。

なお日本精神神経学会は平成十四年一月の理事会で、精神分裂病の呼称を「統合失調症」に変更する決定をしたが、本書はその趣旨に賛同しつつ旧病名でとおした。

少なくとも、初診の患者で混乱し苦しんでいる人にたとえ病名を聞かれても、精神分裂病とは告げない。重いノイローゼかもしれないし、放っておくと重い病気になる可能性がある、というぐらいである。これだけでも、それは自分ではなおせない重い病気であることは伝わるし、精神分裂病と言われときに気違いと同義語になるよりはずっと、治療的意味がある。

精神分裂病と説明して、患者を恐怖に陥れては、治療に結びつけることはできない。患者は「自分を気違いあつかいにして」といって病院に不信の目をむけてしまう。

大切なことは、患者の理解できる言葉で説明することである。その一番よい方法は、身体症状をなるべくひろいあげ、病気に結びつけることだと思う。

眠れないこと、頭がまとまらないこと、頭が割れるように痛いこと、胸が苦しくてご飯を食べられないこと、耳元でうるさいほど音や声が聞こえいらいらすることなど、これは相当疲労している証拠であり、治療する必要のあることを、懇切丁寧に話す。

たとえを使うこともある。一週間以上も極度の不眠で興奮状態にある患者に対して、人間の身体を車にたとえ、脳をエンジンとして、「眠れないでいらいらかっかしているのは、あなたのエンジンがオーバーヒートを起こしているからだ」と話す。「そのためにはエンジンを冷却する必要がある。冷却するためにくすり、鎮静剤を使う」と説得する。「すぐ退院させろ。おれは大事な用事がある」と興奮して話す人に、「オーバーヒートのまま車を動かすと、本当に壊れてしまう。苦しいけれどいまはじっと停車して冷却、すなわち安静にして薬物の服用が大切」ということを、何回も何回も繰り返し真剣に説得する。

同時に、このまま放置しておくと本当のノイローゼになってしまうこと、いまの状態はほぼ病気であること、病気という意味では、内科も外科も眼科も耳鼻科も精神科もまったく同じで、専門の医師にまかせれば治療できること、病気であるなら薬物で治療できることを時間をかけて説明する。

「病気」と強調するとき、最初に本人が理解しやすい内科や外科をもってくる。決して、周囲の人がいう気違いでも、気が狂ったのでも、精神異常でもないことを、病気にひきつけて明らかにする。すなわち、本人自身が責任を負うのではなく、「医学」が責任を負い、その専門家である精神科医にまかせれば、いまの苦しみは軽減することを話す。

この説明をするとき、私は相当声が高くなる。これは、こちらの真剣さ誠実さを本人へ伝えたいがための声高である。

しかし、そうであってもなかには病気と認めない人もいる。いくら時間をかけ熱心に説得しても、「自分は病気ではない。家族が病気である」と言う。こういう場合は、暗に「自分は気違いと言われている」と考えているようだ。

私は、「本人自身と家族の意見の差、それをどう考えるか、誤解をうけるような行動をどう考えるか」と問いかけ、決して狂っているとか、異常だとかは言わない。

「意見のくい違いのまま過ごすと、かえって気違いと誤解されるのではないか」とも逆に問いかける。「医学用語に、『狂気、異常、気違い』という用語はないよ」と、語気をつよめる。

(二)家族への説明

病気であること、治療する必要のあることを説明する。この場合、「病気」ということは、内科や外科、耳鼻科や眼科とまったく同様に、薬物治療が中心になることも述べておく。

家族や身内のなかには、本人のまえで無遠慮にも、「こいつは狂っている。頭がおかしくなっている」と言う人がいる。これに対して、精神科医は、はっきりと抗議する必要がある。狂うとか異常だとかいう言葉は、医学としての精神医学用語にないことを、誠意をつくして家族に言う。

もし家族がそのように考えているなら、治療のために病院へ連れてくる必要はない、ときっぱり指摘する。精神科が病院のなかにあるのは、「原因はわからないがからだのどこかに病気があって、症状がでてきたためである」、ということを何回も何回も説明する。

これらの説明は、本人を同席したままで行うのがよい。ただ、本人と家族が、診察室のなかで興奮しけんかしているときは、まず患者に話し、その後同席させる。

家族が混乱しているときは、キーパーソンをみつけ、その人に冷静に話を聞いてもらう。その人が、叔父や叔母であるなら、もっともよい。両親や兄弟は、混乱していて、話が耳に入らないことがある。

もともと不安をもっている家族ほど、事態を冷静にみつめることができない。母子一体となっていた母親や、息子の将来に過大な期待をいだいていた父親は、なかなか目の前の状況を正しく判断することができない。はじめは何かの間違いではないかと念願し、つぎには明らかに狂ってしまったのだと拒絶反応を示し、最後にはなにかの祟りだからといって、「かみさま」に拝んでもらったりする。

それでも病気になった子供はよくならない。そこでようやく病院へ連れて行こうという気になる。もう自分たちではどうにもならないから、病院に閉じ込めておいてもらいたい、とひそかに考えている。大体、そのような心理状態で両親や身内が私の前にあらわれる。「狂っている、おかしい」という言葉がぽんぽんでてくるのも、無理からぬことである。

そこで「自分は医者であり、『かみさま』ではない」ことを強調する。病気であれば専門家が治療すればよくなることをかみくだいて話す。精神医学的病気の専門家は精神科医であり、三十数年の経験から病気である、と自信をもって言う。

家族の混乱は徐々におさまり、病気を受け入れ、治療に協力しようとする。来たときとは異なって、家族の表情に安心感がただよえば、医療導入の第一歩がはじまる。

薬の説明として、睡眠が十分とれるようになり、身体と頭が休まる作用があると話す。実際、幻覚妄想状態の人に眠前薬として抗精神病薬をだし、ぐっすり眠れるようになる人が多い。

ただし、薬の効果について「私は『かみさま』ではないのでピタリと当たらない場合がある。医師としての経験から、あなたの薬はこの種類で、これくらいの量がよいと思って処方する。当たればそれでよいのだが、薬の作用は人によってそれぞれ違い、薬がうすくてあまり効かなかったり、つよすぎてふらふらする副作用がでることがある。そんなときは遠慮なく報告してください」と話している。患者や家族ははじめて診察した医師に対して、魔法使いのごとく症状をピタリとおさえてくれるのではないかとの幻想をもっている。それを、最初から「医師は『かみさま』ではない」と釘をさしておいた方が、かえって安心する。

初期の治療は外来で行うことを話す。家に帰っても、本人を気違いあつかいにしないこと、また本人にも「家族が精神科に連れてきたのは、あなたが病気かもしれないと思って、心配してのことだ。決して気違いと思ったのではない」と話し、家族とけんかしないように約束させる。

㈢治療の場と治療契約

本人や家族へ、治療する必要のあることを説明したあと、治療の場として、外来にするか、入院にするかを問いかける。

本人がすんなり説明を受け入れて入院を承諾する場合もある。しかし、初対面時はたとえ入院したほうがよい患者であっても、前述したようになるべく通院を心がけている。

そのとき、「今日は初診であるからあなたの意思を尊重するが、外来通院中で治療上のきまりが守られない場合は、ドクターストップもありうる。医師として、また治療者の責任として患者の意思に反しても入院させる場合がある」と話しておく。

なぜ外来通院を心がけるかというと、初診の患者にとって何回か通院することで、病院や治療スタッフや診察室の雰囲気を観察できるからである。それは患者に信頼と安心感をもたせることになる。

というのは、いくら興奮していても、家族に連れてくるだけの人数がいれば、通院は可能である。家族が一刻も早い入院を希望する場合もあるが、薬を飲むことによって急速によくなることもあると説明を加える。

患者は病気だと言われ、薬を処方されれば大体は約束を守る。ただこちらの説明を納得せず、納得しないというより聞く耳をもたず拒絶する場合は、前述のドクターストップもありうることを話しておけばよい。二〜三回通院しても、薬を飲まないときは、ドクターストップであることを告げ、やむをえずやや強制的に入院させることもある。

病識のない人には、病気には自覚症状のないものがいくらでもあること、とくに自覚症状のない場合のほうが、意外にふたを開けると重い病気がかくされていることを話しておく。

初発初診あるいは急性期症状を呈している人の外来は、薬の効果を短期間で判定する必要があり、週二〜三回の通院をすすめている。

入院が決まったときは、まず病棟の構造から説明する。病棟は、日中扉が開いているが、症状観察のため医師の許可があるまで病棟外に出ないこと、状態がよくなれば必ず自由に外に出られること、それはあなたが病棟に行けばわかること、実際毎日病棟外に出ている患者もいることを話す。面会・電話は原則自由であることも言っておく。

ただ、病棟内にあっても、病状が重く周囲の患者に迷惑をかけるときは、鍵のかかる個室へ入る場合もあることを話しておく。つぎに精神保健福祉法（以下「法」と略）による「入院時のお知らせ」を説明する。これには、任意入院と医療保護入院の二つがあり、入院時の状況により、判断している。

その人が再入院の人で急性期の幻覚妄想状態を呈していても、主治医と信頼関係が保持されていれば、任意入院としている。病識がなくても、治療者・患者関係が信頼と安心感にもとづいていれば、患者は治療者との約束を守ってくれる。これは経験が教えるところであり、病識がないから不気味でなにをするかわからない、ということにはならない。

逆に、初診の人で一見疎通性がついているようでも、病状の変化がありそうな人は、医療保護入院にしている。

任意入院は、患者本人の同意で入院すること、それゆえ本人自身の責任と義務があること、本人が退院を申し出れば退院は可能であることを話す。これまで医師も本人も退院可能であると思っていても、家族が同意しないため、なかなか退院できない人がいたが、この任意入院の制度ができたおかげで、家族による入院の引き伸しは減少したように思う。

同時に、自らの意思で退院ができるといっても、ある程度周囲（家族や主治医）と意見の一致が必要であることも述べる。それは往々にして、病状が悪化したため、あるいはなお入院継続が必要であるにもかかわらず退院をつよく迫る人がいるからである。そのときは話し合いにより、そのまま退院するか、話し合いがつかず主治医も家族も入院の必要性を認めたときは、医療保護入院に切りかえることを話す。

医療保護入院とは、本人の同意がえられず、病状から精神保健指定医が入院の必要性を認め、保護者の家族がそれに同意したとき、本人の意思に反して入院ができる法の条文である。以前の精神衛生法にあった家族同意による入院とほぼ同じである。しかも治療によって本人の同意がえられる時期がくれば、任意入院に切りかえることもできる。

このような手順で治療契約をとりかわしていくが、いずれにしろ患者に信頼感と安心感をあたえるために必要なことは、懇切丁寧な説明と、病気の苦しみに対する誠実な理解と共感、それを保障する病棟の開放的雰囲気などの精神科医療構造である。

これは家族をほっと一息つかせることにもつながる。家族にとって自分の子供や同胞が閉鎖された異空間におかれることは、恐怖と自己叱責のなにものでもない。人権を尊重しつつ原則的に開放的雰囲気で治療を行えば、いまの苦しみが軽減して社会や家庭へ復帰することが可能であると説明し、家族にも精神科医療に対する信頼と安心感を保障することができる。

四．急性期の治療計画

急性期とは、分裂病の初発の人が、陽性症状、主として切迫性をもった幻覚妄想や錯乱・興奮を呈している状態をいう。また慢性期の陰性症状が中心となっている患者にあっても、ときに幻覚妄想状態や緊張病症状が前景にでて再燃することがある。これも急性期にいれてよいと思う。

これら急性期のときは、慢性期の分裂病患者と異なって、治療スタッフ（医師のみならず看護やコ・メディカルスタッフなど、治療的働きかけに参加する人を総称してこう呼ぶ）は、一刻の猶予もなく治療計画をたてる必要がある。同時に、治療スタッフのチームワークが要求される時期でもある。

この時期は患者のみならず、家族や患者を見守る地域の人々が、患者の示す急性期症状に巻き込まれ、混乱し、苦悩するからである。

病棟にあっては、いままで安定していた慢性期の患者が、急に興奮し、幻覚妄想状態となって衝動行為に走りだす。これは治療スタッフのみならず、在院している患者たちをも不安と混乱に陥れる。

治療スタッフがチームワークを組み、率先して強力な治療的働きかけを行わなければならない。一刻の猶予もないということは、一～二週間単位の計画ではなく一～二日の治療計画が必要とされるからである。

急性期に必要とされる治療の方法は、第一に薬物療法、第二に精神療法的雰囲気である。それを以下に述べる。

㈠薬物療法

第一に抗精神病薬が処方される。その基本薬は、フェノチアジン系かブチロフェノン系である。病識が全く欠如し精神運動興奮がはげしく錯乱状態のみられる人には、フェノチアジン系を主とする。切迫性の幻覚妄想状態があり、不安や恐怖に苦しんでいる人にはブチロフェノン系を主とする。そのさじ加減は、その人の身体的疲労度(何日も寝ていない。不眠不休で歩き回っている。何カ月もフロに入っていない)、栄養障害の程度(何日も飲食をしていない)、年齢、体重などによる。分裂病の急性期でこの二つの薬をうまく使い分けるとほぼ鎮静がえられる。

ただ実際は片方だけの処方は少なく、この二つを併用することが多い。それほど興奮や、急性精神病状態が重症化している症例がある。しかもこの二種類の経口摂取でもうまくいかない症例がある。

そんなとき、ハロペリドールの点滴静注が有効なことがある。これは経口摂取の薬剤と異なって、直接血管に入るので効果に速効性があること、点滴の医療行為が急性期症状を呈している患者に、身体各科と同じ治療をしてもらっているという安心感をもたらすことによる。

処方一　レボメプロマジン八〇～四〇〇mg／日

処方二　ハロペリドール三～三五mg／日

処方三　電解質液五〇〇mℓ＋ハロペリドール（五mg）一～二Aの点滴

病感を示すような中等症の急性期症状をもつ人もいる。そのような患者にはやや緩和な、ベンズアミド系の薬剤を投与して経過をみることもある。

フェノチアジン系とブチロフェノン系を極量まであげて、鎮静しない症例もある。右のレボメプロマジン四〇〇mg／日、あるいはハロペリドール三五mg／日、また併用で同量にあげても症状がいっこうに鎮静の方向にうごかない症例である。二週間前後経過をみても症状が鎮静しないときは、つぎの段階として、以下の抗不安薬を追加処方する。

処方四　ブロマゼパム（ベンゾジアゼピン系）一五〜三〇mg／日を追加

これによって昼夜をわかたず、睡眠傾向がみられたなら鎮静の方向に症状が改善されると考えてよい。過去に技法としてあった一種の持続睡眠療法といえる。

といって逆の可能性もある。かえって興奮が激しくなる場合と、睡眠が意識障害のようなもうろう状態となり、発熱、発汗、錐体外路症状の出現がみられる場合である。前者はベンゾジアゼピン系の奇異反応、後者はおそらく向精神薬性悪性症候群にむかう徴候である。この症状は生体の投与薬物に対する飽和点ともいえる。

このほかに飽和点をあらわす臨床症状として、急激な四肢の脱力や運動失調、発熱をともなう食欲不振（脱水症の徴候）、失禁をともなう深睡眠、錐体外路症状の急速な悪化などがある。これらの症状が出現したときは減量を考える。

抗精神病薬は種類が多くなっているが、重症の急性期症状には、この三つで事足りる。この三つ、フェノチアジン系＋ブチロフェノン系＋ベンゾジアゼピン系の組み合わせがなぜ、急性期症状に効果があるかは私の力量をこえるので述べることはできない。ただ複雑多岐にわたる向精神薬も、そんなに沢山おぼえておく必要のないことが理解できると思う。

ここで大切なことは、同系列の薬剤を重複処方しない（一四）ことである。たとえばフェノチアジン系のなかで、レボメプロマジンとクロールプロマジンとチオリダジンを同時に、あるいはブチロフェノン系のハロペリドールとブロムペリドールとチミペロンを一緒に、一人の患者に処方しない。

以上の処方でもどうしても鎮静しないことがある。精神運動興奮に抑制欠如があり、錯乱あるいは躁病性興奮をともなっているときは、カルバマゼピンを追加してみる。

カルバマゼピンは面白い薬で、抗てんかん薬であると同時に、抗精神病薬でもあり、また抗躁薬でもある。第一選択にはしないが、フェノチアジン系やブチロフェノン系の薬剤でなかなか興奮状態が鎮静せず衝動行為があるとき、使用してみるのも一法である。

処方五　カルバマゼピン二〇〇〜八〇〇mg／日を追加

また特殊例であるが、分裂病に罹患しながら強迫行為がいちじるしく、錯乱状態になっている患者もまれにみられる。そんなときは前述の四つの薬剤でも効果がうすい。ある患者にクロミプラミン七五〜一五〇mg／日を処方したところ、強迫行為がぴたりと止まりびっくりしたことがある。

強度の不眠を訴えるときは、ベンゾジアゼピン系睡眠薬のみならず、それに睡眠作用のあるフェノチアジン系抗精神病薬や抗うつ薬を加える。

薬剤の作用について本人には、身体症状（頭痛、腹痛、不眠、胸内苦悶、耳鳴り）や幻声をとる薬であり、頭の爆発状態あるいはオーバーヒート状態を鎮める薬であると強調する。とくに本人が一番苦しいと思っている身体症状に焦点をあてて説明すると理解されやすい。

㈡当面の看護への指示

入院時あるいは急性期症状をみて看護に指示をだすときは、一つの方針のもとにつねに三手までだす。二手では足りない。

たとえばフェノチアジン系の薬剤で興奮状態を治療しようとしたとき、一手は経口投与とする。二手目はそれでも不穏なとき注射の指示をだしておく。三手目も原則注射としておく。とくに二手と三手目は、準夜（一七時～二四時）から深夜（〇時～九時）の病状悪化時処置として、医師指示書に記載している。

薬が飽和状態に到達するまでの間、二～三日おきに増量を考える。一週間経過をみて治療効果がえられないとき（三手でも治療がうまくいかないこと）は、指示のもとになっている当面の治療方針が間違っている証拠である。それゆえ、別の治療方針にかえる。その治療方針も三手まで指示をだす。

右の例でいえば、ブチロフェノン系を追加するかどうか、あるいはブチロフェノン系の点滴静注を考えるかなど、方針を再検討する。精神運動興奮が緊張病症状をもとにしているのであれば、三番目の治療方針として、電気衝撃療法の適応があるか否かを検討する。

看護スタッフは日勤（八時三〇分～一七時）のみならず、準夜や深夜も入院患者を看護するために勤務している。医師はどちらかというと日勤のことだけで頭が一杯のことが多い。しかし、患者の病状は準夜から深夜にかけて、大きくうごく。ことに初入院の患者や急性期の患者は、病棟の夜を過ごすことにいちじるしい不安をいだいている。

そのためには指示のなかに必ず、前述したように夜間の不眠・不穏時の指示を二手だしておく。ことに夜間は看護スタッフの人数が少なく、念には念をいれる。

急性期症状の軽快の徴候は、充分な睡眠の確保と、睡眠・覚醒リズムの回復、自律神経症状（便秘、下痢、頻脈、微熱、発汗、食欲不振など）の回復である。睡眠に関していえば、昼夜をわかたず一週間前後、熟睡できるようになれば、（三二）明らかに病状回復の兆しとみてよい。また、起床時の熟睡感や爽快感も大切な回復徴候といえる。長時間寝ていても、起床時の気分がぼんやりしていると（たとえ薬を減量しても）、慢性期への移行が濃厚となる。

薬物の減量は、できれば眠気のつよい薬からへらしていく。追加の順序の逆をたどるのも一つの方法である。ブロマゼパム↓レボメプロマジン↓ハロペリドールの順である。理想的には、単剤処方がよいのだが、三剤以上の併用は日本の八百万文化的雰囲気のなかでは、普通なのかもしれない。とくに若い医師ほど多くなっている印象を受ける。

薬物の話がでたところで私見を述べたいが、現在薬物治療のアルゴリズムがさかんに発表されだした。しかし実際の臨床現場で最初に取り組んでもらいたいことは、臨床処方学である。薬剤の組み合せはどこまで行ってよいのか、何系と何系の組み合せが効果的なのか、何剤まで併用してよいのか、同系列の薬剤を重複する意味はあるのか、眠剤の同系列処方は何剤までよいのか、常用量の上限は製薬会社の添付文書どおりでよいのかなど、まさしく臨床経験にもとづいたデータで検討してもらいたい。

たとえば、ベンゾジアゼピン系眠剤を四〜六剤併用している処方がある。あるいはフェノチアジン系にしろブチロフェノン系にしろ、各々を極量投与しても病状が鎮静しないことがある。やむなくそれらを併用するのだが、ある処方では同系列の抗精神病薬、フェノチアジン系のクロールプロマジンとレボメプロマジンおよびチオリダジンを重ねてしまう。

一ついえることは、製薬会社で発行している添付文書の最高限度量が低いのではないだろうか。新薬としてだすときは安全性を確保するためなるべく低くおさえることは当然であるが、臨床に使用して十数年たった薬剤を再評価するとき、最高量のアップも検討の対象になってよいと思う。そうでない限り、日本においては多剤（三〜六剤）併用の習慣がなくならないだろう。

㈢精神療法的かまえ

急性期症状をみたとき、治療スタッフにとってもっとも大切な精神療法的態度は、患者へいかに安心・信頼感をあたえるかである。安心・信頼感をいかにして醸しだすか、といいなおすこともできる。すなわち、治療スタッフ自身の、誠実さ、優しさ、温かさ、真剣さ、苦しみを理解しようとする努力、などをどのように伝えるかである。これら治療スタッフの態度や振る舞いは、分裂病患者に伝わる。

安心・信頼感は治療スタッフのみならず、病棟の雰囲気、たとえば開放的病棟であるか、閉鎖的病棟であるかによってもかわる。

Ｋ総合病院の精神科病棟は病棟棟最上層階の五階にある。平成元年六月以降、朝八時三〇分から夕方四時三〇分まで扉を開放している。急性期、慢性期、痴呆患者などが混在しているため、病棟入り口付近に受付係の看護スタッフ一人を常置している。これはときには門番であり、ときにはそこに数人の患者がたむろして色々な話をする相談係にもなる。

夜間に施錠されていても、昼間に扉が開放されているという心理的効果は大で、たとえ急性期症状のため主治医から扉の外に出ることを禁止されていても、約束を守る人が大部分である。病棟外外出禁止といっても、現に自由に扉を往来している患者をみれば、いつか自分も外に出られる日がくる、と安心して主治医とのとりきめを守ることができる。

安心・信頼感を伝えることは、別の見方をすると、患者へ「ゆとり」を伝えることである。詳しくは後述するが、治療スタッフがびくびくしていたり、怒っていたり、威圧的であったりしたのでは、ゆとりを失っていることになる。もし興奮して治療スタッフに攻撃的な傾向をみせる患者の状態であれば、私は一人で頑張ることはしない。

そんなときは、そばに看護士を控えさせ、万一に備える。そのほうが自分のこころにゆとりがもてるし、かえって患者に優しく落ち着いて接することができる。これは決して、治療スタッフが優位にたち、患者に圧迫感をあたえて、冷淡に観察することではない。あくまで自分自身にゆとりをもたせるためである。

興奮状態でも急性期の幻覚妄想状態でも、一人で診察できない精神科医は下手だとの意見もある。新人のときは私もそう思っていた。現在は違う。急性期の切迫性をもった分裂病患者の症状は、精神科医の経験のあるなしにかかわらず、精神科医自身をも巻き込む。それほど強烈な症状を何回も目撃している。

それゆえ、治療者自身のゆとりの雰囲気を、からだ全身から発散させるようにすることがもっともよい治療的接触である。

治療スタッフの冷静さ(六)があれば、患者は安心・信頼感に満たされるようになる。それは、患者の示す幻覚妄想状態や錯乱・興奮状態に振り回されることなく、ゆとりをもって平静に温かく治療手順を実行する態度である。分裂病にはじめてかかり、初回入院となった患者には、とくに安心感と信頼感のもてる病棟か否かが大切である。外来で充分に説得して入院させ、患者は信頼感をもったと思っていても、治療者側の独りよがりのこともある。

症例四　ＲＳ

三十代半ばの男性患者。幻覚妄想状態に左右されて一週間以上、不眠不休で雪のなかを徘徊し、疲労困憊して来院した。「眠れないのはからだをこわすし、疲れをとるため入院した方がよい」と話したところ、外来診察室ですんなり同意した。

まだ閉鎖病棟時代で、病棟に入るには鍵を開けなければならない。病棟で落ち着きなく周囲をみわたし三〇分ちかくたったころ、看護室につかつかと入ってきた。別の患者を診察していた私にむかって突然、「先生、おれをだましたな。おれを気違いあつかいにして」と言い、興奮して殴りかかってきた。

突然のことなので、私自身椅子もろとも倒されメガネもふっ飛んだが、それを見ていた看護長や看護スタッフがさっと走り寄り、患者を制止して保護室へ運んだ。恐怖感がわいた私はただ呆然としていた。結果的に身体拘束せざるをえなかったが、看護スタッフの冷静さには感服した。

同時にその患者自身の悲痛な叫びにも、胸を打たれた。その真剣さは、まさに正気の一言といえる。病棟内をうつろな目で徘徊している多数の在院患者をみれば、健常な心をもっている人は、ここは精神病院イコール気違いの集まる場所、と直感する。ＲＳはまさしくそれを指摘したのである。

この症例は、外来の説得で充分安心と信頼感がえられたと思っていた私の自信に対して、文字通り横っ面を殴ったのである。治療スタッフの感じている安心・信頼感と、はじめての入院患者が感じるそれとは大いに異なる例証である。当時の精神科病棟は、外部から入ると別世界の異様な雰囲気であった。それをみて患者は私にむかい、「話が違った、おれを気違いあつかいにした」と言って不信と不安の思いから、治療者に抗議し殴りかかってきたのである。その患者は誰がみても目つきがランランとして鋭く硬い表情を呈していたにもかかわらず、病棟の異様な雰囲気に安心と信頼感がわかず、「これは気違い病院だ」と直感するだけの正常性を保持していたといえる。すなわち、外来の入院説明で一応了承しても精神科病棟に入れば、「気違いあつかい」と直感できる正常さは、どんなに病識がない人でももちあわせている。

こんなとき、医師・看護を含めた治療スタッフが、患者をいかに安心させるか、また興奮に対していかに沈着に制止できるかが重要である。そのためには、日常の業務をきちんと淡々とこなすことも必要となる。たとえば、車椅子でしか動けない人の介助をしたり、採血をしたり、ベッドメイキングをするなどである。

このような治療スタッフのきびきびしたうごきをみて、患者は病棟に安心・信頼感がただよっていることを肌で感じとる。すこし落ち着き自分が入院していることを認識しはじめると、新入院患者は病棟探索にはいる。各病室をのぞいたり、看護室を訪れたり、ホールに出てきて周囲を観察する。それによって、ホールに黒板があり、ときおり掲示などが貼られ、開放された扉から散歩や作業に行く人がおり、時計はホールの柱と看護室の壁にかかっていることを知る（図3-1参照）。ホールの隅にはティサーバーがあってお茶を飲むことができ、フロは何曜日、買い物・現金所持は何曜日かを理解する。ある男性患者は度をこして、ときに女性棟の方へ向かったりする。

徐々に患者は、自分の居場所である病棟を理解し、安心・信頼感をもつようになり、治療スタッフに自らをまかせる。急性期症状からの回復が、グングンすすみだす。毎日が目に見えて生き生きし、明るい表情や自然な振る舞いになっていく。治療スタッフや他の患者へ、挨拶するようになる。面会にきた家族も病状の回復におどろき、病棟や治療スタッフへ感謝の念をもつようになる。

㈣急性期の治療目標

いままで急性期の治療計画を述べてきたが、ここではその目標を話す。急性期の症状は、患者自身にとって、あるいは患者をとりまく家族や身内および地域の人にとって、また治療スタッフにとって、明らかに苦しく辛い状況である。これをなんとか打開し、患者自身をもとの平穏な精神状態に戻してあげたいと願う。それゆえ、治療目標は症状を軽減することにあらゆる努力が集中する。

症状の軽減はほとんど、医学の一分野としての精神医学的治療が優先し、それで事足りることが多い。第一には薬物療法が行われる。それを保障するための枠組みとして、通院か入院治療かに区別されるに過ぎない。

基本は「鎮静から休息」である。急性期治療の目標はほとんどこれのみである。であるから、時代が古くても、現代になっても、閉鎖病棟でも、開放病棟でも目標は同じである。閉鎖病棟でいわゆる悪い病院といわれようとも、急性期の患者の治療は精神症状にのみ限ればうまくいく。それほど単純で、目標は時代を超越して共通している。

「鎮静から休息」は、言葉をかえると患者を「やすらぎ」の精神状態に戻すことでもある。急性期症状出現時、錯乱・興奮で「あせり」の渦中にあった精神状態を、安心と信頼に満たされ、静かでゆったりした波間にただよう船のように、「凪」にもっていくことである。

だが、急性期治療にまつわる様々な状況は、分裂病を発病したその人の人生に、後々まで影響を与える。

たとえば急性期の幻覚妄想状態に精神運動興奮が加わり、家族や周囲に恐怖感をあたえる患者がいた。この場合、インフォームド・コンセントや患者の人権尊重の考えのない時代や病院であれば、患者は説得しても理解できない人として、有無をいわせず強制入院させてしまう。外来診察で説得が不調に終わり、家族同意のもと睡眠薬の注射をし、病棟の保護室に入院させる。その患者は目がさめると、暗くて狭い鍵のかかった部屋に、自分が閉じ込められていることを知る。

人間にとって、こんなに不安で恐ろしいことはない。以後その患者は、自分を気違いあつかいにしたといって医療不信に陥り、退院後医療中断となり、再発を繰り返すようになる。再発を繰り返せば病気は重症化し、慢性化していく。

入院時の熱心な説得が省略されると、慢性期でときおり再燃する患者は、入院をおそれて病院から離れる方向に家出してしまう。どこかの都会で保護され、嫌々ながら再入院となる。

患者の人権を尊重し、医学としての病気であることを何回も何回も懇切丁寧に説明すれば、患者は急性期を経過した後も自ら病気をよくしようと努力し、通院を継続するし、再発しても再入院に快く応じる。

五．慢性期の治療計画

㈠症状と生活状況

分裂病の慢性期をどのように定義したらよいのか、様々な意見がある。時期だけに限っていえば、一年以上分裂病のなんらかの症状が続けば慢性期といえる。しかし慢性期は、症状が持続するゆえに本人の日常生活や社会生活に様々な影響をおよぼしており、その点を考慮した治療計画が必要になってくる。

慢性期分裂病症状をみると、その症状も多様である。陰性症状だけの人もいれば、陽性症状をもつ人もいる。陰性症状とは、無為・自閉、感情の平板化、疎通性欠如などである。

症例五　M―

三十代男性患者。時計を見に看護室にたまにくることが一日のうごきで、それ以外は布団をかぶって臥床している。まれに廊下を徘徊しているとき、ならんで歩きながら、「作業に行ってみないか、自宅へ外泊してみないか」と問うが、笑って答えない。さらにしつこく聞くと、「うるさい。そっとしておいてくれ」と不機嫌になってしまう。その繰り返しで七年が過ぎようとしている。自分のこころを開くことはない。

陽性症状は、持続性の幻覚、妄想、作為体験、思考察知や思考伝播などがある。

症例六　ＥＡ

五十代女性。日中は静かにしているが、夜になると叫声をあげ、同室の人から不眠の苦情がくる。「どうした」と問うと、「○○さんがわたしの下腹部に硫酸を入れた。それで叫んだ」と言う。家へ外泊をすすめると、「頭に電波がかかり、身体にテレパシーがかかって死にそうになるから行けない」、と言って断固拒否する。

これらの精神症状により、日常生活や社会生活に色々な変化がでてくる。ここで慢性期の患者を、精神症状と日常生活の二つの要因から分類してみると、以下の三つの組み合せができる。

軽症固定は、精神症状が目立たないかあってもほとんど日常生活に支障がなく、家族や治療スタッフの援助をほとんど必要としないもの。

中等症固定は、精神症状は明確にあるが日常生活に若干の支障があるのみで、周囲のすこしの援助でうごけるもの。

重症固定は、陽性・陰性症状が重症で、その症状のため日常生活にいちじるしい支障をきたし、家族や治療スタッフの介助なしでは生活できないもの。

大枠この三つに分類できるが、普段は軽症あるいは中等症であるにもかかわらず、周期性あるいは挿間性に症状が再燃し、重症化する症例もある。この症状の再燃には、幻覚妄想状態の激化、錯乱・滅裂の激化、緊張病性興奮・昏迷などがある。

神経症症状の慢性化も結構多い。腹具合がわるい、胃が痛い、胸が苦しい、腰が痛い、尿が出にくい、頭が痛いなど、執拗に訴える。このなかには抗精神病薬の副作用としての症状も含まれるが、大部分は心気的訴えの慢性化である。

もう一つ分裂病の慢性期のやっかいな症状として先に述べたように、思考・意欲・記憶などに生じる「主観的減退症状」がある。これは、易疲労性、意欲の低下、思考力の低下、記憶力の低下、持久力・耐久力の低下として、患者自身が辛いと訴える自覚的体験である。

長期在院患者のみならず、通院しながら表面的にはほとんど軽症で立派に社会生活をおくっている患者からも、この症状を訴えられる。「苦しい。頭にもやがかかって考えられない。スッキリしたい。ものをおぼえようとしても頭にはいらない。もう八年勤めたが、新人に笑われる。すぐだるくなって、仕事を途中で休まないと続けられない」などである。

生活面からいえば、柔軟性の欠如、要領のわるさ、スローペース、段取りのまずさなどである。そのため職場では理解のない上司に怒られ、緊張し、かえって失敗を繰り返してしまう。アパート暮らしをしていても、隣人とほどほどの付き合いができず、自ら閉じこもり、周囲から変人とみられてしまう。この「主観的減退症状」は、陰性症状と重なりあうところもあるが、そうでないことも多い。

このほか、慢性期の分裂病にみられる人格変化として、思考様式が被害的傾向に持続する人がいる。また、自己の考えのみに固執し、状況を柔軟にとらえることができない思考の硬直化のみられる人もいる。

症状と生活状況ということで、分裂病患者の様々な苦痛や辛さを述べた。一言しておくと、これらは固定しているものではなく、治療的働きかけによって、よくもわるくもなる。

それについては三章以下に述べる。

(二)慢性期の薬物療法

慢性期の患者を治療するとき、私が初発からかかわっていた場合と、治療の途中から主治医になった場合(通院および在院にかかわらず)など、治療者・患者関係一つをとっても治療を引き受ける状況は大いに違う。ただいえることは薬物療法の計画をたてるにあたって、いますぐ、ただちに行わなければならないという、緊急性がないことである。じっくり情報を集め、治療の目標をたて、ゆっくり実行にうつすことが肝要である。前医から引き継いで主治医になったとき、薬物の変更をはじめる前にまず、新しい治療者として、患者との信頼関係を築くことが優先される。治療者・患者間の信頼関係がないかぎり、向精神薬の変更はおろか、たとえ胃薬の変更であっても、患者の症状に悪影響をおよぼすことがある。

慢性期で緊急に薬物を変更する状況は、患者が副作用、たとえば錐体外路系症状で日夜苦しみ、なんとかしてくれと訴えているとき、あるいは再発や再燃期である。後者のときは大胆に薬の変更を考慮してもよい。それによって目をみはるように症状がよくなることがある。

慢性期の処方の原則は、抗精神病薬の減量および少量維持をどのように実行していくか、ということである。それには陽性症状や陰性症状および「主観的減退症状」の様々な残遺状態をのりこえ、日常生活をスムーズにして精神活動や行動を賦活させる処方が必要になる。

その原則は、抗精神病薬の減量、単剤化、より緩和な抗精神病薬への変更である。図式化すると、減量↓少量↓単剤化↓緩和抗精神病薬剤となる。

急性期症状および再発・再燃の症状が幻覚妄想を主としていた人なら、ブチロフェノン系にまとめ、併用薬を削減し単剤化をはかる。

急性期症状が精神運動興奮や錯乱状態であった人には、フェノチアジン系にまとめてみる。そのなかで減量をはかったり、レボメプロマジン↓クロールプロマジン↓チオリダジンと処方を移行してみる。

レボメプロマジンだけをみても急性期極期一日四回四〇〇㎎服用していた人が、慢性期には一日一回五〇㎎で安定していたり、あるいはチオリダジン一日一回二五㎎で経過良好の人もいる。

フェノチアジン系で賦活作用の薬としてペルフェナジンがあり、一日六〜一二㎎で経過をみるのも一つである。あるいはイミノジベンジル系のクロカプラミンがあり、一日七五〜一五〇㎎にすることもある。

ブチロフェノン系でも急性期極期ハロペリドール一日三〇㎎服用していた人が、一日一回三㎎で十年以上安定している。

緩和な抗精神病薬としてベンズアミド系も捨てがたい。スルピリド一日三回六〇〇㎎↓三〇〇㎎↓一五〇㎎などとする。この薬は抗潰瘍剤にもなっているので、消化器系症状を訴える患者には有用である。

ここ五〜六年前より、慢性期の陰性症状にも有効な非定型抗精神病薬が出現してきたが、使用経験も浅く、ここではとりあげていない。

いずれにしろ実際には、その患者にどの薬剤が一番あっているのか、どのくらいの量が適量なのか、みつけることが意外にむずかしい。通院患者で五年間安定している人の処方を減量しようと思い、少量のレボメプロマジン五㎎を削除しハロペリドールだけにした。すると一〜二カ月たったころ、関係念慮や不眠の顕在化、家人に興奮などの行為が出現し、もとに戻さざるをえない症例があった。

あるいは眠前薬として、レボメプロマジン二〇㎎投与していたのを、五年以上睡眠良好の経過があるので削除した。つぎの日から不眠が始まり、からだの違和感があり、再投与で消失した例もある。

慢性期は逆に増量によって症状が軽快し、安定することもある。この四〜五年、二〜三カ月に一回、周期的に再燃を繰り返している患者には思い切って増量し、あるいは別系統の薬剤に切りかえて、劇的な効果を示すことがある。

薬物調整は実にむずかしい。これを退院後の外来通院で行うと、さらに困難が生ずる。減量のしすぎは、再発・再燃を生じさせることがあるし、大量のままでは過鎮静のため意欲低下を持続させ、生活に支障をきたすことになる。

薬物療法の基本は、「押してだめなら引いてみな（増から減）、引いてだめなら押してみな（減から増）」である、と思う。

薬物を無計画にふやしだすと、薬の多剤併用、治療目標の喪失に陥る。こんなとき、前医の処方を含めて一度カルテをひっくりかえし、最小維持量や安定期の薬物などの薬歴を調査すると、ヒントの得られることもある。ことに最小維持量で患者が安定しているときの治療的働きかけはどうであったのか、病棟の治療的雰囲気はどうだったのか、古くからいるスタッフに聞き、当時の状況を現在再現できないかを検討する。再現できないにしても、それに類似の方法はないかも考えてみる。

やっかいな処方に、持続性の幻覚妄想状態をどのように軽快させるかがある。抗精神病薬のうち抗幻覚妄想作用のつよいブチロフェノン系を苦心して調整するが、ほとんどの症例で効果がない。

新薬を使用してみるがうまくいかない。幻覚妄想状態が慢性化すると、なにか抗精神病薬が脳内に移行しないメカニズムができるのであろうか。大量・二剤以上の多剤併用処方でも、薬物だけで効果があったという経験はいまもって少ない。

ここまでくると精神・社会療法の出番である。次の章から、本書の主題である慢性期分裂病患者に対する、広義の精神療法および社会療法について詳述したい。当然、社会療法の一つである地域援助活動についても述べる。

㈢慢性期の治療計画

慢性期に対しては、治療スタッフもすでに患者自身や家族へ、様々な治療的働きかけを試みている。それゆえ患者を受持つ新しい主治医にしろ看護スタッフにしろ、その他の治療スタッフにしろ、あせって計画をたててはいけない。

慢性期の治療計画は急性期と異なって、個々の患者に、外来、在院にかかわりなく個別の目標が必要になる。というのは慢性期において薬物療法以外のことになると、その患者のおかれた様々な状況、たとえば家族や地域の理解度、在院期間、日常生活や社会生活能力、その病院の治療力や地域の援助システムなどによって、多元的(三七)

重層的な治療が必要になるからである。それを本書の主題にし、次章以下で詳しく述べるが、ここで簡単に素描しておく。

長期在院患者の治療から述べると、目標は千差万別だが、やはり退院して社会復帰できるのが一番であろう。ことに軽症や中等症で症状が固定し、たとえ完全自立はできなくてもちょっとした世話で日常生活が可能な人は、本来なら病院の外で生活させるのがよいと思う。

地域のなかで暮らすことにより、社会の風を体験し、その人なりの社会性が獲得できる。それがたとえ精神障害者社会復帰施設であっても、在院しながらなにかと不自由な日常生活を過ごしているより、よいのではなかろうか。引き取り能力のある家族であれば、中等症や重症の人でも退院が可能となる。また軽症の人で自炊し自活できる能力があれば、単身や共同でアパートへ退院ができる。

問題は、家族の引き取り手がなく、自活能力のない中等症患者の治療目標である。とくに中等症で症状が安定している人は、病院治療の隘路となる。病棟にとっては、手がかからず治療的働きかけも必要ない。さりとて、家族の面会や外泊もめったにない。本来、職員の常駐する精神障害者社会復帰施設があれば、真っ先に移行させることができる人たちである。しかし現状の地域、ことに田舎では精神障害者関連の施設がなく、やむなく長期在院の一角を担うことになる。社会復帰活動やさまざまな精神療法を行うが、在院目標は空転する。

同時に、精神症状が軽症あるいは中等症で安定しており、精神医学的に退院可能であっても、長期在院患者自身の在院理由は、治療スタッフ側と異なっていることがある。ある人は、家族に迷惑をかけたから一生入院していたい、とひそかに考えている。ある患者は精神症状のためとはいえ重大事件を起こしたので、無期懲役で病院に入れられた、と思っている。この気持ちや在院理由は慎重に考慮する必要がある。

重症の分裂病は、入院治療の大切な対象者である。精神医学のレベルにおいて、生物学的、精神病理学的、精神療法的、社会療法的にあらゆる治療が試みられてしかるべきである。重症の幻覚妄想状態、重症の陰性症状、周期性に出現する重症の緊張病症状など、強力な治療が行われる必要がある。

ところが第一線の病院では、治療スタッフの少なさや多忙のため、様々な治療的働きかけを行うにもかかわらず、治療目標がいつのまにか見失われ、マンネリのなかに放置している状況がある。症状を軽快させるため、工夫して薬物や社会的刺激を与えるが、結果的に効果のあるものはなかなかでてこない。へたをすると、軽症や中等症に固定していた人が、治療的働きかけの結果、かえって重症化するということもありうる。重症患者の治療計画は、慎重のうえにも慎重に立案しなければならないし、治療スタッフがゆとりをなくしてあせりのなかで決断してはいけない。

他方、医療不信に陥り両親と医療者を攻撃する慢性期患者の治療もむずかしい。医療不信を生じさせるのは大部分、初発初回入院時の治療スタッフの対応に問題の根がひそんでいる。分裂病急性期症状に苦しんでいるとき、充分に時間をとって話を聞き、本人の苦しみを理解し、なるべく納得させて治療を開始すれば、大部分の医療不信は防げると思う。

しかし、治療スタッフ側の時間的精神的余裕がないため、有無をいわせず強制的に治療を開始したり、入院させたりすると、患者の一部は、その後精神科医療に不信をいだき、治療の中断、家族への攻撃を繰り返すようになる。

身体のだるさを訴え、なにもできないという患者の治療目標も、なかなかたてにくい。とくにこれが残遺状態にもとづいていると、この訴えは数年から十数年にわたる。治療スタッフはあせりから治療目標を失い、放置したまま十数年経過する場合がある。要は定期的な診察や、本人の苦しみを理解しているのだというメッセージを、細々ながら伝え続け、本人にあった様々な働きかけのメニューを用意することである。

外来治療の目標は、家庭や地域で支えられる範囲で症状が軽快し、残遺状態がどこまで改善するかということである。また、家族の重荷にならないよう、自ら徐々に社会参加できるかどうかも、治療計画の目安になる。

長期在院患者が退院し、外来診察だけでは本人も家族も不安に思っていることがある。そんなときは、外来作業療法やデイケアあるいは地域の共同作業所をすすめると、家族も本人も安心する。

医療機関や社会復帰施設と信頼関係ができていれば、一人暮らしであっても、定期に通院するし、万一急性期症状が出現したときは、家族や地域の援助スタッフへ救助サインを送ることができる。ただ一人暮らしの人のなかには、被害的幻覚妄想状態を持続させながら、周囲への迷惑行為は発生せず、自分のほうから他所へ引っ越して行く人もある。そのような人を無理に入院させる必要はないし、本人の求めがなければ精神科医療に強引にのせる必要はない。

このように慢性期の治療目標は、その患者のおかれている状況あるいは人生へのかまえによって、千差万別に設定されてよいだろう。

第三章　治療の枠組み

治療の枠組みとは、医師が分裂病圏の精神疾患と診断した人へ、治療的働きかけを行うために設定された様々な舞台装置である。この舞台装置には、小道具としての病室や院内設備、大道具としての精神科病院や治療活動、あるいは以下に述べる様々な枠組みなどが考えられる。ただ、どこまでを枠組みととらえるかは、その時代や地域の精神の病に対する見方、あるいは文化規範による。

分裂病患者を治療する枠組みは、いくらでもあげることができる。狭義には、その病院の立地条件と病院組織、あるいは治療の場としての、病棟や外来、地域に住んでいる患者であれば自宅やアパート、あるいは職場がある。治療チームとして、病棟の看護チーム、作業療法やデイケアなどのコ・メディカルチーム、地域の保健婦を中心とした地域援助チームなどがあるが、これも一つの治療の枠組みにはいる。

これらの治療スタッフが行う日常業務、受持ち看護、集団療法、作業療法、デイケアあるいは訪問など、様々な治療活動なども、この治療の枠組みでとらえることができる。

広義の枠組みとしては、その地域の自然環境あるいは風土があげられる。この風土的状況とは、なにも山や川や海、あるいは農村地帯や都会という情景だけをいうのではない。その地域の対人関係、宗教的倫理観、精神の病に対する考えなど、治療的働きかけを行ううえでの、その地域文化の援助力を規定するものもはいっている。

この他の広義の枠組みとしては、精神科医療活動のルールを定める精神医療制度がある。これには医療経済としての診療報酬制度、精神科医療機関の設立にかかわる医療法、患者の入院や社会復帰活動あるいは人権を保障する精神保健福祉法などがある。

本章ではK総合病院精神科（以下、同病院を指すときはK病院、同精神科をK精神科と略す）を狭義の枠組みの例として述べる。K精神科の病棟活動は、主として昭和五十七年四月から平成十年三月までとする。なぜなら平成十年六月に同病棟の改修が行われ、病棟構造が大きくかわったからである。

一・北仙北地域の治療の枠組み

㈠自然の環境

私は十八年間、秋田県南岩手県境の奥羽山脈が東によこたわる角館町に住んで、精神科医療の様々な活動をした。この地域は、背景人口約五万の農村地帯である。東隣は、高原温泉郷や湖のある観光地として有名な田沢湖町、北には栗と山林を主とする西木村、南には仙北平野につらなる稲作地帯の中仙町がある。

冬の積雪が二メートルを越す豪雪地域があり、夏は盆地の気候で三五度を越すところもある。農林業を営む地域住民は、十一月ごろから翌年の四月まで、都会へ出稼ぎに行くことが一年の生活リズムになっている。

北仙北地域（角館・田沢湖・西木・中仙の四カ町村を合わせてこう称する）の五年ごとの人口推移を表3-1の

表 3-1 北仙北地域人口推移(国勢調査 10 月 1 日現在)

	4 カ町村(A)	65 歳以上(B)	B/A
昭和 45 年	52,508 人	4,254 人	8.1 %
昭和 50 年	51,743	5,062	9.8
昭和 55 年	52,203	6,004	11.5
昭和 60 年	51,278	7,183	14.0
平成 2 年	49,043	8,542	17.4
平成 7 年	47,122	10,558	22.4

表 3-2 面積と人口密度(平成 2 年 10 月現在)

	面積	人口	人口密度
北仙北地域	1,716 ㎢	49,043 人	42 人/㎢
秋田県	11,613	1,239,831	107
東京都	2,168	11,639,293	5.369

国勢調査からみると、昭和四十五年は五万二千人強、六十五歳以上の人口四千二百人強その比率八・一%であった。それが二十五年後の平成七年、人口は四万七千弱で約五千四百人の減、六十五歳以上は一万人をこえる約六千三百人の増、その比率二二・四%となった。六十五歳以上の比率はいちじるしくふえ、過疎化と高齢者急増がこの四カ町村でも始まっている。平成二年現在、四カ町村の人口密度は表3-2によると四二人、秋田県全体の二分の一以下、東京都の一二八分の一である。

これら四カ町村の中心に位置する角館町の主な産業は、田、畑、林であり、そのほかに誘致企業の電子部品組立工場、あるいは伝統工芸の桜皮細工などがあるに過ぎない。人口は約一万五千強、この十年で千人の減少になっている。町の中心部に人口の約六割が集まり、周辺部は数十世帯の集落となって人影がまばらになる。

角館駅は、盛岡と秋田を結ぶJR線のちょうど中間点にあたる。また角館町と北秋の鷹巣町を結ぶ秋田内陸縦貫鉄道の始発駅でもあり、近郊の町から通学や買い物客が利用する。近郊の集落を結ぶバスターミナルもあり、四カ町村の交通の要所といえる。

角館町は北仙北地域の商業の中心地でもあり、商店や飲食街、あるいは開業医が集まっている。桜皮細工や佐竹家の遺品を集めた伝承館、日本画家平福百穂をしのんだ平福記念美術館、角館町出身の創業者をだし新潮社の本すべてが揃っている町立図書館、高等学校二つなど、人口のわりには文化施設が整っている。

町なかは、東に外ノ山、花場山、田町山があり、西に桧木内川、南に玉川が流れ、山と川に囲まれている。四月末の連休のころ、桧木内川堤の二キロにわたる桜並木のトンネルや町中いたるところに咲く桜で、町全体が桜一色に染まってしまうほどの華やかさとなる。

こういう町並みであっても、三〇〜四〇分歩けば集落はとぎれ、田や畑、小高い山などがあらわれる。車で一五〜二〇分走れば、もう奥羽山脈のすそ野にたどりつき、その一つに抱き返り渓谷があるが、新緑の頃と秋の紅葉が美しい。

お盆には獅子舞のササラ踊り、九月七・八・九日の三日間は全町あげて老若男女が参加する「おやま囃し」祭、二月十四日の俵に火をつけて振り回し無病息災を祈願する「火振りかまくら」など、様々な行事がある。四季折々の自然や行事にめりはりのある地域といえる。

㈡Ｋ病院の立地条件およびＫ精神科病棟

Ｋ病院は昭和二十八年九月、町立病院として開院している。当時六〇床、診療科七科（内科、呼吸器・循環器科、外科、耳鼻咽喉科、小児科、産婦人科、神経精神科）で発足した。当初は、角館町を囲むようにして流れる桧木内川と玉川の合流点近くにあったが、昭和四十五年、線路わきの現在地に移転新築した。
昭和四十八年には角館町を中心にして、中仙町・西木村・田沢湖町の四カ町村立の公立K総合病院となった。平成九年現在、診療一二科（前記に加え、整形外科、脳神経外科、眼科、歯科、泌尿器科）、病床数三八〇床（一般病床二八〇、精神科病床一〇〇床）である。

この地域唯一の総合病院として住民から慕われているが、K病院でも困難な重症疾患は、秋田市にある大学病院か、大曲市の仙北組合総合病院、あるいは県境をこえて盛岡市にある岩手医科大学病院へ行く。

四カ町村からK病院までの交通手段は、電車かバスか自家用車になるが、電車にしろバスにしろ本数は少ない。しかもK病院は駅やバスセンターから歩いて一五〜二〇分、タクシーで五〜七分のところにあり、町の中心部から若干離れている。田沢湖町や西木村のはずれからくる患者は、一〜二日がかりの通院が普通となる。とくに積雪期にはいると通院できず薬を切らすこともあり、越冬隊と称してK病院各科で入院患者が増加するのも、気象や交通事情の反映である。また農繁期になると自家用車を運転する人が忙しく、逆に農閑期の出稼ぎの時期には不在となり、患者が受診できないこともまれではない。

現在地に移転したころ、病棟棟五階建、管理棟・外来棟二階建、精神科の運動場、玄関前の駐車場があり、広々していたという。しかし十年たち二十年たつうちに、管理棟検査部門や理学療法棟の増築、現在の管理棟・手術部門の増築など、増築に増築を重ねている。

当然、職員のみならず外来患者の自家用車もふえ、第一駐車場から第二駐車場、さらに第三駐車場をつくっても足りず、精神科の運動場が消え、作業療法用の畑が消え、精神科関係の野外設備はなくなった。

東西に長い病棟棟の側面に、正面玄関と外来・検査棟がある。一階は、外科系の外来診療部門、二階は内科系、精神科外来、検査部門がある。一階のエレベーター乗り場の近くには、食堂、売店があり、しかも外来棟と病棟棟の交叉する場所で、さながら病院の繁華街といったところでいつも混雑している。

食堂には麺類をはじめ、丼もの、定食などがある。売店には、簡単な食料品、スナック菓子、果物、飲み物、新聞、週刊誌などを置いている。売店のまえには、飲み物やたばこの自動販売機もある。

このほか平成一年ごろまでは月に一回、一階救急外来横の廊下で、出張販売の市（いち）が行われていた。陶器、眼鏡や時計、衣類、着物、果物、つまみ菓子など、様々なものを販売していた。症例七（後述）が元気なころは、自ら一業者としてこの市で果物やつまみ菓子を販売し、外来患者の羨望の的であった。

病棟棟は、二階に産婦人科と小児科と脳外科、三階に外科と整形外科、四階に内科、最上層の五階に精神科病棟がある。各階約一〇〇床である。

精神科病棟は東西に長く、食堂兼デイルームのホールを境にして、男性棟五〇床と女性棟五〇床からなっている。エレベーターで五階に昇って右に女性棟入り口、左に男性棟入り口があり、男性棟入り口を午前八時三〇分から午後四時三〇分まで開放にしている。入り口には看護の受付係がいる（図3-1）。

男性棟に入って、正面には看護室がある。以前、男性・女性棟がホール中央のカーテンウォールで仕切られ、別々の看護単位で運営されていたが、それを昭和五十六年から開放し、ホールで男女の交流ができるようになった。同時に看護室も男性棟看護室に統一し、一〇〇床一看護単位として平成九年まで運営した。

男性棟入り口を右に曲がるとホールにでる。一〇〇人が一堂に会して食事ができる広さがあり、テーブルを片

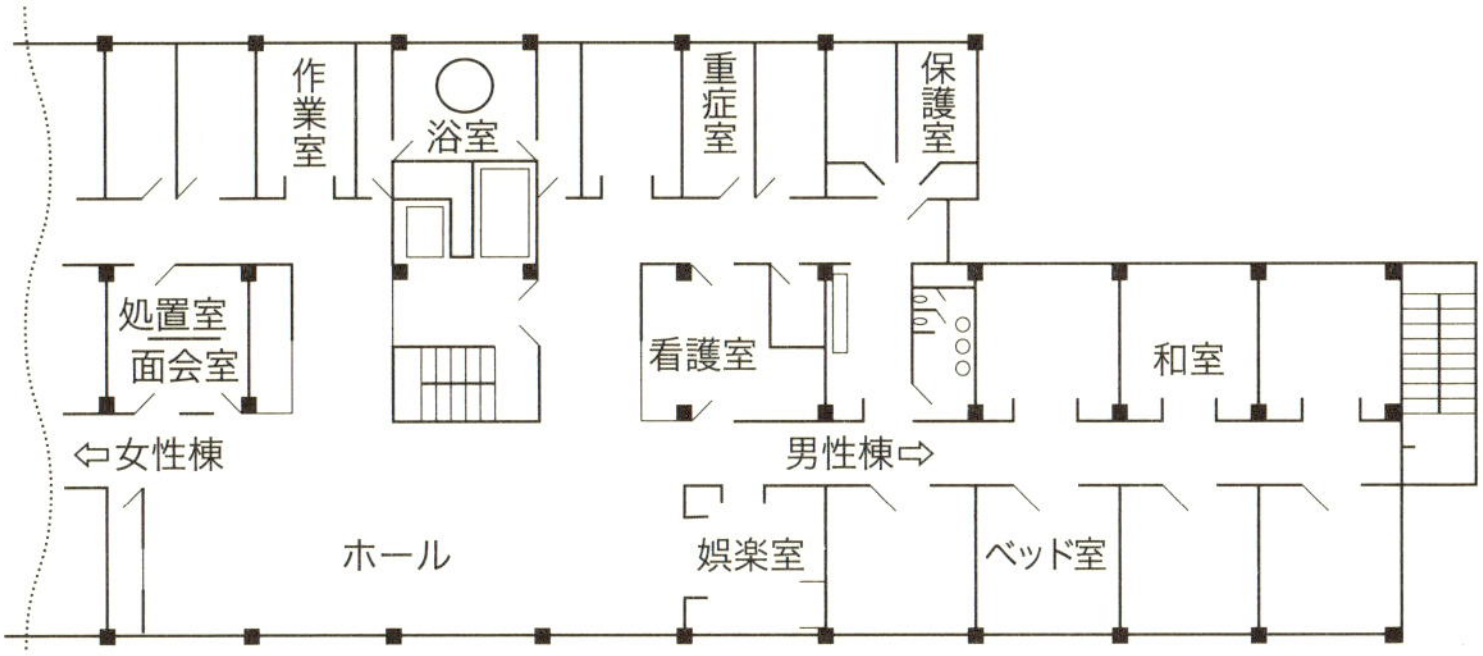

図 3-1　K精神科病棟

付けて卓球をしたり、輪投げ大会をしたり、豆まきをしたり、十二月にはK精神科の最大の行事「希望祭」を開催したり、様々なレクリエーションにも使用している。看護室近くホールの隅には二〇帖の娯楽用和室がある。ここはマージャンをしたり、将棋をしたり、寝そべったり、患者同士がお茶を飲みあったりするなどの、くつろぎの場所である。

入り口の左奥には、五階展望温泉と称したフロ場がある。窓の外には田町山や外山が見え、晴れた日には秋田駒ケ岳が遠望できる。

看護室の周囲には、この他に洗面所、洗濯機置き場、トイレ、保護室、身体重症室がある。男性トイレは大便所二つ、小便所三つで、朝のラッシュアワーには相当の混雑がみられる。

病室は二床二室、四床二室、六床六室、および保護室二床が男女それぞれの病棟にある。保護室は入り口と内扉に一メートルの空間があるものの裏側への回廊はなく、不透明な強化ガラスで採光している。看護室左隣にある身体重症の病室には、吸引器や酸素、救急カートを準備し、病状急変にいつでも対応できるようになっている。

看護室をホールに向かって左に曲がると五〇床の男性棟である。

奥に向かって右側がベッド、左側が畳病室である。一病室六床の人数で、各自にロッカー、枕頭台が備えられている。窓から三〇センチ離れて出窓式に黒い鉄格子がはめ込まれているが、景色がよく見えるので重々しい雰囲気はない。外から眺めても、鉄格子が細く色も目立たず、それほど威圧感はあたえない。

西側の女性棟のつくりも、男性棟とほぼ同じ配置である。ただ元の女性棟看護室は、面会室兼面接室および処置室になっている。看護室に近い四床の畳病室は、病棟内作業室として利用している。看護婦が布巾縫いを教えたり、臨床心理士が書道教室を行ったりしている。

精神科外来は、各科と同じ二階の外来棟にある。心理社会療法科（詳細は後述。以下「心社」と略）と作業療法棟は、一階の理学療法科や眼科外来の前を通り、増築した泌尿器科外来や病院事務室前を過ぎて一番奥の、二階建プレハブの一階にある。五階病棟からエレベーターで降り、ゆっくり歩く患者の足で約五〜七分はかかる。料理教室や自炊訓練、通院患者の昼食会などをする「ひまわりの家」（生活療法棟）は、病棟棟建物を出て、道一つ隔てた病院駐車場奥にある。病棟から歩いてたっぷり一〇分はかかる。

このようにK精神科の治療の場は、総合病院にありがちな、分散型の構造である。これがよくもわるくも様々な影響を与えている。

精神科と病院全体の関係を考えると、別棟でないため、精神科の患者は病棟を一歩でると、各科の患者、職員、食堂や売店の人、掃除のおばさん、病院外から入る銀行員や郵便局員など、様々な人に会う。

服装や行動が常識的であれば全く普通の人とかわりないが、奇妙な眼鏡をかけていたり、ぶつぶつ独り言をいったり、くすくす笑いながら歩いていたりすると、「あの人は五階の人だ」、と思われてしまう。そのため看護

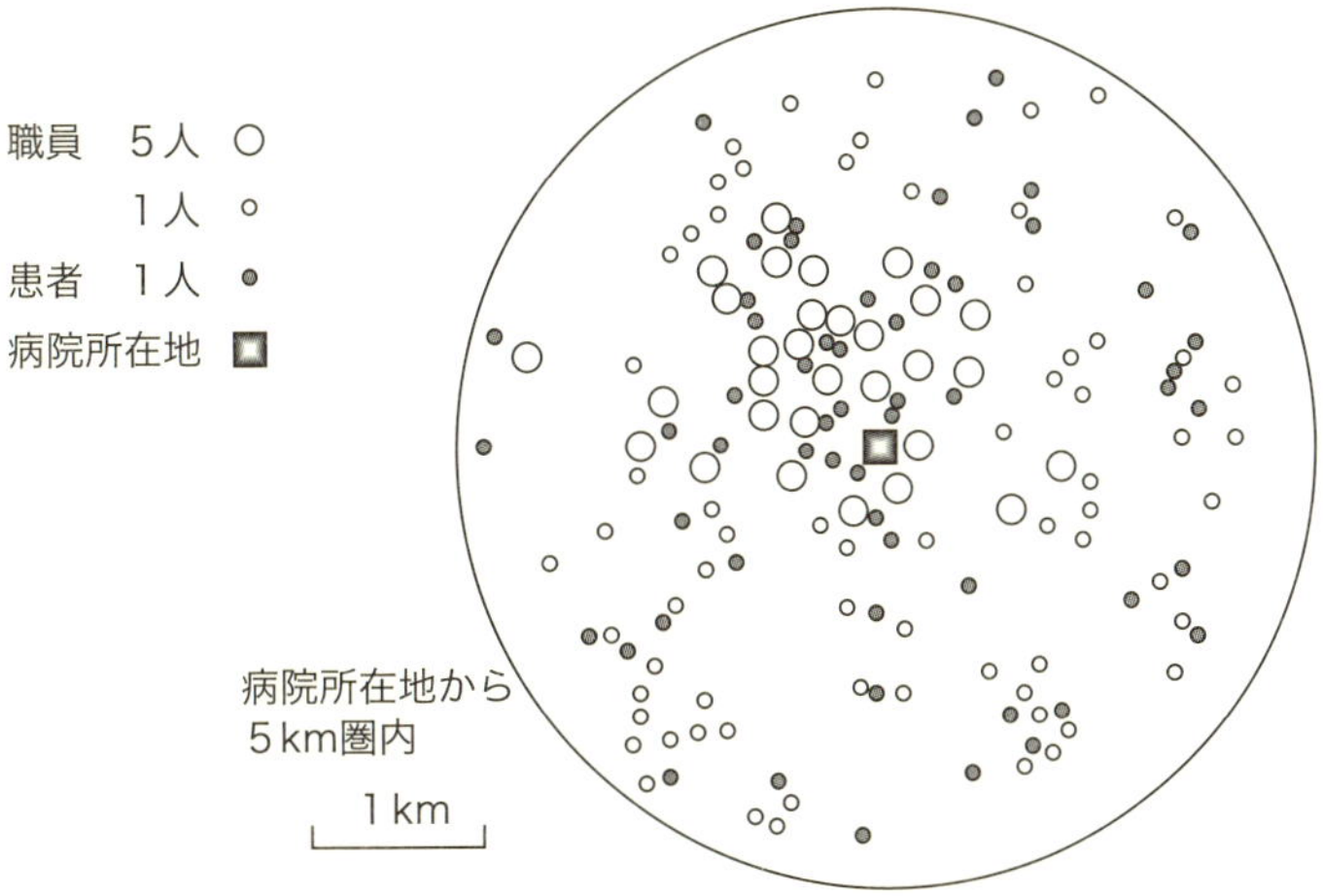

図 3-2　K 病院職員と患者居住地

や心社スタッフは、「病棟を出るとそこは町と同じだから、なるべく身だしなみや行動には気をつけよう」と、患者ミーティングでそのつど話している。

(三)角館町近辺の病院職員・患者の所在状況

ところでこのような地域では、病院の職員も訪れる患者もその家族も、地縁、血縁、あるいは職場のつながりで、お互い顔見知りの関係が多い。

たとえば、角館町近辺在住分裂病患者とK病院に勤務する病院関係者の所在地を、K病院を中心に五キロ圏内でしらべてみると、図3-2のようになった。角館町近辺に住所のある外来および在院分裂病患者六五人（平成九年三月現在）は、町内をふくめ在郷まで散在している。病院関係者二五九人も同じく散在している。病院関係者が四倍となっているが、一人の職員に家族が最低三人いると仮定すると約八〇〇人の人々が分裂病患者を見守っていることになる。

見守るということに語弊があるかもしれないが、少なくともこれらの地域に居住している分裂病患者は、病名よりもなによりも、「どこそこに住む、どこそこの息子さんや娘さん」なのである。言葉をかえると、入院している患者も、通院中の患者も、病院職員も、付添い婦や清掃のおばさんも、町を歩いている人も、何らかの面識があるといってよい。小学校や中学時代の同級生であったり、婚家先の兄弟であったりする。発病前から、その人の生い立ちや人柄、家庭生活、仕事、友人関係がわかっており、面識性（六章三節に詳述）が高い。決して名前や素姓のわからないおそろしい病気をもった異様な人、というとらえ方ではない。それどころか病院関係者のなかにも、身内に分裂病患者をかかえている人もいる。それほど、地域では誰でもわかっている人々である。

二．治療の場

前節で、治療の物理的自然的環境について記した。ここでは治療する場所の問題、それにまつわる枠組みの問題について述べる。

㈠病棟という治療の場

病棟は、開放病棟であれ閉鎖病棟であれ、地域や家庭からはなれ、一定期間入院生活をする場として位置づけられている。急性期新入院患者にとっては症状の鎮静と心身の休息という治療の場、慢性期再発入院の患者にとっては休息入院の場、慢性期長期在院の患者とっては治療と居住の場である。ただ入院すればその病棟の規則があり、他の患者との共同生活となり、自分の自由意思で行動ができなくなる。そのことを思えば、外来や地域での治療の場に比べ、治療の枠組みは一番堅固である。

病棟機能として一般的に精神科病棟は、四〇から五〇床一看護単位で行われているところが多い。K精神科病棟でも、昭和五十五年までは一〇〇床二看護単位男性五〇床女性五〇床別で運営されていた。昭和五十六年ホール中央のカーテンウォールを開放にして男・女性棟の仕切りをとり払ってから、一〇〇床一看護単位にした。

これは、男女患者同士の交流を自然なものにして、なるべく自由でのんびりした雰囲気をつくりだすためであった。事実分断されていたホールが一つになったため、病棟内に広々とした空間が出現した。看護スタッフ側からみると、男性棟であっても看護婦が、また女性棟であっても看護士が治療的接触に加わるため、および夜勤体制を一〇〇床四人にしたいためであった。

看護基準は特一類で、患者三人に看護婦一人である。K病院は総合病院のため、精神科病棟の機能分化はできず、一〇〇床のなかに急性期も慢性期も、分裂病、躁病、うつ病、痴呆、精神遅滞の行動障害、アルコール依存症、身体疾患に合併した精神症状なども含む、混合病棟である。それゆえ、もっとも固い構造としての保護室四床、また身体合併症用に酸素と吸引装置をそなえた身体重症室が二床ある。このような病室や設備があるのは、精神的に混乱し重症化している患者をやすらぎと鎮静の目的で保護すると同時に、身体的救急にも対処する必要があるからである。

居住環境からみると在院患者の占める面積は、自分のベッドとその周囲わずかな床と壁、およびロッカーだけである。一坪にも満たない場所で、在院患者の六割以上いる慢性化した分裂病患者は数十年を過ごすことになる。住む場所は病院しかないと考えている長期在院患者にとって、ベッド運営の都合で病室を移動させられることもある。一応患者と話し合うが、ほとんどは治療スタッフ側の一方的判断でうつされることが多い。また隣床の患者と相性が合わなかったり、あるいは友人が退院してしまったり、おちおち安心して居を定められない。さらに病棟生活が、いずれ退院しなければならない不安定な居場所であることは、意識的にせよ無意識的にせよ、常にこころの底に不安として存在している。

周囲をみわたせば同病の患者がおり、看護スタッフの目がいつも注がれ、あるいは主治医の目があり、心社スタッフの目もあり、どこか窮屈な共同生活をしいられる。開放病棟で自由性を最大限取り入れても、自宅や自室とは異なって、やはり様々な制約がある。たとえば、病棟ではテレビの個人所持はまだ認めていない。ようやくCDカセットプレーヤーが認められたところである(平成元年現在)。まだ一人しか所持していないが、周囲の患者は羨望の眼であった。所持を認めた理由は、この患者が毎月の乏しい小遣い銭から、コツコツ四年かけて貯金し、現金で買えるだけの額になったからである。しかし周囲の目を気にして、この患者は普段はCDプレーヤーを箱に入れベッド下にしまったままである。

病棟生活では責任も大である。周囲に対して限度をこえた迷惑行為、たとえば叫声、乱暴、盗癖、音をたてる徘徊などは、他の患者の苦情が多くなり、患者ミーティングの集中攻撃の対象になる。

他方、温かい場所として、迷惑行為さえなければ許容度が高いという面もある。廊下を徘徊しながら音をたてずにくすくす笑っている患者、ピンク色のおもちゃのサングラスをかけ真っ赤なリボンをつけている四十代半ばの女性、朝から布団をかぶって横になっている患者など、誰にもとがめられることなく一日を過ごすことができる。かぜを引いたり、眠れなかったり、幻聴がうるさくて苦しかったりしたとき、すぐ頼りになる治療スタッフがいるのも病棟である。胃が痛ければ胃散がもらえるし、治らなければ内科へ紹介もできる。現金所持が苦手で外出をこわがる患者は、看護スタッフが病院の売店や町まで出かけて、買い物を代行する、あるいは同伴してくれる。床屋の出張サービスまである。食事は、栄養士がちゃんとカロリーを計算して調理してくれる。

病棟としての治療の場は至れり尽くせりのところがある反面、前述したように患者自身の目を社会の現実からそらせ、不自由な生活をつくりだす側面ももっている。

(二)心理社会療法科と外来

K精神科のコ・メディカルスタッフ部門である心社（心理社会療法科）では、病棟の患者あるいは外来患者の自由来室を行っている。これは業務時間内であれば、いつでも誰でも、ふらっと、訪室できることである。お茶飲みや雑談用としてソファや応接セットが準備されているし、心社スタッフが最低一人在室している。心社室にくると入院患者でも、病棟の振る舞いと異なることがある。病棟内でいつも、くすくす笑いながら誰とも会話せず徘徊している患者が外来患者と自然に話している。

病棟の患者にとって心社室とは、リラックスできるいこいの場所といえる。心社スタッフはただ、受容的に接しているのみである。病棟ではチームの看護スタッフが、その患者についての中・長期的治療看護計画をたて、働きかけを行っている。そのため、ときには厳しいことを言い、わがままの認められないことがある。また、看護スタッフに甘えをみせると、他の患者の目が気になり、他の患者から指摘されることもある。

それが心社室では、のびのびとできるのかもしれない。外来の患者でも同じことがいえる。家で両親や兄弟からがみがみ言われ、地域でぶらぶらしているのをみとがめられ、毎日、心社へ来室する患者がいる。何をするでもなく、ソファにゴロッと横になって寝ている。それを誰も怒らない。このように心社は、「やわらかい治療の枠組み」をもった場である。

症例六　EA

病棟内ではいつも、性的内容のともなう奇怪な被害妄想を訴えている四十代女性。いわく「誰々さんが私の○○に硫酸を入れた、ミミズやゴキブリを入れた」などと、苦しそうな表情をして言ってくる。その彼女がいつのころか、心社室へきてコーヒーを飲むことをおぼえた。心社室では一スタッフが静かに話を聞いている。

「わたしの体に○○さんが変なものを入れた。なんとかして」と言う。そのスタッフは、ただ黙ってにこにこ笑いながら聞くだけである。看護スタッフの観察によると、そのような訴えは、掃除やフロ当番のときに多い。それらを逃れるため、身体的な幻覚を利用するらしい。しかも病棟にいたのではスタッフから厳しく注意されるので、心社へ逃げているらしい。

このような利用法もあり、心社のスタッフは病棟でなにが起こっていようと、あまり気にせず受け入れている。といって、心社から排除される人もなかにはでてくる。

症例七　KZ

三十代前半の男性外来患者は地球の環境汚染と関係があるからといいだして、身体や頭を石鹸やシャンプーで一切洗わなくなった。一週間目は、来ている患者も心社スタッフも、笑って過ごせた。しかし、一月たち三月たつうちに、その患者が来ると異臭がただよい、患者たちの苦情がいちじるしくなった。スタッフがいくら説得しても、かたくなに自分の主義をかえない。ついに主治医のドクターストップで、心社出入り御法度になった。実際には幻覚妄想が背景にあり、それから一カ月後、両親に伴われて再入院。

外来診療の場は、医師と外来看護婦と受付事務員の三人しかいないし、設備としては診察台や注射や採血セット等しかない。身体各科の外来とほとんど同じである。診察医は、外来患者を次から次へと診察するため、ゆったりとした時間はとれない。新しい患者が来院すれば、長時間がかかる。

患者は、一〜三時間待ってようやく診察を受ける。診察医はよほどのことがないかぎり、四〜五分で一人の患者の診察を終わる。外来患者も診察医の前で、緊張して一週間から二週間の生活を報告する。それはちょっとしか述べられなかったり、言いそびれたり、ほとんど腹にしまったままである。本音の言葉は、まず診察場面ではでてこない。患者も心得たもので、コートやジャンパーを着たまま診察を受け、「それでは」の声と同時に席を立つ。患者自身も、外来診察は神妙に受けるものだと暗黙の了解がある。ただ、外来看護婦や事務員の治療的配慮によっては診察のあと、患者の話や家庭の愚痴を充分聞いて、主治医へ報告することもある。

廊下兼待合室では、人が通れなくなるほど数十名の患者が待っており、そそくさと帰宅せざるをえない。それゆえ、治療の場としての外来は、短時間の診察しかできず、普段の患者の行動から二〜三歩手前の再発兆候を、読み取ることがむずかしい。外来だけで診ていると、みえないものが沢山ある。

心社室での振る舞いや、外来支援活動の昼食会での場面を総合して、その人の全体像がうかびあがってくる。外来では、丁寧に挨拶し緊張して診察を受けている人が、昼食会では、笑いながら冗談を浴びせるのである。

㈢治療の場としての地域

退院している分裂病患者や地域在住の慢性期分裂病患者にとって、家庭や職場あるいは地域で暮らしていることは、どのような治療的意義をもつのであろうか。

入院生活と異なって、地域で生活することは、地域の社会常識が基本になる。大人であれば男女を問わず、日中はうごき、働いている姿をみせねばなるまい。朝から晩まで、なにもしないでのんびりしているのであれば、病気の如何を問わず、「ヒヤミ＝なまけもの」の烙印を押される。

一方、分裂病患者の残遺状態の苦痛に、うごきたくてもうごく意欲がでてこない、いわゆる意欲の障害がある。社会常識で「働かざるもの食うべからず」の意義は知っているものの、からだが思うように動かない。この格言は、田舎地域のほうが厳しい。一時は薬のせいだと思って止めてみるが、やはり意欲の減退が持続する。世間体はわるいし、家族の恥になるし、在宅やアパートに住んでいる患者は、外来通院日までの一〜二週間、身をちぢめて家から一歩も外に出ない生活をしている。

別の生き方をはじめた患者もいる。入院生活で不自由な思いをしていた患者は、退院し地域に住むことによって、自分の新しい人生を開拓する。ある患者は以前から交流していた東京の友人を訪ねるためはじめて新幹線に乗り上京したし、別の患者は新聞配達を自らすすんで行った。あるいは入院中に外勤に出ていた五十代男性患者は、退院後一切職につかず、そのかわり趣味としてカメラをおぼえ、風景や雲などを毎日撮り、悠々自適の生活をしている。病棟でベッドに箱を置き、無口で黙々とイラストを描いていた別の患者は、退院後ひまがあればいつもスケッチブックを携え、散歩やレクリエーションの折りにスケッチをしている。家庭や地域社会で患者たちは、病棟生活では想像できない個性豊かな人生を満喫しはじめる。

病棟でみていただけではいかに患者の生き方がわからないか、のよい例である。

自宅の近くには、民生委員や隣の人、親戚、古くからの友人などが住んでいる。患者が病院から退院してきたことは、話さなくてもわかってしまう。道端で会ったとき、挨拶がなければどうしたかと思うし、「こういうときは挨拶するのだ」と教えてくれる人もいる。このように地域社会が、本人の善良な人柄を知っていれば知っているだけ、温かい目で見守ってくれる。

しかし、急性期症状が出現し、被害妄想をともなった幻覚妄想状態に至ると、周囲の反応は逆転する。その人物を、理解のできない不可解なものとして排斥しようとする。ことに、妄想の対象が親しい人や隣近所の人であったりしたら、隣人の考えは一変する。あるいは慢性期分裂病が再燃し、大声の独語や空笑があり、奇妙な行動をする患者も、地域にとっては非常識な人物として顔をしかめる対象になる。

そのとき精神科の専門スタッフがかけつけ、隣近所や家族に適切な助言と援助を行うことができれば、周囲の人々の恐怖や不安は減少し、病気に対する同情がわいてくる。しかし、このようなただちに駆けつけてくれる地域は、例外的である。一カ月、二カ月、隣人は不安と恐怖にさいなまれ、家族はヘトヘトに疲れてようやく精神科の敷居をまたぐことになる。そのときはすでに地域に、精神科の患者であるという偏見ができあがり、家族は世間体に対して、「恥」の負い目をもっている。

初発であればまだ患者と断定できない段階で、普段と異なるその人は、健常者の予想をこえる行動に走る。それを止めることもできないし、本人自身もその意味がわからない。自由奔放に、自分に忠実に行動することになる。これでは現実社会で生きていくことが困難になる。周囲の人々いわゆる世間は、ただちにそのコントロール機能を働かせ、彼に対して狂人のレッテルを貼る。そこまで行き着いてしまうと、家族自身深い絶望にとらわれる。しかもその段階に至っても、当の本人は、自分の行動の正当性を主張する。

これは地域での治療の枠組みが、病棟や外来および心社と異なって、ほとんど無きに等しいということである。無きに等しいといったが、既存の精神科医療および精神保健・福祉システムではとらえきれないといった方がよいだろう。無限の働きかけができると同時に、無限に排除と偏見を生みだすところでもある。

言葉をかえると、治療の場としての地域は、治療的機能が働けば病棟以上の支えが可能であるが、非治療的になれば、患者を狂人としてあつかう冷酷な世界になってしまうのである。

三．治療のチーム

チームとは、ある目的をもった人々が集まり、集団でなにかを行うことである。治療のチームであるから、分裂病の患者に対して治療的働きかけを行うために集まった人々といえる。その構成メンバーには、専門の精神科医をはじめ、コ・メディカルスタッフ（臨床心理士、精神保健福祉士や精神科ケースワーカ、作業療法士など）や精神科担当看護婦（士）がいる。そのほか病棟看護助手、病棟掃除のおばさん、病院事務員、売店の人などがいる。

しかし地域に目をむければ、構成メンバーはこれだけにとどまらない。保健所の保健婦、共同作業所職員、町村保健婦や役場職員、福祉事務所担当者、民生委員、警察署生活安全係（旧防犯係）、駐在巡査、職親、隣近所の人、親戚や友人などに広がる。

これらの人々がある患者に対して、どのような治療的働きかけをしたら有効なのかを話し合い、活動する。それゆえこれらの治療チームは、治療の場によってその結束力や協力関係がいちじるしく異なってくる。以下、その点について詳述したい。

なお平成十四年三月以降、看護婦（士）は看護師、保健婦は保健師として名称変更が行われたが、本書では旧名称を使用している。

㈠病棟の治療チーム

病棟は、新入院の患者にしろ長期在院の患者にしろ、患者が宿泊して治療を受ける毎日の生活の場である。そこでチームを組むのは主として看護スタッフであり、病める人間を支えるわけであるから、二十四時間何人かの看護スタッフが勤務していなければならない。勤務は固定した看護婦（士）が常時というわけにはいかず交代性、K精神科では日勤・準夜・深夜の三交代となる。患者からみると看護スタッフが毎日かわるので相性の合う人が不在のときもあり一貫性に欠けるきらいがあるが、二十四時間必ず看護スタッフが見守っているという意味では安心感がある。

看護スタッフが二人以上集まれば、チーム看護といっていい。病棟スタッフ人数の多少にかかわらず、看護の働きかけはほとんどチーム看護である。五〇床に対して三〜四人の看護スタッフしかいなければ、患者の処置しかできないし、毎日の業務をこなすことで精一杯である。看護スタッフの人数がふえると、毎日の業務をこなすだけの日替り看護から、中・長期的目標をたてた受持ち看護が可能になる。

どちらにしろ必ず深夜帯から日勤帯への引き継ぎ（午前八時三〇分）、あるいは日勤帯から準夜帯への引き継ぎ（午後四時三〇分）、準夜帯から深夜帯への引き継ぎ（午前〇時）があり、これはチーム看護そのものである。

この引き継ぎはその日の看護リーダーが報告し、それを次の時間帯のリーダーが受ける。このとき患者の訴えをどう評価し、どうチーム内に伝えるか、リーダーの質が問われる。すなわちチームワークが重要になってくるが、これには患者の個別性を尊重した連続性および柔軟性が求められる。たとえば引き継ぎのときつぎのようなケースが報告された。

症例八　HD

あるチームの看護士が一人の五十代男性患者から打ち明けられた。「すこしおしっこが漏れる」と。引き継ぎを受けたリーダーの看護婦は、その患者の恥ずかしがりやを理解しており、まず男性主治医へ報告した。主治医もそのことを充分わかっていたので、患者の寝ているベッドサイドになにげなく出向き、周囲に誰もいないことをみはからって小声でたずねてみた。すると患者は「じつは精が漏れるのです」とささやくのであった。

この患者のようなことは日常的に起こる。もしリーダー看護婦が生真面目すぎてすぐその患者へ聞きにいったら、患者は女性ということでもちろんしゃべらなかっただろうし、その後は看護士へも訴えなくなったかもしれない。引き継ぎを受けたとき、この訴えに対して誰がどのような仕方でアプローチしたらよいのか、それを検討しつつ実行することこそチーム看護の真髄である。

このためチーム看護を行うにあたって、スタッフミーティングは必須のものとなる。特一類の基準看護になってからK精神科病棟看護チームは、急性期男女患者約一五人に対して看護スタッフ一〇人、慢性期男性および女性患者各々約三五人に対し各々看護スタッフ一〇人、外勤・自立可能患者約一五人に対し看護スタッフ四人の、四つの受持ち看護制にした。これらの看護チームは、月一回の定期的なミーティングのほか、問題に応じて随時ミニカンファランスを行っている。その後平成四年、看護者数の減少に応じてチーム数も、外勤・自立チームを慢性期男女に吸収し、三つになった。

このミーティングで、それぞれの患者に対する中・長期的目標が検討され、働きかけに活かしていく。中・長期的目標は、患者の病状や人柄あるいは日常生活の行動特徴、社会復帰意欲、家族との関係などに応じて立案する。二年以上面会はおろか外泊もない家族に対しては、心社の精神科ケースワーカと相談して看護スタッフ自身が患者を連れて家庭訪問を試みる。あるいは社会復帰できそうな患者に対して、入院中から職場に連れ添って安心感をもたせた人もいる。また慢性期男性受持ち看護チームの一スタッフは、無為・自閉の生活で病棟から一歩も外に出たがらない男性患者に対して、つぎのような活動を試みた。

入院時の看護記録や生活歴を見直し、発病前国鉄に勤め機関車に興味のあったことを突き止めた。チームで話し合い、それでは「盛岡駅まで連れて行って新幹線を見せよう」ということになった。すでに勤務表が決まっていたが、その患者と相性の合う二人のスタッフが同じ日の日勤帯になるよう看護長に日程を調整してもらった。その日、スタッフの運転する自家用車で盛岡駅まで連れて行ったが、帰りの車中その患者は滅裂な内容ながら、目を輝かせて新幹線見学の感想を語ったという。

若干の例をあげたが、これらを一人の看護スタッフでこなすことはできず、チーム内あるいは看護全体でミーティングを重ねながら、実行にうつすのである。

日勤で常時十数人の看護スタッフが勤務し、右に述べた受持ち看護の目標にそった働きかけを行う以外、看護には待ったなしの毎日の業務として、処置や点滴、与薬、受付（病棟扉を午前八時三〇分から午後四時三〇分まで開放にしているため、入り口ドア近くに座っている）、各科受診、フロ介助などがある。昨日副作用がつよくて薬の変更があった、点滴が追加された、褥創処置がふえた、興奮が激しいので身体拘束をした、食事の介助が必要など、深夜帯から日勤帯の引き継ぎで、次々に新しい状況が報告される。

これを正確に日勤のチームに伝え、それを受けた看護スタッフはその背景となっている病状を検討し、わからないところは主治医に確認し、チーム一丸となって仕事をこなしていく。ここでチームの息が合わないと、誤薬があったり、患者の訴えをとり違えたり、訴えを主治医へ報告できなかったり、様々なミスがでてくる。それを早期に発見し、チームあるいは看護全体や主治医で支えていくのが、またチーム医療である。

病棟チームにはこの他、作業療法担当者会議があり、心社の作業療法担当者三人を中心に病棟看護二人がはいり、作業全般のことを話し合っている。レクリエーション療法（レクと略）部門は、病棟看護を中心にして心社スタッフ一人が加わり、病棟全体の年間行事を企画している。

なお、活動全体を調整する会議として、看護チーム、作業療法部門、レク部門、心社などのリーダーが集まって部門調整会議をつくっている。部門調整会議ならびに看護チームや各部門の会議には、医師二人、看護長および看護主任、心社主任が必ず参加している。

これだけのスタッフ会議やチームミーティングがあると、主治医や看護長および看護主任は毎週の会議に追われ、結構忙しかった。しかし、看護者数減少とともにスタッフ会議の回数もへり、平成四年以降月二回になった。

㈡外来・心社の治療チーム

心理社会療法科（心社）のスタッフは、病棟看護スタッフと異なって日勤のみの勤務であり、その場所も患者たちの宿泊居住空間とはなっていない。午後五時三〇分になれば、部屋をしめてスタッフは帰宅する。

心社には臨床心理士一人、精神科ケースワーカ二人、作業療法士一人その助手二人の計六人がいた。平成三年現在、精神科ケースワーカ一人および作業担当一人がへり、計四人となった。各々の専門の業務をこなすと同時に、作業・レク部門をとおして、病棟看護チームとも深くかかわっている。

心社は職種の違う人の集まりで、チームを組むことが困難に思われるが、小人数であること、あるいは心社全体で外来患者支援活動をしていることなどで、意外にまとまりがある。この活動は後で詳述するが、それには家庭訪問、心社室での毎日の生活相談、お茶飲み、週一回の昼食会および三〜四カ月一回の野外レクがある。

各スタッフはそれぞれの業務、臨床心理士はカウンセリングと心理検査、作業療法士は在院および外来患者の作業療法、精神科ケースワーカは家庭や職場訪問など、の日常活動がある。その合間をぬって誰か一人がかならず、心社室にいることにしている。外来患者あるいは病棟の患者がふらっと訪室する。雑談をしたり、冗談を言いあったり、家族とけんかしたといって泣きべそをかいてきたり、様々な場面がある。それを聞きながら、心社スタッフはアドバイスをする。

毎週金曜日の午後三時になると、心社週一回のミーティングが始まる。このミーティングには心社スタッフのほか外来看護婦、医師らも加わり、ときにO保健所K支所保健婦も参加する。週一回の昼食会での患者の様子、外来場面での様子、この一週間の来室者——外来・病棟を問わず——のうごき、作業療法参加者の動静、町なかでの様子などを話し合う。

症例九　NF

ある日のミーティングで以下のケースが話題になった。外来診察場面で一人住まいの四十代男性患者の頬に傷があった。問いかけると「カミソリの刃で傷つけた」と言う。ところが心社で聞くと、ノラ猫にひっ掻かれたらしい。ということは、普段から食事の後かたづけをしないで、残飯や食物をノラ猫にねらわれたのではないか、との結論になった。翌日精神科ケースワーカが家庭訪問してその事実を確認し、今後の働きかけをつよめることにした。

もし、心社がなく患者が本音を吐く場がなかったら、この傷は診察室の判断だけで処理され、生活の変化を見逃していたであろう。心社スタッフのチームワークのたまものである。

このミーティングではあらゆることが話題にのぼる。ある患者の姉が内科の重い病気で入院している。最近患者の通院間隔が不規則になっている、と外来看護婦から報告がある。さっそく精神科ケースワーカが訪問し、保健所の保健婦へも訪問依頼の連絡を入れる。

あるいは病棟患者が心社にきて空笑が多い、他患者に被害妄想をいだいているなどがわかると、そのことを病棟看護ミーティングで報告する。家族が病気になった、小遣い銭が赤字になっている、生活保護になった、外勤場所としてこういう事業所があるなど、外部の様子も病棟へフィードバックする。

このほか心社スタッフは、作業療法会議をとおして病棟看護婦と、あるいは保健所の心の健康地域連絡会（後述）をとおして地域援助スタッフと、それぞれチームを組んでいる。

看護のミーティングにしろ、心社のミーティングにしろ、人数はだいたい七〜一〇人が限度である。それ以上になると、話す人と話さない人がはっきりわかれる。ミーティングが終わった後、話の足りなかった人の間から、別室で雑談的に話が盛りあがる。しかもこの話のほうが、するどい指摘や本音が聞かれ、重要なことが多い。

ことに田舎の地域では、正式な会議やミーティングを「かたい話」として敬遠し、えらい人の話を一方的に聞くのみで、話し合いに参加し積極的に発言する人はでしゃばりとして、若干さげすみの目でみる傾向がある。女性社会の看護スタッフ間でその傾向がつよい。治療チームを編成するとき、あるいはミーティングを行うにあたって、構成人数の配慮も必要といえる。

このようにチーム医療とは、これまでの医師の指示一本でうごくピラミッド方式ではなく、各チームのミーティングで何回も討論を重ね、よりよいものを選んで実行する方式である。本来このようなシステムに慣れていない古いスタッフは、「ミーティングは馬鹿らしい。先生の一言で決めればよい」と嘆く。しかし、自分の意見が取り入れられ、治療的働きかけのなかで患者に好影響を与えることを目の当たりにすると、そのスタッフ自身ミーティングで積極的に発言するようになるのも事実である。

㈢地域の援助チーム

地域は患者の生活の場であり、また様々な人が住み、患者であっても地域の一住民としてプライバシーが尊重され日常活動を保障されている。患者を援助する人々も素人集団から、保健婦などの専門家まで混在している。現在、患者の居住する市町村地域では、行政機関としての政令指定都市を除いて精神障害者をあつかう専門スタッフはいない。平成十四年四月からようやく、県や保健所であつかっていた様々な援助支援活動が市町村に移行することになった。それゆえここで述べる地域援助チームや活動については平成のはじめの頃のことである。

当時の角館町を含む北仙北地域四カ町村で精神障害者をあつかう行政機関は、県のO保健所K支所であった。しかし実際の現場では、様々な人が精神障害者に接していた。たとえば地域住民からすると、病気のあるなしにかかわらず、こわいことがあれば警察署や駐在巡査所は頼りになる存在であり、精神障害者がよく駆け込むところである。こんな時は巡査と保健婦がチームを組んで支えていけばよい。

家族にとっては、本家や民生委員が相談相手になることもある。ぶつぶつ言っている、お酒ばかり飲んで夜騒ぐ、どうしたらよいかなどの相談が持ち込まれる。本人を説得して病院に同伴することもあるし、家族の不安が解消して終了することもある。それでも問題が解決しないときは町保健婦をとおして保健所保健婦へ相談がくる。

世話していた母親が病死した慢性期分裂病四十代男性を支えるため、保健所保健婦一人、福祉事務所一人、K精神科ケースワーカ一人、民生委員一人、駐在巡査一人、隣近所三人がチームを組んで見守ったことがある。これは前述の「ノラ猫にひっ掻かれた人物」（症例九）であるが、隣近所の人は火事の防止、精神科ケースワーカや保健婦はほとんど毎日の食事・洗濯・掃除の生活指導、福祉や民生委員は月一回の生活相談など、役割分担を決めて行った。

長期在院患者の自立退院して行ったアパートは二カ所あり、そこの家主と何回か話し合ったこともある。家主も患者のことで気のついたことは病院の精神科ケースワーカや保健所スタッフへ連絡を入れてくれた。精神科ケースワーカがアパートへ何回も訪問して安心感をもたせ、また保健婦もアパートを訪れて家主に精神障害者の知識や支え方を伝えている。

この自立退院のことで福祉事務所の担当職員をまじえて話し合ったことがある。その職員が担当課長の伝言として、「精神障害者を町のど真ん中のアパートに退院させることは危険である」と言った。福祉事務所は地域在住の精神障害者をよくわかって、身近で援助していると考えていた私にとって、冷や水を浴びせられた思いであった。それほど社会防衛的な体質が福祉事務所のおえら方にはあった。この自立退院にむけては、病院、保健婦、福祉事務所、民生委員、家主らと何回も会合を重ねていたのだが、専門家集団といえども、精神障害者を地域で支えるためのチームを組むことのむずかしさがあった。

症例一〇　AO

町のヘルパーや民生委員、隣近所の人は、四十代女性患者を見守っていた。ある日深夜になっても電灯が消えず、不審にかられ翌日訪問した。すると、数日前に炊いたご飯がそのままで、おかずもそのまま。本人は布団に入ってぼーっとしていた。翌日、本人と隣近所の人、ヘルパー、町の保健婦が同伴して来院した。いきさつを聞いたところ、同居していたアルコール依存症の夫が再発し某病院へ入院してから、本人は緊張病性昏迷になったらしい。これらのことをすべて承知しつつ、隣近所の人やヘルパーは見守っていたとのこと。その日即入院させたのは、当然の対応であった。

これも隣近所とヘルパーあるいは町保健婦とのチームワークの結果といえる。

地域で見守っているスタッフに、職親もいる。職親には、入院中から外勤をしている患者が退院後もその仕事を希望するとき、そのまま事業主になってもらっている。最初のころは、精神障害者というだけで恐る恐るあつかっていたが、一年たち二年たちするうちにその患者の性格や癖あるいは再発傾向をとらえ、治療的な働きかけができるようになった。どうしても職親の説得がきかないとき、心社に連絡が入り、精神科ケースワーカや主治医が出向くことになる。そこでいろいろ話を聞き、職場内の対人関係や仕事の能力について、充分話し合う。それでもうまくいかず、結局転職せざるをえないこともある。

この他、地域には病院職員が住んでいる。それらの人々が有形無形に、患者たちを見守り、病院へ情報を入れている。患者の近くに住んでいる病院の看護婦は、ときおり話し相手になっており、最近は独り言が激しいとか、空笑が多いとか、夜出歩くことが多くなっているとか、心社へ知らせてくれる。精神障害者に対する「見守りネットワーク」というべきものが存在している。

地域のチームや援助活動は病院と異なって、治療を目標にするとか病状を鎮静させるとかのつよい働きかけはできない。そもそも地域にあっては、その精神障害者が地域内で住民とほどほどの距離をおいて、毎日を安心して暮らせるか、生活の視点からの援助チームでしかありえない。いかに幻覚妄想状態があっても、いかに無為・自閉であっても、周囲に迷惑をかけず自分なりの生活リズムで隣近所と付き合いができれば、周囲の人々は温かく見守るだけである。地域の援助チームが組まれるのは、興奮がいちじるしく周囲への迷惑が極端になったとき、あるいは見守っていたのでは本人自身の生命の危険や火事の発生などのおそれが予測されるときである。

地域援助チームについてまとめてみると、専門家集団としては、保健所や町村保健婦および役場担当職員、福祉事務所地域担当者がいる。これに病院から心社の精神科ケースワーカや臨床心理士が加わる。しかしこれらの専門機関であっても、当時は縦割り行政のため、意思の疎通や連絡が事務的になりがちで、症例を中心にしてチームを組むという姿勢はうすかった。

素人集団として地域で分裂病患者を支えている人々には、前述したアパートの家主、職親、民生委員、隣近所、身内、町村社会福祉協議会職員、町村ヘルパー、精神障害者家族会、警察署生活安全係がある。これらの人々は素人の集まりだが、患者へ働きかけを何回か行うことによって、専門家より適切なアドバイスをすることがある。

このように町村地域の精神障害者に対する援助チームは、個々の症例の問題によって、どの行政機関のどの職種と住民たちがチームを組むか、変幻自在である。これが硬直化すると監視ネットワークになるし、柔軟な対応になると温かい見守りネットワークになる。ことに分裂病一般とか、精神病院退院者すべてとか、個々の症例の生き方を考えないで精神障害者すべてをひっくるめたネットワークを形成すると、それはいびつな社会防衛的管理機構に陥る。田舎地域では、この点を充分に注意してチームを組む必要がある。それゆえ地域援助チームが育つためには、精神障害者の理解を深める事例検討会を組織することが大切である。それをこの地域では、後で詳しく述べるO保健所K支所の「心の健康地域連絡会」で行っていた。

四．治療活動　㈠病棟開放化のあゆみ

以下四節から七節にかけて、治療の枠組みとしてのK精神科病棟や心社、あるいは北仙北地域の活動について述べる。ここでは治療スタッフと患者とのかかわりということより、活動内容そのものに重きをおく。

㈠準備期

精神科の治療活動はこの二十数年、全国的に閉鎖収容主義という「閉じられた回路」から、地域社会へ復帰させる「開かれた回路」へのあゆみをたどっている。K精神科においても同様で、昭和五十五年ごろまで一〇〇床の定床に対して二〇から四〇人の超過入院が持続し、病棟外の行動はつねに集団行動であり、単独外出は一切禁止された完全閉鎖病棟であった。

当然、病棟内での現金所持は許されず、おやつや日用品は注文をとって購入し、散髪も病棟内で看護スタッフが行っていた。信書の発受信は看護室で行われ、患者同士の病室訪問、昼のマージャン、退院患者の病棟出入りなどは禁止されていた。

男性棟と女性棟もホール中央のカーテンウォールで仕切られ、収穫祭やクリスマス演芸会の年間行事以外は閉じられたままであった。また事故をおそれて、女性トイレのドアはなく廊下から丸見え、男性トイレ大便所ドアは背丈半分で外からすぐ覗かれる高さになっていた。

コ・メディカルスタッフ部門はなく、畑作業やレクリエーション活動はすべて看護スタッフが行っていた。小遣い銭は患者全員一括して一つの通帳に預け、赤字の患者であっても通帳のなかで黒字患者から融通され、患者も家族も赤字に無関心であった。外泊は年二回、お盆と正月が大部分で、家族の面会は少なかった。

以上のような背景のなかで、昭和五十六年から新しいうごきが始まっている。同年五月には、男性棟・女性棟仕切りのカーテンウォールを常時開けるようにし、同年十月には公衆電話を病棟内に設置した。同時に信書の発受信を原則的に自由とした。また同年十二月、男性棟・女性棟入り口扉の鉄格子をはずし、普通のガラス扉に変更した。

昭和五十七年一月から昭和五十九年十二月までの時期は、開放的処遇ならびに社会復帰活動へむけた準備期間であった（表3-3参照）。まず早急に改善すべきものとして、男・女大便所ドアを普通の大きさにつけ直し、内カギをかけられるようにした。昭和五十八年五月には、患者のプライバシーを尊重するため、鍵つき個人ロッカーを設置し、鍵の保管を患者自身にまかせた。

さらに、病棟生活の自由性を拡大するため、社会常識があり責任を自覚できる患者から、買い物、外出、外泊の単独行動を許可していった。いままで病棟で行われていた散髪や買い物注文は、重症患者、本人が希望するものなど、最小限にとどめた。退院患者の病棟出入りも原則的に自由とした。

一泊キャンプ生活が昭和五十七年八月から始まっている。田沢湖の見える小高い丘のキャンプ場で行い、一班一二〜一五人で四班編成した。第一回目は六二人の参加があった。

慢性期分裂病患者の多いことを考慮し、昭和五十七年七月心理社会療法科（心社）を設置した。昭和五十八年

表3-3　K精神科開放化のあゆみ

昭和57年7月	心理社会療法科の設置
	措置患者37%
昭和58年6月	措置解除の推進
	家族通信「あしたば」発刊
9月	社会復帰促進プロジェクト委員会
11月	看護基準特1類（看護スタッフ36人）
昭和59年4月	現金所持・外勤作業
8月	外来レクリエーション
	作業療法棟完成
11月	男・女性棟ミーティング
	生活療法棟「ひまわりの家」
昭和60年4月	K病院家族会発足
5月	治療目標別受持ち看護制導入
	外来患者昼食会
9月	4人共同自立アパート退院
昭和62年1月	措置患者5%
8月	時間制病棟全開放
平成4年2月	看護スタッフ実働23人に減
平成5年3月	病棟ホールに観葉植物
平成7年10月	精神科訪問看護（診療報酬請求）
平成10年6月	精神科病棟大改修

九月には、心社のスタッフと看護スタッフをまじえた社会復帰促進プロジェクト委員会をつくった。この社会復帰促進プロジェクト委員会でどの患者を社会復帰させるのか、人選の基準になったものが二年にわたって診察した全患者の医学的基準である。

表3-4にそれを示したが、横軸に精神症状をI・II・III、縦軸に身体症状をa・b・cとし、他のスタッフにも簡単にわかる九つの組み合わせをつくり、「病状レベル」と称した。これは二章五節の慢性期治療計画で述べた、精神症状の軽症・中等症・重症に身体症状を加味したものである。ただしこの組み合わせをつくったときの精神症状は、陽性症状と陰性症状の

表3-4　病状レベル

↑軽症　身体症状　重症↓	←重症	精神症状	軽症→
軽症	Ⅰc	Ⅱc	Ⅲc
	Ⅰb	Ⅱb	Ⅲb
重症	Ⅰa	Ⅱa	Ⅲa

みを考えていた。

精神症状からみると二章五節で述べたように、Ⅲを「軽症」で精神症状が目立たず日常生活に支障がないもの、Ⅱを「中等症」で精神症状があるものの日常生活はできるもの、Ⅰを「重症」で精神症状がいちじるしいため日常生活が阻害され治療スタッフの常時の援助を必要とするものとした。身体症状についても、ｃは症状がなく、ｂは症状があるものの日常生活は差し支えないもの、ａは重篤な身体疾患にかかっており医学的に安静を要するものに分けた。なおここでいう日常生活とは、ＡＤＬ（基本的日常生活動作）の清潔・洗面・入浴・摂食・排泄・着衣のみならず、ＩＡＤＬ（手段的日常生活動作）の掃除・洗濯・電話かけ・買い物・金銭管理なども含んでいる。

すなわち、身体・精神療法を優先する病状レベルは、Ⅰa・Ⅰb・Ⅰc・Ⅱa・Ⅲaであり、それ以外の病状レベルⅡb・Ⅱc・Ⅲb・Ⅲcは社会復帰の可能性があると考えた。ことにⅢcは積極的に社会復帰をすすめるべき患者として、この委員会で働きかけをつよめることになった。そのなかに後述の、症例一一と症例三六がはいっていたのはいうまでもない。

この委員会では、患者へ現金所持を許可して社会常識を養うこと、病院外の職場へ通勤（外勤）することなどを話し合った。その後、昭和五十九年四月八人の現金所持が、同月四人の外勤がそれぞれスタートしている。

患者の自由性の拡大および社会復帰活動がさかんになるにつれ（二二）、少数の患者に万引きや性的逸脱などのトラブルが発生した。そのときは在院患者全員を集め、話し合いを行った。在院患者との話し合いは以降、月一回行われる男性棟ならびに女性棟ミーティングに引き継がれている。

このような準備期にはスタッフ間の業務や役割の混乱があり、それに呼応して、在院患者のトラブルが頻発した。病棟から外出するとき、それまでは看護長の許可が必要であったが、受持ち看護制になってから、チーム独自の判断にまかせた。ときに患者の状態をよく把握していない受持ち看護スタッフがそのまま扉を開けたところ、患者は時間になっても帰ってこないことがあった。

ある看護婦は、異常体験をもち興奮状態の激しい女性患者が外の空気を吸いたいと言うので、善意の気持ちから付き添って外出を試みた。ベテラン看護婦であればこの場合、付き添いは真横に寄り添うか、斜め後ろからついて行くのであるが、この看護婦は患者の前に立って誘導した。すると患者がうしろから殴りかかってきたのである。しかしこの看護婦は動揺せず、その願いをかなえてあげたという。

病棟内では、ホールの椅子を持ち上げて投げつけようとしたり、窓ガラスを割ったり、取っ組み合いのけんかをしたりなどが頻発した。おそらく、以前の秩序から新しい秩序に変化するにあたって、スタッフの混乱が患者にも反映し、トラブルが多くなったと思われる。

(二)高揚期

昭和六十年一月から昭和六十三年十一月までは、治療的働きかけが本格化し、病棟の運営上のシステムが大幅に変化した時期である。

まず第一に、在院患者の自由や社会性を制限していた措置解除を積極的にすすめ、昭和五十七年には三七％であった措置患者比率が、昭和六十二年には五％まで低下した（表3-3参照）。そのため病棟活動が様々な分野で活発化した。

社会復帰活動についていえば、外勤をはじめた男性患者四人が、自炊・共同生活訓練を経て、昭和六十年九月共同自立(二〇)のためアパートへ退院した。また作業療法も、畑作業のみならず、電子部品委託、手工芸、木工など多種目になっている。

その他、患者にも理解できるように入院案内を新しく作成したり、あるいは「収穫祭」を畑作業だけの祭りから精神科全体の年間行事最大の祭りと位置づけ、「希望祭」と名称変更したり、様々な点検を行った。

病棟看護を治療目標別に四つに分けたのもちょうどこの時期である。詳細は前述したが、各々のチームに予算を配分したことにより、各チーム独自の活動が始まっている。

ことに無為・自閉の慢性期をあずかるチームは、積極的に患者への働きかけを行うようになった。「ひまわりの家」を使用した料理講習会や宿泊訓練、温泉や空港への小旅行、ワゴン車に数名の患者をのせた家庭訪問など、きめ細かな活動を行うようになった。

慢性期女性患者七人を集めて、料理講習会兼昼食会を行ったことがある。「先生、みんなのつくった昼食ができたので、食べにきてください」と病棟で診察していた私のところに連絡が入り、道を隔てた「ひまわりの家」に向かった。テーブルを囲んで七人の女性患者と三人の看護スタッフが座っていた。「いただきます」の挨拶で、ちらし寿司、お吸物、サラダ、果物、寒天を食べだした。ことに寒天の甘さがなんともいえない。看護婦によると、七十代の女性患者が腕をふるったという。「えっ」と驚いた。病棟ではベッド横に水子の霊に見立てた神棚をつくり、妄想的訴えをしつこく繰り返す患者だったからである。

昭和六十二年はじめごろから、病棟入り口扉開放の機運がでてきた。治療スタッフでの検討や、患者および家族との話し合いを経て、昭和六十二年八月実施に踏みきり、現在に至っている。開放時間は最初のころは午前中のみであったが徐々に延長し、平成元年六月以降月曜日から金曜日まで、午前八時三〇分から午後四時三〇分までの八時間、土曜日が午前八時三〇分から一一時三〇分までの三時間である。休日と祭日は閉鎖している。

身体各科と同じ病棟棟の五階にあることを考え、入り口には看護チーム持ち回りの受付係を配置した。この段階でようやく、精神科の治療活動が、「閉じられた回路」から「開かれた回路」へ変換を遂げたといえる。

当時の精神科スタッフは、医師三人、看護スタッフ三四人、心社六人（精神科ケースワーカ二人、臨床心理士一人、作業療法士一人その助手二人）、外来二人（事務一人、看護婦一人）であった。約一〇〇人の在院患者に看護スタッフが三四人いることは、特一類看護基準で三人の患者に一人の看護となっており、スタッフの気持ちに相当のゆとりがでていた。以前は一四〇人ちかくの患者に二七人の看護者で、コ・メディカルスタッフは無しのことを考えると、雲泥の差である。

このような高揚期にあって、病棟の雰囲気や患者の活動にも変化があらわれている。それまでの原則閉鎖から原則開放の方針が徹底されだすと、社会的常識があり責任感のある患者は、せっせと町へ、散歩に、買い物に、繰り出した。急速に社会性が回復し、買い物でも、「今日はここが安い」、「土曜日は○○スーパーの大安売りがある」などの情報が飛びかった。新聞の折り込み広告を食い入るようにみつめる慢性期分裂病患者は、私よりも世の中の物価がわかるようになった。

共同自立退院していった四人をはじめ、家庭への外泊も活発化し、そのなかから二十数年ぶりに家庭に退院する人もでてきた。

K病院精神障害者家族会「みつばの会」が結成されたのも、このような状況のなかである。

治療スタッフが自信をもって、分裂病患者の様々な病状に働きかけた時期ともいえる。

そのエネルギッシュな活動は反面、患者の気持ちや在院意図を無視したこともあった。

症例一一　GM

五十代男性GMに対して、主治医は精神医学的側面のみで判断し、精神症状のほとんど目立たないことから強力に社会復帰をすすめた。この患者はここ十年来、畑作業に率先して参加し、仕事の手際のよさや丁寧さを評価されていた。人柄は穏やかで優しく、他患者の面倒見もよく、看護スタッフや患者からの信頼が厚かった。

精神症状として陽性症状はなく、陰性症状も目立つほどのものではなかった。それゆえ社会復帰促進プロジェクト委員会で病状レベルⅢcと判定されたのである。

はじめのころは外勤などにしぶしぶ参加しだしたが、徐々に不眠がはじまり、急速に困惑、昏迷、精神運動興奮が出現。ただちに外勤は中止したがあとの祭で、再発後重症化し軽快することなく十数年を経過することになった。

このほか医学的症状のほとんど目立たない女性患者（後述の症例三六）が、退院後二週間で自殺した。退院時窓の外に向かって「退院したら死ぬ」と涙を流していたとの情報を、主治医は退院直後に聞いていたが、訪問などの万全の体制をしいて防止できると考え、社会復帰活動のうねりのなか、退院を強行した。しかもこの女性患者自殺に刺激されたのか、その一カ月後、在院男性患者が外泊中、汽車に飛び込んで謎の自殺をとげている。治療スタッフ、主に精神科医の勢いがのっていたとはいえ、患者を自殺や重症化に導いたことは、治療的働きかけの副作用として、自戒しなければならない。

㈢維持期

ただこのような高揚期で活発に活動していたなかにも、いつのまにかうごきが減速する要因が忍び寄っていた。まず大きくいえることは、入院患者の減少である。これは社会復帰活動が軌道にのるにつれ、自立退院できる人が続々出現し、アパートや一軒家を借り、病棟から巣立っていったからである。同時に、家族の理解もすすみ、家庭退院がスムーズになりだし、また医師の方針で、患者の地元近くに精神科の病院があるものは、なるべく家族とのつながりを深めるため、重症の患者でも転院をすすめたからである。

そのため昭和五十七年一〇五人いた患者が昭和六十二年には一〇〇人を切り、平成二年には八五人に落ち込んだ。これは病院の経営からみると大幅な収入減につながり、K精神科治療スタッフも、昭和六十三年医師一人、平成元年精神科ケースワーカ一人、平成二年作業療法助手一人がそれぞれ削減された。

平成三年にはK病院の管理棟および手術棟の増改築が完成し、各科病棟の稼働ベッド増加とともに、病院全体の看護婦不足が深刻化した。K病院の収益はあっというまに悪化し、赤字に転落している。看護婦は不足、病院は赤字、そのなかで精神科の収益はあがらないとなると結局、精神科看護スタッフを削ることとなって表面化したのである。

平成四年二月には、K精神科看護スタッフの実働が、病棟・外来を含め二三人に激減した。しかも外来の看護婦は病棟所属となっている。心社も四人のまま、医師も二人のままである。毎週開かれていた病棟スタッフミーティングも二週に一回となり、病棟の扉も看護スタッフの忙しいときは、施錠することが多くなった。

さらにこの五〜六年、在院患者の高齢化が急速に目立ってきた。慢性期分裂病で長期在院の患者であっても、六十五歳を越えた人が何人かでているし、平均年齢もあがっている。これは治療的働きかけにも変化を与えている。夏の一泊キャンプを四年間実施したが、平成二年八月にそれをやめ、温泉旅館一泊とした。平成四年からは予算減のため、一泊レクリエーションそのものがなくなった。

病棟の年間行事で最大の「希望祭」の内容にも変化がでてきた。病棟活動が活発なころ、患者は演劇や手品やミュージカルや踊りに積極的に参加し、残りの患者はバザーのおでんやラーメン、お寿司やおしるこなど、料理作りを手伝っていた。そのため演劇などゆっくり観られず、祭が終了するとぐったりする患者もいた。

それらを手伝う軽症の患者がほとんど退院したあと、残った患者は重症患者か高齢者のため、平成五年から慰安的要素を取り入れることにした。プロの民謡歌手や手品師を呼び、患者たちの仕事をなるべくへらしたところ、大部分の患者が観客席に座って、終日のんびりと味わうことができるようになった。

このように病棟活動はひところの活発さに比べ、いちじるしくブレーキがかかっている。ただ不思議なことであるが、病棟の雰囲気はのんびりとし、ゆったりしている。荒々しさや、騒々しさ、けんかやトラブルは時々みられるが強度はよわい。これは長期在院分裂病患者の高齢化と関連しているし、病棟の治療的雰囲気自体が以前と異なって、静かに穏やかになっていることとも関係している。

被害妄想が出現すると椅子をふりあげて興奮した患者（症例三一後述）は、せいぜい口のまわりに泡を飛ばして、抗議するくらいである。水子の霊が背中について苦しいと、再三再四看護スタッフへ訴え悩ませていた女性患者は、まるまる太り、自床で昼間から横になり、にこにこ笑って過ごしている。興奮すると錯乱状態まで突っ走っていた女性患者（症例三）も、せいぜい何回も服を着替えたり、服を入れた紙袋をホールに運んだりの、軽い多動で終わっている。

それゆえ四つある保護室は、一つが物置、二つが使えず、一部屋のみまれに使う程度である。

ただこの頃には、社会復帰していった六人の患者が様々な理由で再入院するようになった。一人は世話していた姉が重い病気にかかり、当院内科に入院。それとともに通院が途切れて再発し、往診入院となった。もう一人は職親での勤務がストレスになって再入院した。

別の男性患者は自立のための食事作りが負担になって再入院。これらの患者は再入院といってもそんなに激しい症状にはならず、入院に際しても話し合いで納得入院している。このように再入院の分裂病患者は、治療スタッフと信頼関係が確立されており、再発時の症状が重くても任意入院が可能になっている。

平成五年ごろのK精神科病棟活動は、高揚期に比べて華々しさはなく、その維持に四苦八苦していた。それは在院患者の構成が変化し、K精神科も大きくかわらざるをえない地殻変動の前触れの時期でもあった。これまで行っていたK精神科病棟や心社での分裂病患者への社会復帰活動が、次第に地域に引き継がれ、地域援助活動が活発化していった時期でもある。この点については、六節以下の地域活動で述べる。

五．治療活動　㈡最盛期の活動

㈠病棟看護スタッフの一日と患者の病棟生活

これは平成三年ごろの話である。一日の活動から述べる。朝六時、起床の時間となる。深夜勤務の看護スタッフは、患者全員の体温測定のため、男・女性棟に散って行く。看護スタッフは深夜の患者の動静を看護記録に記載。四人で一〇〇人ちかくの患者の記録を書くため、三〇分かかる。そうこうしているうちに、朝食の七時がくる。

午前八時過ぎになると、日勤看護婦（士）がぞくぞく出勤する。日によって異なるが、約一五から一八人の人数である。午前八時三〇分、入り口扉の開放と同時に、看護申し送りが始まる。準夜と深夜での患者動静、状態のわるい患者については詳細に報告する。看護長が全体を把握し、深夜の申し送りは看護主任が受け、看護チーム担当の患者の問題はその日の各チームリーダーが受ける。

約三〇分で引き継ぎは終わり、その後ただちに、急性期・慢性期・外勤自立看護チームが、それぞれミニカンファランスを行う。そこで今日一日のやるべきこと、あるいは働きかける患者を検討する。九時一五分ごろから、活動が始まる。スタートはラジオ体操。作業療法へ行く人は、八時五〇分ごろには病棟を出て、心社となりの作業療法棟へ向かう。

この時間帯は、病棟入り口に陣取る受付係が忙しくなる時間でもある。病院外へ、買い物に出る人、散歩に行く人、外泊へ行く人、面会者、病棟掃除のおばさんなど、出入りがいちじるしい。外来でも診療が始まっている。午前九時三〇分、外来を一時中断して私は病棟にあがり、看護主任から準夜および深夜の患者動静の報告を受け、その日の指示をだす。

各看護チームは、活発に動きだす。急性期担当のチームは、抗精神病薬や抗うつ薬の入った点滴を準備し、病室で患者に施行する。寝たきりになっている患者の褥創処置も手間がかかる。

慢性期受持ちチームは、無為・自閉の人を病棟外に連れ出そうと、さかんに働きかける。看護同伴の許可がおりている患者を伴って、病院売店で買い物をしたり、心社へ行ってコーヒーを飲ませたりする。

正午昼食の時間。午後二時頃から、その日の様々なスタッフミーティングがある。これには、医師をはじめ、心社主任、看護長、看護主任が加わる。約一時間討論する。急性期チームのミーティングであったり、慢性期チームのミーティングであったり、作業療法会議であったり、部門調整会議であったり、様々である。

午後四時三〇分には、病棟の入り口扉が閉鎖される。同時に今日一日の申し送りが始まる。看護主任がその日に起きた様々なうごきを、準夜勤務の看護スタッフへ伝達している。準夜から看護スタッフ数は四人になり、グループ分けをせず全患者の看護を行う。

五時三〇分夕食の時間。患者たちは病棟入り口扉の前に集まり、エレベーターに注目している。表示ランプが五階で止まった途端、ワーッと入り口に殺到する。配膳車の到着である。準夜看護スタッフは、食前に服薬をさせたり、食事をこぼす患者へエプロンを着けたり、一人で動けない高齢者を車椅子でホールに連れてきたり、あるいは自室で食事する人のために病室まで配膳したり、大忙しである。

あっという間に七時過ぎになる。このころになると、和室の娯楽室に三々五々患者たちが集まり、二〜三のグループの輪ができる。夕食の余ったご飯をおにぎりにしたり、お小遣いで買った茶菓子を持ち寄り、いわゆる「おやつ」の時間が始まる。患者たちにとって、自主的な集まりで、友達同士で会話しながらリラックスできる時間帯である。ホールではテレビを見ている人もいる。早々と床に就いている人もいる。

午後八時、眠前薬投与の時間になる。その頃には半分ちかくの人が自室で横になっている。午後九時、消灯の時間。ホール、廊下、病室の電気が消され、喧騒に明け暮れた病棟の一日が終わる。

看護スタッフは、懐中電灯を持って病室を一時間ごとにまわる。入室患者のいる保護室では、鍵を開け、脈拍をとり、額に手をあてて体温をみる。午後一一時ごろ、ぶらりとホールに出てくる患者がいる。タバコを一服し、また自床へ帰って行く。あるいは娯楽室の畳がいいといって、大の字に寝る人もいる。準夜帯の患者動静を記録する時間が迫っている。一一時四五分ごろになると、深夜の看護スタッフが出勤してくる。

午前零時、深夜の申し送りが始まる。深夜四人、準夜四人、計八人の看護スタッフが看護室に集まる。周囲はシーンとして、夜の闇に包まれている。深夜の看護スタッフは、一時間おきの巡回、要注意患者の観察、バイタルサインの把握などの仕事を始める。二時から三時にかけて、一番眠気におそわれる時間である。冬の五時、外はまだ真っ暗。しかし間もなく一日の活動がスタートする時間がちかづいている。

一週間の活動計画は、週二回火・金曜日がフロの日。この日は午前と午後、看護のフロ係は患者を介助するため、もっとも忙しい。リネンの交換もこの日にある。

月曜日から金曜日まで作業療法棟では、院内作業療法として、電子部品の委託作業、木工、手工芸がそれぞれ二時間行われている。

病棟内作業室では、水曜日に慢性期分裂病患者へ臨床心理士が書道教室、月・木の午後に痴呆患者への民謡教室、金曜に看護主任がやはり慢性期女性患者を対象に裁縫教室を行っている。

月一回、男性・女性患者を集めて、各々の病棟でミーティングを行っている。看護主任が司会をし、男女間の交際、患者相互の当番、特定の患者の妄想など、ありとあらゆる問題を話し合っている。

年間の行事として、七月ごろのバス旅行、十二月の希望祭、二月の節分祭がある。かつては八月に一泊キャンプがあったが、すでにない。

(二)心社の外来支援活動

前述したように、心社設置当時から外来や病棟患者を問わず、業務時間内の来室は自由であることをかかげていた。最初のころは、「お茶やコーヒーがあるから、いつでも来室してください」といくら呼びかけても、立ち寄る患者は少なかった。たまに来室しても、疲れたので入院したいとか、家庭でのトラブルを何とか解決してくれなど、深刻な相談が多かった。

しかし次第に、外来診察がまだ始まらないので暇つぶしにきた、仕事の帰りにお茶を飲みにきたなど、ふらっと寄る人が多くなった。ある日の外来患者の来室風景は、つぎのようなものである。

来室したNP（症例一二後述）は、農園作業でもらったお金で新しいジャンパーを買い、得意然と見せびらかしている。YS（症例三八後述）は、みんなにお茶をつぎながら、「どこか具合のわるいところはないか」と支離滅裂に語りかけている。KZ（症例七）は、「今日の病院市の売り上げは果物一つ。病棟の看護婦さんが買ってくれた」とうれしそうに話している。ある患者が、「うちのおふくろは一々薬飲んだか、というので嫌だ」と言うと、別の患者がすかさず、「それは当然だ。おれも前に薬をやめて再発した。おふくろがそういってくれるだけ幸せだ」と諭している。

このような様々な会話が飛びかっている。しかも心社に来室する人は、外来患者だけではない。病棟の患者もいれば、患者家族、福祉事務所職員、保健婦、銀行員、他の病院職員、清掃のおばさんまで第三者をふくめ、沢山の人が出入りしている。

これら来室が日常化してくると、外来患者の誰からともなく、「みんなで旅行にいきたい」と言いだし、レクリエーションとして昭和五十九年八月、はじめて田沢湖高原へピクニックに行った(表3-3)。晴天の当日、スタッフの自家用車五台を用意し、お菓子やスイカ、各自のお弁当をもって午前一〇時病院前を出発した。万一のことを考え外来看護婦は、点滴セットや抗不安薬および抗精神病薬の注射液を準備した。

一一人の参加者は、思い思いの服装で乗車した。ＮＰ（症例一二）は、背広にネクタイおよび革靴スタイルであった。年老いた男性患者（症例二七後述）は、ベルトにタオルをたらし鳥打帽子をかぶって参加した。田沢湖の見える高原の芝生で、バレーボールを楽しみ、かけっこに夢中になり、シートに座って、アンマを行い、将棋を指し、お弁当を食べた。普段の心社来室時にはない、明るい笑い声がたえず、第一回の野外レクは大成功のうちに終わった。

この後、外来レクリエーションは毎年、春の観桜会、夏のバス旅行、秋のピクニック、冬のクリスマスパーティを行い、現在に至っている。

心社に毎日何人かが寄り集まっていると、そのなかから、ある患者は弁当を持参し、ある患者は病院食堂で昼食を食べ、一日中過ごす人がでてきた。そのうち自然に、「みんなで昼食をしよう」という話がもちあがり、昭和六十年五月、昼食会がスタートした。

昼食会は(二三)、民家を払い下げてもらった二階建の生活療法棟（ひまわりの家）で毎週金曜日に行っている。この一軒家は病院を出て道路をわたり、病院駐車場奥にある。時間は午前一一時〜午後三時までの約四時間で、心社スタッフ三〜四人、外来看護婦一人、医師二人、ときに外から一〜二人の保健婦や保健婦実習生が参加する。

食事の材料はスタッフと一〜二人の患者が一緒に買い出しに行き、ラーメンやカレーライスを作っている。食事代は、スタッフ・患者同じく一〇〇円である。ときには元テンプラ屋職人の男性患者が率先してテンプラを揚げ、「今日は、とてもうまいぞ」と言われることもある。

そこでは食事の前後に、雑談をする人、畳の部屋で寝そべっている人、将棋やトランプをする人、外でキャチボールをする人など、様々な光景がみられる。

回数を重ねるにしたがって昼食会は、患者同士の病気や生活、あるいは仕事や趣味の話し合いの場になった。外来診察室では決して聞かれない会話がある。

「おまえの病気は分裂病だよ。ずーっと薬を飲んでいないと入院するぞ」

「どうして？　分裂病って、なに？　精神障害って？」

「なにしろ頭が痛くなったり、もやもやしたり、聞こえてきたりすることさ」

「えっ？　おまえも聞こえた？」

スタッフのためらっている言葉が患者の間でポンポンでてくる。なお、この昼食会には病棟から、退院間近の患者や対人関係で気分転換をしたい人なども、参加している。

㈢病棟・心社の地域活動

病棟・心社の地域活動として、まず患者宅への訪問があげられる。病棟ではとくに長期在院の患者で家族の面会が少ないとき、患者と一緒に訪問する。突然の訪問が多いが、家族は面くらって、居留守をしたりそっけない態度をとる。

そこで看護の受持ちチームは、患者の病棟内での生活や、いかに病気が改善しているかを説明する。家族の面会が患者の治療意欲にとって、どんなによい刺激となるかを話す。また現在の精神科治療は、患者を積極的に地域へ連れだし町の空気を吸わせることも説明する。

それでもかたくなに拒絶する家族もいるが、連れて行った患者がよくなっていることを目の前でみると、徐々にこころを開いてくる。

外勤の患者や退院して職親に通っている患者には、職場訪問もする。職場に行くと、入院生活では気がつかない、仕事熱心で几帳面な患者の一面に接することができる。

桜皮細工にむかい、黙々と糊をつけ、型枠にはめていく人、台所や玄関先にあるマットを記号で大きさや種類を見分け、選別している人、大きな温室の暑いなかでホースを持ってバラに水かけをしている人、みな真剣に仕事をしている。

これらの患者の病棟生活は、廊下を徘徊していたり、食堂の椅子に他の患者から離れて一人ぽつんと座っていたり、自室から一歩も廊下に出なかったりの日常である。それが仕事の現場では、表情もしまり、目つきもきりっとして、頑張っているのである。

症例一二　NP

四十代男性。精神遅滞に分裂病をもつNPのある日をとりあげてみる。退院して五年になり、自宅から自転車で一〇分のバラ園へ仕事にでている。一人の相棒がいるが休みがちで、大部分は自分だけの仕事となる。

雇主は優しく穏やかな人で、家族ぐるみで患者を支えている。

それにもかかわらず、ときおり仕事がきついといってずる休みをする。そんなとき心社精神科ケースワーカが、ただちに本人の家に飛んで行く。不在のことが多く、車で近辺を走る。一〇分ぐらい探すと、自転車に乗ってぶらぶらしているNPに出会う。

問いかけると、一人で仕事するのがばからしいという。「お金、もらえなくなるよ」とたたみかけると、「じゃあ、これからいく」と言う。先まわりして職親のバラ園で待っていると、自転車に乗ったNPが汗をかきかきあらわれ、なにごともなかったように仕事を始める。

症例一三 DS

退院して間近の四十代後半の女性DSが、真夏の暑いさなか病棟にふらっとあらわれたことがある。「もうくたくたで、めまいがして頭も痛いから入院したい。職場も二〜三日前から休んでいる」と。この患者は五年ちかく入院し、意欲の低下があるため病棟から外勤して、ようやく退院したところである。

入院中に担当していた看護婦がちょうど日勤で勤務しており、話を聞いた。「まずあなたのアパートにいってみよう」ということになった。アパートに行って部屋に入ったところ、むっとする熱気に一瞬めまいを感じたという。さっそく窓をあけ、玄関の扉をあけ、風通しをよくしたところ、熱気はあっという間に低下した。

「いつも窓や玄関の扉は締めっ切り?」と問いかけると、「退院してから開けたことがない」と言う。「これから一日一回以上、窓や玄関をあけ風通しをよくすること」をアドバイスして、病棟にもどった。以後、職場を休むことなく、病棟にも笑顔で遊びにきている。

治療スタッフのこのようなささやかな活動は、数え上げたらきりがない。自転車がパンクしたといっては、本人（症例一二）と一緒に銀行にいき、預金からお金を引きだして自転車屋まで同伴する。料理がうまくできないと電話をかけてきた人（症例九）には、夕食の時間であったがタッパにおかずを入れ、その患者宅へ飛んで行く。症例一八（後述）の女性患者になると自分の通院の日、心社スタッフの車が通るのをみはからって、道端に待っていたりする。心社ミーティングで話題になり、「自分でバスを利用できる人だからこれは断った方がよい」ということになった。

家族とのけんかを仲裁したり、職親や福祉事務所の人と話し合ったり、役場に行って担当職員を紹介したり、業務時間外の仕事はきりがないほどである。それを自然に、身内のように世話をやいている。

以上がK病院精神科および心社の行ってきた治療活動である。在籍十八年でここまでできたのか、あるいはこの程度しかできなかったのかは、治療活動のトップリーダーであった私の資質と、北仙北地域における文化・時代状況の相関によるものである。

これまでの記述をみてもわかるように、治療の枠組みとしての精神科医療機関の活動内容は、大きな視点[一三]によって見直さざるをえない時期にきている。その出発点が六節と七節に述べる地域援助活動である。

六、治療活動　㈢地域の援助活動

地域での援助活動は、もちろん一病院のスタッフだけでできるものではない。一緒に住んでいる家族をはじめ身内の人々、あるいは隣近所の人たちなど、分裂病患者を中心にして、その症例に必要な援助スタッフが、自然にチームワークを組むことが大切である。

実際はその病院の方針によって、ほとんど訪問活動をしないか、あるいは保健所へも訪問依頼をしないことが多い。患者の居住地を管轄している保健所もこれまで、病院から依頼がないことを理由に精神障害者を管理するという、通り一遍の点検訪問しかしないことが多かった。

これでは、地域在住の慢性期分裂病患者の継続的な援助はできず、また援助ネットワークのないこのような地域に長期在院患者を退院させても、地域へ定住させることはむずかしい。

この現状をどう打破していくか、北仙北地域で行ってきた様々な精神障害者地域援助活動について、表3―5を参照しながら振り返りたい。

㈠保健所支所の地域援助活動

従来、地域在住精神障害者の援助や訪問活動は、その地域を管轄する保健所の保健婦あるいは精神保健担当係が行っていた。措置入院が解除され、その患者が退院したとき保健所のスタッフは形式的管理的に訪問を実施し

表 3-5　北仙北地域援助活動および心の健康地域連絡会のあゆみ

昭和 59 年 12 月	心の健康地域連絡会発足
昭和 60 年 4 月	K 保健所が O 保健所 K 支所になる
昭和 61 年 7 月	K 支所に断酒会
11 月	K 支所デイケアスタート
	外勤事業主・職親懇談会
昭和 62 年 7 月	精神障害者に関する意識調査（高校生）
昭和 63 年 11 月	4 カ町村持ち回り「心の健康フェスティバル」　1 回目　田沢湖町
12 月	地域家族会設立
平成 2 年 8 月	心の健康地域連絡会参加職種増加
平成 4 年 9 月	4 カ町村長へ「精神障害者社会復帰施設設置」陳情
平成 7 年 4 月	K 病院および地域家族会の合併
平成 8 年 2 月	精神保健ボランティア講座
4 月	北仙北地域共同作業所スタート（角館町に設置）
平成 9 年 6 月	精神障害者および家族の生活実態とニーズ調査
平成 10 年 11 月	角館町婦人団体と K 支所デイケア生のふれあい交流会
平成 11 年 10 月	「心の健康フェスティバル」12 回目　中仙町

ていた。

訪問結果は書類で病院の精神科へ報告された。昭和五十五年当時、K病院精神科ではコ・メディカルスタッフとしての精神科ケースワーカ常勤はなく、精神科外来の医事課職員がその業務を担当していた。型どおり主治医へ書類をみせた後、その報告書は事務書類と一緒に公的文書としてファイルにとじられていた。

それゆえ、看護スタッフに活用されることなく、死蔵されたままであった。保健所という「お上」の指導であるから、大事に保管はするが、治療的意味あいはまったくなかったわけである。

また病院を出て地域の患者宅を訪問したいと保健所へ連絡したとき、「へーぇ、先生はケースワーカですか」と、驚かれたことがある。それくらいであるから、保健所の訪問活動も、地域の分裂病患者がなにか事件を起こさないように、という考えからの管理的訪問が多かった。

昭和五十七年当時の保健所では、訪問活動のほかに精神保健相談をしており、しかも精神科嘱託医が来所する日をそれにあてていた。

私が角館町のK病院に赴任して北仙北地域を管轄するK保健所の嘱託医になり、精神保健相談を担当したとき、相談だけではなく各保健婦や町村の地域援助者がかかえている地域居住分裂病の事例について、検討会を行おうと提案し、後述の「心の健康地域連絡会」ができあがった（表3-5）。

K保健所からO保健所K支所になった昭和六十年ごろから精神障害者援助活動は活発化した。昭和六十一年末から月二回、主として分裂病患者を対象にしたデイケア、あるいは職親訪問、年一回の職親協力事業者を対象にした精神障害者リバビリテーション運営協議会などが行われるようになった。

デイケアは五〜六人の患者が参加し、料理実習、七宝焼き、グランドゴルフ、折り紙、文集作り、クリスマス会などを行っている。趣味やスポーツ、自立に必要な自炊訓練など多種にわたる。

精神障害者リハビリテーション運営協議会はいわゆる外勤事業主・職親懇談会で年に一回、外勤や職親となっている事業所の担当者に集まってもらい、職場での患者の問題点など、意見の交換を保健所で行っている。三年ちかく続いているが、共同作業所やグループホームなどを設置したらどうか、などの意欲的な意見が職親から出始めている。職親たちもようやく分裂病患者の地域への定着に目をむけはじめたといえる。

このように保健所の活動が、精神障害者を病院に収容し閉じ込めるという社会防衛的なものから、精神障害者を地域で支え、仕事をみつけ、いこいの場も提供する真の援助機能をもちだすと、患者の対応もまったく変化してくる。

症例一四　ＴＨ

五十代男性患者ＴＨは、被害妄想に左右されて精神運動興奮が出現すると、毎回刃物をもって、家族に傷害を負わせ、警察から保健所経由で措置入院になっていた。そのため患者は保健所と聞くと、また閉じ込められるといって、退院後の訪問を拒否していた。

五回目の入院で主治医が私になったとき、保健婦に病棟へきてもらい、ＴＨに退院後も保健所のデイケアに通所すること、そこはレクリエーションが主でけっしてこわいところではないこと、退院後保健婦が自宅を訪問するのはからだの不調の相談にのるため、などを話し納得してもらった。以後、患者は保健所にも通所し、なんでも保健婦に相談するようになった。家族とトラブルがあっても本人は、刃物に手をだすことなく、自ら保健所へ駆け込むようになっている。

この他、Ｋ支所は断酒会や地域家族会の育成などを行い、平成八年には「精神保健ボランティア講座」が、平成十年には地域婦人団体とデイケア利用者とのふれあい交流会が開かれている。また病院および地域家族会連名で四カ町村長へ「精神障害者社会復帰施設設置の要望書」を陳情したときには、陰ながら支えている。

その結果平成八年四月、北仙北地域居住の精神障害者を対象にした共同作業所が角館町内に設置され、活動を開始した。これは地域家族会を母体にして、共同作業所指導員二～三人のスタッフのもと、約十人の地域居住精神障害者が通所しながら軽作業を行うものである。作業内容は、製品直前のジャンパーの糸切り、土産箱作り、革紐とおしなどである。週四日の通所日、角館町、中仙町、田沢湖町から利用者が集まり、和気あいあいの雰囲気で一日を過ごしている。

地域内にこの共同作業所ができたことにより、地域在住の分裂病患者や精神障害者を支える場が、Ｋ病院心理社会療法科から徐々に移行しつつあるといえる。

(二)町村役場の職員

地域では精神障害者をあつかう専門スタッフとして、保健所保健婦のほかに福祉事務所職員、町村職員などがいる。町村役場には、専属の保健婦のほかに、福祉や保健衛生の担当職員がいる。法的には精神保健にかかわる必要はないが、現実には地域住民から様々な相談を受け、役場保健婦や福祉職員が働きかけを行うことがある。

症例一五　ＴＫ

六十代女性のＴＫは、いまから六年前に発病した妄想性障害の患者である。患者の夫は若死にし、子供二人は都会にでて現在一人暮らしになっている。この人の精神的変調は、「前の家の人が自分の家にごみを投げる」という警察への訴えから注目されだした。

そうこうしているうちに、前の家の人がいつのまにかご飯に毒を入れたり、注文したヤクルトのなかにも毒を入れたと言うようになった。その毒を検査してほしいと、わざわざ保健所へ食べ物とヤクルトを持参したこともあった。役場や保健所の保健婦が入れかわり立ちかわり訪問し、本人を安心させようとするが、らちがあかない。役場として子供らへ連絡をとっているが反応がない。

本人は不安にかられ、四六時中、知人や親戚、役場の担当者、思い余って町長へも電話をかけるようになった。そのため役場中がパニックになり、日常業務にも支障をきたすようになってきた。

そこでK支所の「心の健康地域連絡会」（後述）で、検討会が開かれた。どのようにして子供らと接触するか、どのような症状になれば入院が必要となるのか、などが話し合われた。また病院にも、保健所保健婦、役場保健婦や住民課担当課長、親戚などが集まって対策を練った。

まず役場の住民課長から子供らに連絡をとってもらい、何回連絡をしても音信不通のときは、保健所経由でなんらかの入院を考えることを申し合わせた。結局、子供らと連絡がとれず、地域住民への被害妄想にもとづく迷惑行為も極限に達し、他害のおそれ大との判断でK病院から往診することにした。

往診Xデーの日、数人の看護スタッフとK支所スタッフで午前九時ごろ出発した。役場で町職員と待ち合わせ、本人宅へ向かった。午前一〇時着。大勢の人が来訪して本人は最初びっくりしたが、「私は病院の医師で、あなたのからだ具合のわるいことを心配してきたのだ」と話すと、やや安心したのか色々なことを話しだした。

「わたしがちょっと右を向いているすきに、このコップの水のなかに毒を入れられてしまう。先生この水、飲んでごらん。死んでしまうよ。ここに炊いてあるご飯も、みな汚染されているよ。いま猫がミャーと鳴いたけれど、合図なんだ。この猫は本当に主人おもいで、かわいい。わたしは何度この猫に救われたかわからない」。

昼食もとらずに五時間ちかく、口角泡を飛ばしてしゃべりまくった。われわれスタッフもじっくり話を聞こうとしたため、午後三時まで長時間におよんだ。結局折り合いがつかず、最後は「私に任せてほしい」とつよくうながし、やや強制的に車に乗せることになった。家族の同意がえられず住民をパニックに陥れる他害行為がいちじるしいため、精神保健指定医二人の診察の結果、措置入院（精神保健法二九条）となった。

入院後三カ月で妄想は軽快した。本人に病識はでなかったものの、身体の苦痛や違和感がいちじるしく軽快し、感謝の言葉をもらすようになった。半年後に長男のいる関東へ引き取られて行った。この症例では、役場担当職員をはじめ、町会議員、民生委員、隣の人、親戚、保健所保健婦など、様々な人がかかわりをもっている。

㈢その他の地域援助スタッフ

地域でこのほかに分裂病患者を支えている人々には、患者居住地に住むK病院職員、アパートの家主、職親、民生委員、隣近所、身内、町村社会福祉協議会職員、町村ヘルパー、警察署生活安全係、精神障害者家族会がある。

症例一六　NG

三十代後半女性NGの自宅近くにはK病院の看護婦がおり、患者が肥満解消のため散歩をするというので、犬の散歩をたのんでいた。ところが徐々に、真夜中にも犬の散歩をするようになって、心社精神科ケースワーカに相談がきた。「具合がわるそうなので、なんとかしてくれ」と。

主治医と精神科ケースワーカが訪問した。本人は「日中は、車のクラクションがこわくて外に出られない。夜中にワンワンと鳴くので、わたしに合図したと思って散歩に連れて行った」と言う。数日後に話し合いのもと、入院となった。

つぎは警察署の生活安全係からだされた事例である。

症例一七　ＫＭ

被害妄想をもった老親と四十代の知恵遅れの息子の二人暮らしの家庭。あるとき一一〇番が入った。「いま家の敷地内に不審人物が侵入したので、すぐきてもらいたい」との一報であった。驚いた警察署は、署員を非常召集し、その家へパトカー数台を派遣し、家のまわりに非常線を張った。

その家のまわりには電線が張りめぐらされ、吊された数十の水銀灯であかあかと照らされていた。息子がいうには、「以前から誰かが侵入してくる気配があったので、このような照明をしている」とのこと。「今日はビデオにも撮ったから、ぜひ検挙してくれ」と言う。

早速侵入したとされる場所に案内されて現場検証をしたが、警官には靴のあとすらよくわからない。息子と老親は「これがそうだ」と指で示すが、家人の靴あとのようにもみえる。家に入ってビデオを見せてもらう。息子は、「ここに侵入者が映っている」と画面がザーッと流れている一カ所を強調するが、目を皿のようにしても人影は見えない。ここにきてはじめて生活安全係の警官は、この親子は精神科の病気ではないかと気づき、「これからもなにかあれば駆けつけるから、今日はひとまず引きあげる」と約束して、非常線を解いたという。

結局、何も起こらなかったとのことだが、警察の対応にいたく感激したその家族は、それからときおり署の生活安全係に電話をかけ、「誰かが入ってきたのでたのむ」と、電話するようになった。警察署も心得たもので、「必ずパトカーが巡回するから心配しないように」と答える。それで家族は安心して、電話を切るとのことであった。

これまで真剣に対処したため、警察への信頼が厚く、徐々に不安を訴えることがなくなったという。いつのころか、家のまわりをこうこうと照らしていた電球も撤去されている。

これなどはまさに、警察署の生活安全係が被害妄想をもった人へ治療的な働きかけをした、よい事例といえよう。町村内の部落には、駐在所もある。そこのお巡りさんは毎日のように担当地区をまわり、住民と顔なじみである。当然地域在住の分裂病患者とも知り合いになっており、すれ違えば挨拶をかわす間柄である。

症例一八　MY

五十代女性、旧い分裂病患者。性格のゆがみがいちじるしく、病棟内では一切掃除当番を拒否。すべて相手がわるいといって攻撃するのみ。薬も理由をつけて飲まなかったり、こっそり捨てたりするので、話し合いで月一回の抗精神病薬デポ剤の注射に切りかえた。その後薬剤の効果があらわれ、以前にあった被害妄想、精神運動興奮あるいは空笑が減少したので、数十年ぶりに退院となった。

週一回受診し、一カ月に一回デポ剤の注射で安定しているが、注射が大の苦手である。何回か止めてくれとの訴えがあるが、主治医は断固拒否していた。

六カ月たったころ、近くの駐在所のお巡りさんに相談に行く。「警察からなんとか、先生に注射を止めさせるようにいってくれ」と、せがむ。後日駐在さんから、主治医のもとに電話が入る。

これほど駐在巡査は部落の人から信頼があり、患者本人も頼りがいのある人と思っている。このような関係であれば患者に対して、治療的働きかけが充分できる。実際、K支所で行われる「心の健康地域連絡会」には、警察署生活安全係や地域在住の駐在巡査もときおり出席している。

七．心の健康地域連絡会

ここではこれまで何回も話した「心の健康地域連絡会」の活動について詳述する。なぜなら北仙北地域の精神保健・医療・福祉活動は、この会を抜きにしては語れないからである。

㈠心の健康地域連絡会のあゆみ

昭和五十七年から私は、O保健所K支所の精神保健相談嘱託医になった。この役割は保健所であつかう精神障害者の事例について、適切な助言を与えることである。当初は、地域で騒いでいる人が精神障害者らしいので、先生の病院に何とか入院させられないかとか、どこか入院先を紹介してくれないか、などの相談が中心であった。結局、保健所の機能が、地域の迷惑になっている精神障害者を、地域から排除し、病院へ閉じ込めることを目的としているためであった。本来、困っているのは患者自身であるにもかかわらず、住民側の社会防衛的視点で対処していたのである。

嘱託医としては、精神障害者をなんとか地域で支え、必要であれば病院へ受診させるにはどうしたらよいのか、を保健婦へ働きかけたかった。しかもこれまでの経験から、分裂病患者を地域で支えるためには、保健所の保健婦だけでは限界のあることも強調した。

保健婦は精神障害者に対する保健活動はできても、分裂病患者の生活を支え、仕事を見守り、地域に定着させるには、その地域に在住している援助スタッフとチームワークを組む必要がある。そのためには援助スタッフが一堂に集まって様々な意見をだしあい、もっともよい方法を選んで実践することである。また地域という働きかけの場は医療機関と違って、精神障害者と援助スタッフの治療関係はゆるやかであり、精神障害者はなにかの病気をもった人というより、その地域に住み、隣近所と関係しつつ、生活している人である。

地域在住の援助スタッフは保健所保健婦より、精神障害者自身の生活状況、家族背景、隣近所との関係がよくみえている。援助スタッフは精神障害者にとって、治療的働きかけをするのみならず、生活上の様々な問題を相談する相手でもある。以上のことを保健所内で、保健婦や精神保健担当職員あるいはK支所長と何回も話し合った。

その結果、月一回の精神保健事例検討会を、昭和五十九年に「心の健康地域連絡会」と名称変更して、保健所保健婦や精神保健担当職員のみならず、病院の職員や町村保健婦あるいは福祉事務所職員へ参加を呼びかけることになった（表3-5）。

K病院精神科からは医師をはじめ心社ケースワーカや外来看護婦のみならず、臨床心理士や病棟看護スタッフも参加した。町村からも保健婦、福祉や住民担当職員が参加した。四カ町村を管轄する福祉事務所からは、担当職員が参加した。K支所だけでは五～六人の人数であったが、これらのスタッフの参加で一五人前後、ときには二〇数名にのぼった。

これまでに参加した職種は、以下のとおりである。保健所保健婦および精神保健担当事務職員や支所長、町村保健婦や福祉と保健課職員あるいは住民課担当者、福祉事務所町村担当者、社会福祉協議会、民生委員、警察署生活安全係、駐在巡査、病院職員、養護教諭や校長、町村ヘルパー、町村議員、患者の家族や親戚、事業主、僧侶、隣近所の人などである。

検討事例は分裂病患者を中心として様々であるが、おもに初発患者、医療中断患者、社会復帰した精神障害者などである。事例提出は、保健所からだされることもあれば、町村保健婦や福祉事務所職員、あるいは警察署生活安全係からだされることもある。

検討を重ねるにしたがって、地域住民の精神障害者に対するイメージ調査をしようということになり、高校生から一般住民まで、昭和六十二年と六十三年の二回にわたり実施した。その結果、精神障害者に対して、「気味がわるい、こわい」というマイナスイメージがあったことは当然のこととして、「かわいそうだ。なんとか援助してあげたい。家族の苦労を支えたい。努力すれば社会復帰できる。退院したら、地域で生活できるよう手伝いたい」などのプラスのイメージももっていることがわかり、地域で精神保健活動をしている保健婦たちを喜ばせた。

昭和六十三年にはいると、地域住民に保健所の精神保健活動や精神障害の啓発が大切であるということになり、四カ町村持ち回りの「心の健康フェスティバル」がスタートし、平成八年三巡目にはいっている。これは各町村が秋に開催している産業文化祭（昔の稲刈り後の収穫祭）会場の一角を借り、精神保健についてのポスター展示、精神障害者の作品展示、精神障害者家族会のバザー、アルコール体質検査、精神保健相談などを行うものである。

このフェスティバル開催によって、町村保健婦や町村職員、あるいは地域住民の精神障害者に対する理解が深まった。

㈡運営の仕方

この会の開催日は月一回、午後二時から四時ごろまで、ときに五時まで行っている。保健所保健婦三人、病院職員三～四人、四カ町村保健婦二～三人、町村担当課職員一人、福祉事務所職員一人、町村社会福祉協議会一人、その他民生委員や警察署生活安全係など約一五～二〇人が参加する。

司会は、保健所の精神保健担当職員が行い、年間計画で各町村や福祉事務所および病院などに事例発表を割り当てているが、現在困っている事例についても話し合う。さらに以前検討した事例についても、その後の経過を報告してもらう。年度終わりの三月には、この一年間の働きかけの経過をまとめることも恒例になっている。

様々な立場の人たちの集まりなので、K精神科スタッフからみると、分裂病患者の入院や外来ではわからなかった地域での生活態度や対人交流にはっとさせられ、参考になることが多い。地域の援助スタッフも同じ経験をするようで、「地域ではわるい面ばかりをみていたが、入院中の対人関係にそんなよい面があるとは知らなかった」、などの感想をいだく人もでてくる。

地域の援助スタッフはこの会を通じて、保健所や病院の治療スタッフと知り合い、精神障害者に対する認識を新たにし、なにか困ったことがあればこの会に相談するため、積極的に参加して発言するようになった。

なお事例の人権を尊重し個人情報を保護するため、万一名前や具体的人物像を知っていても、この会だけの話とすること、地域のお茶飲み話で実名や病名をあげて面白おかしく話題にはしないことを、参加者一同申し合わせている。

症例一九　AY

四十代の一人暮らし女性。中卒後上京し、職を転々。離婚歴二回あり。母は二十年前死去し、父は十年前から老人ホームに入所している。同胞に姉一人。東京在住だが、行き来はない。

平成元年ふらっと帰郷し、一人暮らしをはじめた。当初はスーパーのアルバイトや隣近所の農作業の手伝いなどをしていたが、一年後から様子がかわってきた。徐々に人前に出なくなり、隣近所とも挨拶をかわさなくなった。

平成三年の冬には、なぜか用便を外でするようになった。そのころから近くの民生委員が訪問をはじめたが、「トイレの穴がこわい」と言ったきり、沈黙したままであった。

入浴も一年以上せず、食事は、カップラーメンを一日一～二回作るのみで、栄養のあるものはほとんどとっていない。ガス、水道も切られ、水は近くの小川から汲んでいる。訪問時、万年床に横になっており、声かけで「はい」と一言返事したまま黙り、突然ニタッと笑う。

以上のことを心配した地区担当の民生委員が町保健婦に相談し、平成四年十二月の「心の健康地域連絡会」で、検討することになった。当日、担当民生委員二人、町保健婦一人、事例の親戚（本家の人）二人が参加している。そのほか保健所保健婦をはじめとして、常連をいれ総勢一五人で検討した。

町保健婦が生活史を報告し、「いま心配なのは、精神科関係の病気にかかっているのではないかということ。この冬一人で越せるのだろうか、凍死などの事故になるのではないか、親戚や隣近所一同ヒヤヒヤしている」との問題提起があった。

町保健婦の報告のあと、話し合いにはいった。保健所保健婦から「清潔観念をもうすこし詳しく」、との質問がでる。担当民生委員から、「訪問したとき、髪がボサボサなのでとかしたが、頭髪自体がくっついて固まって櫛をとおすことができず、洗濯もしないで着のみ着のまま、部屋中異臭がただよっていた」との返答があった。「会ったときの態度は」と病院の職員がきく。町村保健婦が「病院へ行ったら」とすすめても、ニタッと笑い、「まだ早い」という。その笑い方はなにか場にそぐわず、奇妙だったし、なぜ病院が早いのか、理由を聞いても言わなかった。

嘱託医としては、親戚や民生委員や町保健婦の話を聞いたかぎりでは、精神科の病気かもしれないがいま緊急に対応するのではなく、見守りと訪問で信頼関係をつけること、とコメントした。さしずめ都会であれば、ホームレスになるところだが、郷土だからみんなの見守りネットワークで支えられ、心配し援助してくれる人々がいる事例だ、とも指摘した。そんなに興奮するようでもないので、タイミングをみはからって、親戚や民生委員の人が病院に連れてくるように話し、検討を終わる。

この検討会で、民生委員や親戚の人は、まず重大な病気ではなさそうだとの理解ができた。しかも結果的には、病院（嘱託医はK病院の職員でもある）とも連絡がとれ、医療機関への道ができたこと、万一のときはK病院職員も訪問してくれるとの約束をもらい、安心して地域へ帰って行った。

㈢会の意義

この会は、職種の異なった様々な人々が一堂に会することを基本に、成り立っている。精神障害者に対する立場も、それぞれの職種によって違う。

まず一堂に会するとはどういうことか、について述べる。一つの事例について、あらゆる角度から意見がだされる。的を射たものから、突拍子のないものまで、また病院にいたのでは全くわからない、生い立ちや地域での生活などが報告される。少なくとも事例に関して、情報が正確になる。

正確な情報は、治療的働きかけを行ううえで、大切な条件である。さらに誰が治療的働きかけの担い手になれるか、どことチームワークを組んだらよいかがわかってくる。民生委員と保健所保健婦とチームを組んだらよいのか、役場福祉担当職員と親戚の人がチームを組んだらよいのか、話し合いのなかで自然に決まってくる。警察署の困りごと相談に電話が頻繁にあるので、まずは生活安全係の電話カウンセリングにまかせよう、となったりもする。

人々が集まることは、参加した人々の、人柄や性格傾向を知ることにもなる。ある町役場の担当職員は、「精神科の先生は、無言のまま入院させるのでこわい。精神科の先生に会うと、自分も精神病にされそうで会いたくなかった」と笑いながら話すのである。

私も警察署の生活安全係や駐在巡査に会うまでは、警察は精神障害者を犯罪者あつかいにしてという固定観念が消えず、よく腹を立てていた。ところがこの会に私服姿の巡査が出席するようになって、その考えが一変した。参加する巡査はみな優しい人ばかりで、警察に電話をかけて相談してくる精神障害者と思われる事例に対して、真剣に対処していたのである。たとえ精神障害者と判明しても、なんとか支えようとする。精神保健の専門スタッフより、働きかけの上手なこともあった。

このように、いままで他職種に対してもっていた偏った考えがいちじるしく是正され、これは参加者全員が体験している。人柄が理解できるようになると、各機関との風通しがよくなり、会が終わってからも病院と町村役場、保健所と警察署生活安全係など、頻繁に連絡をとるようになる。

つぎに各職種や参加者の立場や役割がわかってくる。保健所保健婦はここまではできるが、これ以上はわからない。民生委員や役場職員は本人の生い立ちや家族関係などは詳しくわかり、身内とも連絡をつけることはできるが、興奮しているときはどうしようもない。警察署生活安全係は、興奮して地域住民になにか危害を加えそうなときは介入するが、それ以外はそっと見守ることしかできないなど。

はじめてこの会に出席した地域援助スタッフの、精神障害者に対する理解度もわかってくる。素人と同じでこわくてしょうがないとか、一人で山に向かって叫んでばかりいるので不気味だとか、にたにた笑ってかかわりたくない、などである。この会をとおして、「病院へ閉じ込めてくれるのではないかと思ってきた」と、本音をいう人もいる。

嘱託医の方針として、この会は精神障害者を病院に閉じ込めるためにあるのではないこと、あらゆる方法を活かして地域で支える試みをすることが重要である、と話した。いますぐ解決策はみつからないが、みなが一致協力すれば、いま状態のわるい精神障害者がよい変化をすることもありうること、などを強調した。

分裂病の急性期症状はたしかに、周囲に対して恐怖感や不安感をあたえるが、症状が回復し安定してくれば、これほど優しく素直な人はいないことも話した。何回か出席することにより、分裂病患者や精神障害者に対する知識が深まり、はじめにもっていた漠然とした不安感は急速に減少した。

ここまでくると、参加者はエネルギーが充満し、自分たちの力で、地域在住の精神障害者を支え、援助しようとうごき始める。五分おきにかかってくる電話にどう応対したらよいのか、子供らとどのように接触したらよいのか、分裂病患者がとんちんかんなことを言ったときどのように答えたらよいのか、精神保健の対人接触技術にまで、話が盛り上がる。

その後、この会に参加した地域援助スタッフが地域に戻って、隣近所や身内あるいはその他の民生委員や知人に、精神障害者の理解や接し方を伝えてくれれば、さらに「治療的な輪」が広がる。

この会が、精神障害者を地域で援助し、支えている人々を支える会(五四)であってほしいと願っているし、実際そのようになってきた。

八．治療的雰囲気

いままで述べてきた、治療の環境、治療する場、治療チーム、治療活動の内容、後述する治療スタッフの人柄や精神科医療システムなどは、分裂病患者を治療するにあたって、様々な治療的雰囲気を醸しだしている。

そしてこの治療的雰囲気は、分裂病患者の治療経過に相当の影響を与えているように思う。以下、どのような治療的雰囲気があるのかについて述べる。

(一)従来の治療的雰囲気

昔の閉鎖病棟であれば、主治医や見知らぬ人が鍵を開けて病棟に入ると、わっと沢山の患者が寄ってきた。廊下にしろ病室にしろ、足の踏み場のないほど、すし詰めの病棟が一般的であり、一〇〇人の患者にせいぜい一人の常勤医師が大部分であった。それゆえ、病状はわかるものの、普段の生活や社会常識や対人関係について、患者が何を考えているかはまったく理解できなかった。

病棟は終日閉鎖されているため、異様な臭気がただよっていた。体臭と尿臭と消毒臭と、プラスアルファの臭いが。病棟入り口扉の鍵を開けて中に入ると、プーンと臭ってくるものであった。

　患者は患者で、主治医はせいぜい週一回の回診と月一回の診察で、自分の気持ちを聞いてくれないものと思い、しだいにこころを閉ざし、ほとんどしゃべらなくなっていた。病院外へ外出を希望しても一切禁止されており、新入院の患者であれば、すきをみて無断離院を試みようとした。

　当然看護スタッフも、患者の無断離院をもっとも警戒し、ズボンのベルトに扉の鍵をしっかり紐で結び、扉を開けるときは背後に気を配りながら緊張して開閉したものである。扉を開けて外に出てノブを持って閉めるとき、足をそっと扉の下にそえた。これは無断離院するため扉に向かって突進してくる患者の衝撃を、足の力で受けとめる習性ができていたからである。

　病棟外に出ると、看護スタッフのみならず医師も、ほっとしたものである。病棟内の異世界から病棟外のこちら側の生活に移動でき、ようやく現実生活にもどって緊張感がすーっと消えていくのを、肌で感じた。

　このような病棟は、殺気と敵意と不気味さと不信感に満ちた雰囲気といえる。それゆえ、患者・治療スタッフ間の基本的信頼関係が育たない。

　個人的に医師や看護スタッフで信用できる人がいても、精神科医療に対しての信頼がない。これは退院して、再発したときに証明される。再発したとき、患者は病院から離れようとして遠方へ高飛びする。

　家族はいかにして病院を受診させたらよいのか、苦労する。なんとか再入院にこぎつけた家族は以後、退院を拒否する。患者も入院させられたら今度こそ社会へ出られなくなるので、必死に逃げようとする。

　悪化時まれに自宅から病棟入り口にきて、看護スタッフに助けを求める患者もいた。しかし、病棟入り口は閉鎖されており、当の看護スタッフも、退院した患者は病棟にきてはいけないといって、追い返すのが関の山であった。看護スタッフのなかにはそれが、患者の救助サインであることを見抜いている者もあったが、治療体制上、ただ家族に引き連れられ、あるいは警官に連れられ、ときには病院から医師と看護スタッフが往診し強制的に連れてくる、などを待たなければならなかった。

その結果、閉鎖病棟、入院収容主義、社会復帰のない「閉ざされた回路」が成立する。病棟は前述したように、敵意と不気味さに満ちあふれ、患者も治療者も相互信頼がなくなり、異空間を形成することになる。症例四のRSのように、外来で「治療スタッフを信頼して」といくら説得しても、閉鎖病棟に入れば一瞬のうちに、その言葉がみせかけだけのことであるとわかってしまう。

病棟の治療スタッフは医師を含め少なく、症状が軽くスタッフに都合のよい患者が、病棟の黒幕になる。患者でも声が大きく、ほかの患者へにらみのきく人物が病棟の裏の主導権をにぎる。分裂病の患者で弱い立場の人は、この患者が退院しても、妄想的に「誰それさんが私をいじめている」と訴えてくる。

このような状況で、新任医師が常勤医として勤務しても、信頼できる医師とはなかなか認めてくれない。

㈡開かれた回路

閉鎖病棟が開放され、社会復帰活動がさかんになるにつれ、病棟や外来、心社の治療的雰囲気は、いちじるしく変化した。

閉鎖病棟でありながら、社会的自覚のある人に単独外出や外泊を許可した当初、二〜三人の患者が万引きした。

なぜそのようなことをするのか聞いたところ、「いずれまた閉じ込められて、外出できなくなるから、いまのうち欲しい物を手に入れたかった」との答えであった。病棟全員の患者を集め、開放と自由とは、勝手気ままに振る舞っていいこととは大きく違うこと、社会にでるには責任がともなうこと、また責任のもてる人は必ず社会復帰の道を用意すること、を呼びかけた。

病棟が時間制全開放になり、入り口扉が一日八時間開放されることによって、このような万引きはなくなった。常時開放が保障される状況がはっきりしだすと、病棟は相当変化した。

第一にいえることは、精神科病棟独特の臭いがなくなったことである。町に出た患者は、生活の匂い、たとえばスーパーの匂い、木や草や風など自然の匂い、あるいは町の雑踏の匂い、ほこりの匂い、などを身に着けて帰ってくる。外出する人が多ければ多いほど、また病棟を訪問する人が多ければ多いほど、病棟は地域の匂いで満たされるようになる。

いつごろから精神科病棟特有の臭いがなくなったかは定かでないが、明らかに臭いがなくなっている。臭いがないことは、在院患者が病棟から地域へ出て行くうえでも大切なことである。

以前は、町なかを精神科病棟の患者が歩いていると、ただちにそれとわかったものである。それは姿勢、歩き方のみならず、独特の臭いが周囲にただよっていたからにほかならない。

現在は違う。患者は一日の自分の生活リズムをつくりだし、それに従って活動している。それゆえ、患者が生き生き、のびのびしている。医師や見知らぬ者が病棟に入ってきても、まとわりつく患者はほんの二〜三人に過ぎない。みなそれぞれ、今日一日の自分の生活リズムをもち、淡々と活動している。

午前八時半になり病棟の扉が開放されると同時に、病棟を飛び出す男性患者。病院の廊下を一回りして、ときに外来待合室で外来患者を眺めている。彼なりの今日の病院の患者動向を観察しているようだ。TE（症例二五）とSF（症例三二）の二人は連れ立って、作業療法棟のある心社へ歩きだす。途中管理棟を通るため、出勤してきた職員と会い、「おはよう」の挨拶をかわしている。ある患者は病院売店前で、お菓子を何にしようかと迷っている。

病棟内では、男性棟の廊下を行ったり来たりいつもの徘徊をはじめる人、娯楽室で将棋をする人、朝のテレビをみて大笑いしている人、様々である。

四十代男性患者はワイシャツに替え、町へ散歩に行く。約一時間散歩してくるという。私の出勤途上でよく出会うが、いつも患者から「おはよう」と挨拶してすれ違う。その姿は、町民とほとんどかわりない自然な仕草になっている。このような患者が、病棟内に町の匂いを運んでくる。

外来の患者も変化している。待合室で待っていても、友達同士よく話をし、笑い声をあげている。医師が通れば会釈し、ゆとりの表情で待っている。ことに心社や昼食会に出入りしている患者は、親しみをこめて挨拶する。ときには医師や看護スタッフに冗談を言い、笑わせる。診察のあと医師に、「先生も外来早く終わらせて、昼食会にきてね」と労をねぎらう患者もでてくる。

心社でも変化がみられる。以前心社を訪れる人は、家族に怒られたとか、入院させてくれなどと深刻な相談をすることが多かった。現在の心社の一日は違う。病棟からお茶を飲みに来る人、外来診察がない日でも、毎日心社に来室する患者で、五〜六人がたむろしている。

そこでは、家庭の話、異性の話、好き嫌いの話、仕事の話、はては治療スタッフの品定めなど、ありとあらゆる話がでる。

外来の診察場面ではいつも精神症状のみを訴え、深刻な表情をくずさない四十代男性患者。心社や昼食会では、猥談の大家で、周囲の度肝を抜く。普段の本音がでるのかわからないが、外来だけで診ていたのではまったく気がつかない変身である。

心社スタッフは、なるべく介入せず、成り行きにまかせている。ときにジョークを言い、ときに皮肉ったりするが、信頼関係ができているので、そのために来なくなった人はいない。

また患者の自主性を重んじている。心社スタッフがお茶を注ぎコーヒーを入れる。決して誰それさん手伝って、とは言わない。そのうち自然に、二〜三人の患者が手伝いはじめる。それをみて、いままで何もしなかった患者も、茶碗を洗ったり、拭いたり、新しく来室した人に、お茶を注いだりするようになる。

心社にはいつも明るい雰囲気と、笑い声が絶えない。仕事のため心社スタッフが誰もいなくなるときもあるが、それでも患者たちはソファに座り、笑いながら談笑している。

重要書類や患者にみせられない書類などをまれに置きっぱなしにしているが、事故はない。スタッフは患者を信頼し、患者はスタッフを信頼する、といった関係が自然にできあがっている。

㈢地域の変化

この治療的雰囲気は、病棟や病院内だけではなく、地域にも浸透していく。北仙北地域で、K病院の五階が精神科病棟であることは、もちろん地域住民にとって百も承知である。以前なら、五階に入院すると聞いただけで、本人はもとより家族も世間体を気にし、抵抗した。いよいよ絶体絶命に追い込まれ、地域にも迷惑をかけるようになると、入院することになる。

そして、病棟入り口は頑丈な鉄格子の扉で閉ざされ、鍵を開けて患者をそのなかに入れた途端、もはや健常者では理解できない別世界の人間になったと、あきらめてしまう。鉄格子のなかから、こちらをじーっと見つめているし、逆に外から鉄格子を覗くと、肩をまるめ黙々と徘徊している人々がいる。五階まで散歩のため階段をあがってきた身体科病棟の患者は、「やはりどこか違っている。別世界の人だ」と、皮肉な笑いをうかべて立ち去る。

地域のなかで奇妙な格好をしていたり、目つきが異様だったりすると、五階から逃げてきたのではないか、といって精神科病棟に連絡が入ったりする。実際、開放的処遇をすすめ、分裂病の患者が自由に病院内や町のなかを歩きだしたとき、病院のあちこちから、あるいは非番で町なかで買い物をしている病院職員から、「五階の患者らしい人がいるけど大丈夫か」、という電話がかかってきた。そのため開放病棟の初期には、治療スタッフがときおり町を巡回し、買い物などのアドバイスをしたこともある。

町の人から見ると病棟棟五階の窓に鉄格子がはまっており、いかにも精神科病棟との感がつよい。そのため町の中で、たとえばそば屋などで住民の雑談を何気なく聞いていると、「おまえはゴカイ行きだ」との会話がみられ、既に偏見のシンボルとしての五階のイメージができあがっている。

かつて精神科の入院患者が、畑作業などで病院外へ出るときは一列縦隊となり、離院しないように前後左右を男性看護スタッフがガードしていたし、それを地域住民はこわごわと見ていたのである。

私はよく「五階＝ゴカイに病棟が位置しているから『誤解』されるのだ、早いうちに一階に別棟を造ってもらいたい」と、病院当局へ話をしているが実現しない。

分裂病患者にマイナスのイメージが定着すると、それは徹底して隅々までいきわたる。それほど精神障害者に対して、地域住民いわゆる健常者といわれる側のみる目は、警戒心と恐怖心に満ちていたといえる。

逆にプラスのイメージに変化すると、温かい目が病院内、部落内、町中をおおうことになる。病院宿舎は、病院から歩いて七分のところにある。十数年も住んでいると、出勤時に挨拶をかわす人が多くなる。よくみていると、私の通勤路には十数名の分裂病患者の自宅があることがわかってきた。

最初のころはあまり挨拶をしなかったが、二年たち五年たちしているうちに、患者の家族が挨拶をはじめ、それにつれて患者自身も挨拶するようになった。毎日の出勤時に必ずしも会うわけではないが、時々知り合いの患者に会うのである。

引っ越してきた当時は、患者が近くに住んでいて、突然自宅に押しかけてこないか、と不気味さと警戒感があった。とくに赴任二年目に病棟で殴られた経験があり、病棟患者が畑作業に行くとき自宅前を歩くが、ふっと入ってこないかとの不安がこころの底に澱んでいた。

いまは全く逆になった。いつもの通り道や時間に会わないと、あの人はどうかしたのか、と心配になる。出勤のため歩いていると、アパートで共同自立している二人の患者（症例四二）も仕事のため、自転車でならんで走ってくる。すれ違いざま「おはよう」と声をかけるので、私も「頑張れよ」と返事する。それをみていた近所の顔なじみの小母さんも、にこにこ笑っている。以前は五階の先生とみると、患者も近所の人も顔をふせ、無視して通り過ぎたものである。

地域のなかには回復途上で一日中、自転車に乗って町なかを散歩している患者がいる。日曜日、私も散歩に出ることがある。歩きはじめですれ違い、挨拶すると患者からも笑顔がかえってくる。一時間後、帰り道を歩いていると、また出会う。そんな町の情景が日常的になっている。

外来や心社に通っている分裂病患者は、病院のなかで、病院職員と会い、病院に出入りしている業者や、銀行員、郵便局員、書店員らと会い、また地域に帰って病院であった人々と同じ町内で会うことにもなる。たとえ本人同士直接言葉をかわしたことがなくても、お互い病院で会ったこと、同じ町内に居住していることなどが、長年のうちにわかっている。

そのうち、なにかのひょうしにお互い挨拶をかわすようになる。しかも病院のなかでは、精神科に通院しているらしいこと、外から見るぶんにはまったく気持ちが優しく生真面目そうな人であることもわかってくる。そうであれば、隣人は、その人をいわゆる精神障害者とはとらえず、隣近所に住む気立ての優しい誰それさんとみて接する。

開放的処遇と社会復帰活動が一般的になり、分裂病患者が町なかに買い物に行き、アパートに住むようになると、地域住民の対応も変化してくる。警戒心から温かい目にかわり、町民の一員として受け入れるようになった。それは患者自身も町民になっているからである。

町内では隣近所に挨拶し、回覧板を隣の家へ持って行き、町内の大掃除には率先して参加する。そのためある患者は、町内の会費徴収係を一年間まかせられた。こうなると通院して薬をもらう以外は、患者というより回復者といった方がよいだろう。

町内のスーパーやお店も、精神科病棟から沢山の患者が買い物にきてくれるので、喜んでいる。お得意さんになると大安売りの日、病棟から公衆電話で患者が連絡を入れると、商品を取っておいてくれるようになる。病院の売店や食堂では、病棟年間行事「希望祭」に、いつも患者が利用してくれるお礼にといって、ミカンなどを届けてくれる。

万引きなどがあっても、お店の人がこっそり知らせてくれるようにもなった。「誰それさんがどうも○○を黙って持って行ったようだが、気をわるくしないように指導してください」と。

わけのわからないこと、たとえば「このあいだ買ったおまんじゅうに、毒が入っていた」などと患者が言っても病院売店の人はびくともせず、いやな顔をみせずに聞き流す。

患者が町なかを歩くのは自然の情景になっており、厳しい警戒心や、怪訝そうな、はれものにさわるような視線はへり、温かなやわらかいまなざしにかわってきた。

地域の精神障害者に対する接し方は、明らかにこの十年変化した。これはとりもなおさず地域の治療的雰囲気がかわったことを意味する。病棟の変化が地域まで浸透したといえばそれまでであるが、精神科の患者に対する警戒心・恐怖心・猜疑心・不気味さがいちじるしく減少し、たとえ奇妙な言動や不格好な服装をしていても、地域に住む一員として受け入れるようになっている。

考えてみれば五階というK精神科病棟も、角館町という地域のなかにあるのであって、五階の精神科病棟が町から超越しているわけではない。しかし、閉鎖病棟や精神障害者を閉じ込める思想が徹底すると、たとえ町や村や都会のなかにあっても、それは特別な時間と空間を有する場となる。

すなわち健常者世界とは異なった特殊な別世界というレッテルを貼られ、「五階＝狂気の世界」との偏見が形づくられるのである。これは分裂病患者が、現実に地域で生活をはじめてもなかなか解消できないほど、根深いものになっている。それを徐々にでも変化させるためには、精神保健・医療・福祉スタッフの患者への働きかけが、開かれたものになっていなければならない。同時に地域住民へもつねに、たとえば町村広報紙へのＰＲと理解をえる取り組みが必要になる。

(四)治療的雰囲気の測定法

①病棟や地域での測定

このような治療的雰囲気は、普段どのように判定すればよいのだろうか。その方法を述べたい。病棟の治療的雰囲気の測定から述べる。まず看護室に近い病室に入り、ある患者と話をするか、寝そべって病棟内のざわめきを聞きとるよう耳をそばだてる。

シーンと静まり返っている病棟は、明らかに緊張のつよい病棟だろう。また、看護室からのみ異様に高い笑い声が聞こえるのも、よい病棟とはいえない。

娯楽室やホールから、患者たちの自然な話し声、あるいは笑い声が聞こえるのがよい。徘徊の音、卓球の音、テレビの音など、話し声に混ざって雑然と聞こえるのがよい。

つぎに、病棟ホールの中央に座ってみる。なにもない午後などがよい。患者たちがスタッフめがけてワーッと寄ってくるようでは、あまりよい病棟とはいえない。

患者や看護スタッフがそれぞれ自分のペースをくずさず、動き回っているのがよい。しかも、誰も駆け足でないのがよい。スタッフが駆け足になっていることは、患者へいま異常事態が発生していることを知らせることになる。それは患者たちにとっても、緊張をこころのなかで呼び起こす。

ゆったりとして、ホールのソファで居眠りしている患者がいるのがよい。ときおり患者が寄ってくるが、それは挨拶であったり、外出したとき石鹸が安かったことを報告するものであったり、その日の生活を話してくれることがよい。

このような雰囲気に病棟が満たされていると、面白い現象がみられる。それは看護スタッフの勤務交替の時期に、新しい看護スタッフが各科から異動して、精神科の病棟に配属されたときである。

新しい看護スタッフは、外科や内科病棟の、医師の指示に従ったてきぱきとした忙しい業務内容に比べ、精神科病棟にかわった途端、なにをしたらよいのか所在なげにホールをうろつくことになる。その行動は、患者の徘徊する姿にそっくりである。これは、新任看護スタッフより、在院の患者が病棟内で自然な活動をしているため、新任の看護スタッフのうごきが異様にみえることによる。

このようなことは外来でも生じる。外来レクでナベッコ遠足（川原などに出かけ、芋や豚肉や野菜を入れた鍋をかこんで楽しむピクニック）をしたときの話である。そこにはK病院外来看護婦、心社スタッフ、医師、保健所K支所のスタッフが参加していた。保健所からは保健婦のほか、精神保健担当の男性スタッフが参加した。外来の患者は保健婦とは顔見知りですぐわかったが、新任の男性スタッフは誰も知らなかった。そのためある患者は、「あの男の人、どこの病院へ通っている患者さんですか」と、保健婦へそっと聞いたのである。新任スタッフは精神障害者の人と接するのがはじめてであったのか、どこかぎこちない対応であった。それで患者たちは知らない病院の誰か、とみたのである。それほど、ほかの患者たちの振る舞いが、自然に行われていたといえる。

外来患者は自由を満喫しだすと、冗談や皮肉にもタイミングよく反応し、それが笑いを呼んで、さらに明るい雰囲気となる。そこまでくると、患者自身が、治療スタッフ、たとえば心社スタッフや医師などを、茶化したりからかったりするようになる。ときにはスタッフが顔を赤らめるほどの、強烈なジョークが飛び出すこともある。

このような雰囲気が一般化すると、なじみのスタッフが、上司である医師を患者と間違えることがでてくる。

「ひまわりの家」で昼食会をやっていたときのことである。私が食事を終わり、外来診察が残っているので先に帰るつもりで、「おさきに」といって部屋の戸を開けて出て行こうとした。すると後ろ向きで茶碗を洗っていた心社の一スタッフが、「気をつけて帰れよ」と声をかけた。居合せた患者たちがどっと笑った。医師を、ある患者と間違えたのである。そのスタッフはびっくりして気がつき、「先生すみませんでした」と謝ったが、私自身なにも嫌な感じはしなかった。それほど自然な感情で、その声は発せられていたからである。

このように外来やデイケアにおいて、治療スタッフとか患者とかの差異を気にしない雰囲気、冗談を言える間柄、明るい笑い声の絶えない雰囲気、そこにいるとのんびりとしてソファで居眠りをしてしまう雰囲気ができると、治療的雰囲気の質は、いちじるしく向上する。

相互信頼が日常的になると、病棟においても、外来においても、町なかでも、患者と治療スタッフの間に、敵意や警戒心は消失する。保健所スタッフ、ましてや病院スタッフが訪問することを極度に嫌っていたある患者（症例一四）は、家族とけんかして頭を叩かれたとき、自分から反撃せず、保健所へ電話をかけ、「病院へも連絡をたのむ」という救助サインをだすようになったことは前述した。以前なら、反撃にでて刃物を持ち出し、家族へ傷を負わせ、警察経由で措置入院になっていたのとは大違いのうごきである。

すなわち、地域での治療的雰囲気の測定としては、自然な挨拶、治療スタッフと患者の垣根が低くなって一治療者を患者と間違えるような状況、冗談や笑いながら会話のできる場などがあることによって、その質の向上が判定できる。

②年間の測定

病棟の治療的雰囲気は、前項で述べたように開放的処遇によっていちじるしく変化するが、微細にみると年間をとおして揺れうごいている。

普通は治療スタッフの異動期、K病棟でいえば二月ごろに発表される看護婦の異動期に様々な変化が生ずる。この異動期に動揺する分裂病の患者はほぼ決まっているが、それにもかかわらず全体の患者にも影響をおよぼしている。というのは、異動に関連して受持ちチームのメンバー変更も行われるからである。

この看護婦なら話ができると思っていたのに、他科へ配置換えになる。無為・自閉の患者にとって、ある看護婦へ少しずつ症状や日常生活の必要なことを話すようになっていたが、突然、信頼できる人が消えてしまう。

病院という組織運営から仕方のないことであるが、一患者にとってはささやかな心的外傷となる。否、ある患者には深刻な心的外傷体験かも知れない。

そのため不眠、焦燥、被害妄想、精神運動興奮が出現することもある。ある患者（症例三二後述）はそこまでいかなくても、他の患者の持ち物にいたずらしたり、自分のスリッパやシーツを窓の外に捨てたりして、いらいらやるせなさを表現する。

新任の看護婦がなじみ、従来の病棟の雰囲気に戻るまで、約二カ月かかる。それまでの間、病棟の患者たちもそわそわして、なにか落ち着きに欠ける。

季節のかわり目も、病棟の雰囲気に変化を生じる。春夏秋冬、自然はうつろいうごいていく。それにともなって病棟生活のリズムも異なる。木の芽どきに発病や再発が多いことは、精神科医療関係者のかくれた常識だが、病棟内でも案外あたっている。

いままで閉じこもっていた人が町に繰り出し、社会復帰活動の農作業外勤がはじまり、前述の看護婦の異動が重なると、病棟にざわめきのでないのがおかしい。かえって夏の蒸し暑い時期は、あまり精神症状の悪化する人はいない。

秋から冬にむかうにつれ、症状の悪化が認められることも多い。北仙北地域は冬がちかくなると、雪などで外出が制限される。当然定期的にきていた家族の面会も遠のく。屋内でただじーっと耐えていることが三〜四カ月続く。その気持ちは、雪国に住まないとわからない。閉じ込められると、ちかくの人間へいらいらや不満がぶつかっていく。そのため病棟の雰囲気は、騒々しくなる。

年間行事などで看護スタッフや治療チームが忙しく立ち回りはじめても、ある患者はいらいらがつのる。しかし、新入院の患者が躁状態や錯乱状態で、わーっとなっても意外に在院患者は落ち着いている。治療スタッフが一所懸命新入院患者をよくしようと努力しているのが通じるのであろうか。不思議なほど、錯乱状態や躁状態の患者の喧騒や興奮状態の影響は受けない。

③治療的雰囲気に必要なもの

治療的雰囲気に影響を与えるのは、どうもスタッフの多忙度と関係がありそうである。看護スタッフ数やコ・メディカルスタッフが極端に少ないとき、治療的雰囲気はよくない。

これはかつての少人数で維持していた閉鎖病棟を思い起こせばよい。看護スタッフは、その日の医師の指示をこなすことで精一杯であった。患者に困っていることがあっても、「ちょっと待って」と言って、そのまま一週間も二週間も先にのばし、ついには忘れてしまう。

ちょっとした身体疾患、たとえば切傷や水虫、かぜなどの処置すら、できないこともあった。こうなると患者は、治療スタッフを治療者として認めなくなるのは当然である。ただ興奮患者をおさえ、事故の起こらないように管理する、どこかの看守人になってしまう。その筆頭が精神科の医師であった。

一歩すすんでも、処置だけで手一杯の場合もある。治療理念は高くかかげているが、いかんせんスタッフ数と在院患者の人数にあまりに差があるため、処置だけで一日が暮れてしまう。

患者の訴えや日常生活の困りごとやトラブルを聞いてあげようとする姿勢はあるが、処置の多さでスタッフの業務がとられてしまう。気がついたら一日が終わっている。

本来、身体的処置は精神科病棟活動のほんの一部であって、大部分はその他の治療的働きかけが行える時間のある状況が好ましい。処置をすることも精神科においては精神療法的意味をもつが、その他の働きかけ、たとえば患者のそばに黙って三〇分以上寄り添うことができる、作業を一緒に付き合う、患者と将棋を指す、買い物に同伴する、コーヒー店に入る、ドライブに行く、などに時間を充分つかえることのほうがはるかに重要である。そして、このような余裕のもてることが、病棟の治療的雰囲気を、なごやかな温かいものにかえていく。ゆとりがありのんびりした病棟の雰囲気をみて、身体科の管理者は甘やかして遊ばせていると批判し、看護スタッフ数をへらすことがある。これでは良質の精神科治療はできなくなる。

病棟の雰囲気をなごませる工夫として様々な試みがあってよい。ことに長期在院の患者になれば、病棟は毎日の生活の場となるから、色々な大道具、小道具が必要となる。病棟の構造として、娯楽室や作業室、食堂、レクリエーションのできるホールなどが必要になる。また無為・自閉の患者には、徘徊のできる距離をもった廊下、あるいは隠れ場所などもいる。

K精神科病棟のホールにはせいぜい卓球台や黒板、テーブルや椅子が置いてある程度であったが、平成三年からソファや長椅子を置いた。平成五年の四月からは一人の看護士の発案で、鉢植えの観葉植物を数鉢置いた。最初のころはいたずらで葉っぱをむしったり、小枝を折ったりした患者がいたが、一～二カ月たつうちに、そのようなことはまったくなくなった。興奮患者が鉢を倒したり、高価な植物を引き抜いたりしないかと気にかかっていたが、一年ちかくなってもまったく平穏である。

かえって、観葉植物のそばのソファに座って、のんびりと居眠りをこぐ人がでてきている。いままでホールに出たがらない、無為・自閉の患者がそのソファを利用している。周囲からあまりみられることなく、樹木の優しさが伝わって、寝入ってしまうのだろう。

(五)治療的雰囲気の意義

治療的雰囲気とは、患者にも治療スタッフにも空気のようなものであるが、それが精神疾患の治療的働きかけに様々な影響を与えている。当然、精神疾患の性質によって、その治療的雰囲気は異なっているが、精神科病棟の在院患者はこれまで大部分が分裂病で占められているから、ここではそれを中心に述べる。

ことに分裂病の患者は組織的な働きかけや技法のともなった療法より、この治療的雰囲気が治療経過を左右している(二三)ように思えてならない。

過去の閉鎖病棟や入院中心主義のなかで、治療スタッフは手をこまねいていたわけではない。様々な試みや献身的な働きかけをしていた。技法も様々編み出している。生活療法、作業療法、レクリエーション療法しかりである。

これらは個々においては有効な治療技法であったが、病棟や外来の治療的雰囲気からみると限界があった。結局将来を見通し、患者自身に安心感や信頼(三、四八)、あるいはゆとりをあたえるものとはなりえなかった。患者はその技法にしたがって病から立ち直ろうと努力したが、地域に定着することは困難であった。

再発すれば、病院から逃れる方向へうごくのが常であった。精神科の医療に対して、安心感や信頼感はもちあわせていなかったのである。これは治療的雰囲気が分裂病患者にとって、いかに劣悪だったかを意味している。

抗精神病薬や近代的な精神科医療システムのない発展途上国で、分裂病の治療経過がよいとのWHOの報告(三二)がある。技法やスタッフも少ないこれらの国々では、病者に接する治療的雰囲気が、病態へもよい影響を与えているのであろう。

治療的雰囲気は、地域の文化や風土、あるいは分裂病患者に対する治療理念によっている。日本においては、先端技術を有し先進国のなかで経済大国といわれながら、一昔前まで精神科医療は収容主義であった。これは安い費用で、精神障害者を管理できるからである。

このことを国際社会から批判され、人権保障や社会復帰を目指した精神保健法が昭和六十三年制定された。が、それにともなう精神科医療経済や治療スタッフの確保(五八)が行われず、生涯病院収容の時代とどの程度治療的雰囲気がかわったのか、まだまだよいとはいいがたい。

治療的雰囲気は空気のようなものであるが、病院では充分な治療スタッフ数や患者を安心させる入院設備、地域では社会復帰施設や援助スタッフなどが満たされていないと、ギスギスしたゆとりのないものになってしまう。

空気とは、健康で苦痛のないときは、まったく意識にのぼらない。それが汚染され悪臭を放つとき、あるいは高山に登り酸欠状態になったとき、身体やこころのなかで強烈に意識される。

治療的雰囲気もそのようなものである。病棟で治療的働きかけがタイミングよく行われているとき、病棟の治療的雰囲気は意識にのぼらない。しかし、治療スタッフの人数が減少し、忙しさがまし、病棟が騒然としたとき、治療的雰囲気の悪化が意識にのぼる。

ある患者は他人へのいたずらがまし、ある患者は窓ガラスを割ったりする。周期的な緊張病症状を出現させる患者は、その周期が遷延し、なかなか症状が治まらない。心気的訴えの患者は妄想的解釈に陥り、しつこくスタッフにからみついてくる。

無為・自閉の患者は治療スタッフを避け、ますます自分の殻に閉じこもってしまう。朝から布団をかぶり、いろいろ問いかけ、誘いをかけても起きようとしない。治療スタッフは患者がなにを考えているのかわからなくなり、そうなると不気味さ、いいようのない不安(四八)が胸中に去来する。徐々に患者への治療的働きかけの方向性を見失う。

ここまでくると治療的雰囲気は、閉鎖収容主義時代一歩手前になる。このような状況で患者が興奮をはじめると、保護室収容を考え、あるいは病棟からの外出禁止となり、抑圧閉鎖へところげ落ちていく。

だが治療的雰囲気はスタッフの数、設備だけではない。スタッフが充分に満たされ、治療設備が整ったとしても、治療理念が管理閉鎖主義であれば、よいものとはならない。精神科の大病院や公的病院、あるいは大学病院などが必ずしも治療的雰囲気の質が高いとは限らないのである。かえって中規模あるいは小規模精神科病院に、家庭的な温かさをもった治療的雰囲気のみられることがある。

それゆえ治療的雰囲気は空気のようなものであるといったが、スタッフの数や治療設備は必要条件ではあっても、充分条件としての治療理念の質的向上が肝要であろう。

第四章　治療的働きかけ

いままでは主に診察や治療目標、あるいは治療をするときの枠組みを述べてきた。ここでは分裂病患者への治療的接触の基礎となる精神療法的接触、広義には医師のみならず、看護スタッフ、保健婦、精神科ケースワーカ、臨床心理士、作業療法士らの、治療的働きかけについて述べる。

治療的働きかけとは、治療スタッフが実践活動やその個人の治療的雰囲気をとおして、患者に働きかけ、分裂病に悩んでいる人を支え援助する行為である。言葉をかえると、治療スタッフという個性をもった人間と、患者という病状をもちつつ必死で生きようとしている人間のぶつかりあいである。

劇にたとえれば、設定された舞台の上で、主役である患者をもりたてるため、脇役の治療スタッフが行う様々な演技（働きかけ）である。この働きかけには筋書きがある場合と、即興的な場合とがある。これによって主役が、よりよい方向にうごくか、よくない方向にうごくか、全くうごかされないか、様々なドラマが進行する。

一．働きかけの基本的事項

これら治療的働きかけをするにあたって、治療スタッフの誰もが肝に銘じることについて述べる。

㈠基本的心がまえ

分裂病患者に対して、働きかけをはじめるとき、治療スタッフの心がまえが大切であり、その基本的な点をここにあげる。

①苦しみを理解しようとする誠実さ

分裂病患者へ働きかけを行うとき、様々な感情がわく。恐ろしい、不可解、気味がわるい、不気味、腹が立つ、会いたくない、もしかすると社会的事件に巻き込まれる、なるべくならかかわりたくない、などである。しかし、分裂病患者は、周囲に迷惑をかけ、周囲を不安がらせていることを、自覚できないほどこころが病んでいる、と理解する必要がある。

症例二〇　RⅠ

四十代男性。「先生、薬、かえてください。自分のこころが読まれ、みんなに聞かれている。テレビやラジオで自分のことを放送している。いまの薬を飲みだしてから放送が多くなった。生放送を多くする薬でしょ。隣の家から電波をかけるので、夜に大声で叫んだ」、と毎回の外来で同じ訴えをする。

この訴えだけを聞いていると、不気味で不可解であるが、薬の副作用も考え、これまで四〇回ちかく処方を変更している。ところが薬をかえるたびにかえって「生放送」の訴えがつよまるので、あるときから薬の変更は最小限度にして、毎回の外来診察で真剣に話を聞くことに集中した。それによって信頼関係がつき、生放送の訴えも影をひそめ、すでに八年間医療が継続している。

分裂病患者の急性期症状をみていると、自分の全存在が抹殺されるような恐怖感と絶望感にさいなまれ、それから逃れようとして、必死にもがいている印象を受ける。そのため症例二のように身を護るものを携帯していることもある。しかしその行動は健常者からみると、異様で、不可解で、恐怖を感じさせるほど切迫性に満ちている。

これらの分裂病患者のあらわす症状や行動変化の底には、深い絶望と、悲しみ、苦しみが隠されている[四四]、と理解する必要がある。ある女性患者は結婚して第一子が三歳になったとき、ちょっとした不注意から用水路に流して死亡させ、ある男性患者は自分のミスで会社に損害を与えて責任をとらされ、それぞれ発病している。アルコール依存症の夫を世話しながら、貧困のなか幼子三人を抱え、途方にくれて発病した主婦もいる。

このような深刻な心因もあるが、なかには心因とはいえない些細なことで発病する人もいる。しかし、少なくとも分裂病の発病に関与した心理的要因はその人にとっては重大である。このような理解をしない限り、病気に苦しむ患者は、医学や保健および福祉の援助からはずされ、前近代的な悪魔憑きや狐憑きという宗教的解釈のなかに位置づけられてしまう。

治療スタッフは、この苦しみを誠実に受けとめることが、心がまえとして第一に大切である。異常体験や極度の焦燥のなかでもがき、そこから脱出しようとしながら悪循環に陥っている患者の辛さを、真剣な態度で受けとめる必要がある。(六)

「おかしい、バカだ、気違いだ、異常だ」と言ってはいけない。そう言われると分裂病患者は、社会からのけものにされたと思い、ますます自分の殻に閉じこもってしまう。

またそのような言葉は医学用語ではないことを強調したい。ただ治療スタッフにはそのような言葉を使用しなくても、態度や雰囲気で不快感を伝える人がいるが、もっての外である。

②粘りづよさ

分裂病患者への働きかけは、あるときはソフトタッチに、あるときは積極的に働きかける。細々としたつながりであっても、分裂病患者との信頼関係を保ちつつ、働きかけは切らさない。

というのは分裂病患者に対しては、一言でいえば腰をすえた長期的な働きかけの覚悟が必要だからである。一時的なその場しのぎの働きかけは、害あって益なしといえる。

長期的見通しを念頭におきつつ、いま必要なものはなにかを患者から聞き、働きかける。

症例二一　ＰＳ

ある保健婦は医療中断した四十代後半の男性患者に対して、高血圧もあることから一年間、月一回の訪問時に丁寧に血圧測定を行った。障害年金診断書作成上、どうしても病院へ行かざるをえなくなったとき、「血圧も含めて診察してもらおう」とすすめた。本人はあれほど拒絶していた精神科受診を実行したのである。保健婦はこの一年間一度も、精神科受診の言葉はださなかったという。二年前までは、訪問のたびに「精神科受診しよう」とすすめていたがらちがあかず、保健所の検討会で「一年間血圧測定のみ」との指示を守り、逆に精神科受診につなげた。

症例九　ＮＦ

顔にひっ掻き傷のあった既述のＮＦ。本人を支えていた母親が死去し、一人暮らしになる。他に同胞三人いるがみな女性で嫁いでおり、直接的な世話はできない。そこで保健所がのりだし、週一回料理指導を行うことになった。心社の昼食会が終わった午後二時ごろ、ＮＦは途中スーパーで食料を買って保健所に向かう。保健婦たちも心得たもので、週三日分のおかずを作る。日持ちのするものとして、から揚げや漬物などを毎回調理する。母逝去後、抑うつ、意欲低下がいちじるしくなり一時入院も危ぶまれたＮＦだが、このような支えのおかげで、一年以上一人暮らしを続けている。

分裂病患者は、どんな地域においても、どんな時代状況であっても、どんな治療環境であっても、支え手のよりよき援助を「粘りづよく」待っている。

③ペースに巻き込まれない

分裂病患者との心理的距離[五]をいつも考えること。誠実さのあまり、分裂病患者のいいなりになって、朝から夜まで走りまわると、自分自身が倒れてしまう。

前述したように、息の長い働きかけが必要であるから、治療スタッフが燃え尽きたら意味がない。ただ誤解してもらいたくないことは、ペースに巻き込まれないために、「冷淡になれ」という意味ではない。また「熱心さを忘れろ」という意味でもない。

あるときはペースに巻き込まれるほど、熱心に、真剣に取り組んでもかまわないと思う。しかし、自分のやっていること、自分の精神衛生を常に念頭において行動せよ、という意味である。

このペースに巻き込まれるということは、なにも急性期症状や再発・再燃の状況だけではない。慢性期で働きかけをしても、ほとんど無反応な患者にもいえることである。無反応ゆえに、無力を感じ、分裂病の治療に見切りをつけて去っていった同僚や治療スタッフを、いやというほどみている。

症例二二　DY

思春期発病の五十代男性。抑うつから幻覚妄想状態、および衝動行為に走る症状の特徴がある。一時は外勤などの社会復帰活動にも参加していたが、心気的訴えが多く中止した。

　家族の面会が少なく、いつもゆううつそうな表情をしてうなだれているので、看護スタッフは、準夜帯に本人が話しかけてきたらじっくり聞いてやることにした。一時間話し込むうち、身の上話となると涙ぐみ、看護スタッフは毎回励ましの言葉をかけた。すると抑うつがさらにすすみ、最後には自分にむかっていた感情が反転して、衝動的に窓ガラスを割ってしまう。

　担当看護スタッフは毎日毎日、ＤＹがどのような気持ちになっているのか、ビクビクしながら出勤するようになった。いっこうに本人の感情不安定がおさまらない。

　スタッフミーティングで、「あまりに本人のことにかかわり過ぎたためではないか。いつのまにか本人のスタッフ依存に巻き込まれているのではないか」、との結論になった。

　そこでスタッフは、患者と心理的距離をもう少しひろげようということになり、抑うつでもメソメソ泣いていても、ときに衝動行為があっても、つよいかかわりは避け、そっと見守るようになった。以後五年経過したが、激しい衝動行為は消失した。

④一人でしょい込まない
　右と同じであるが、治療スタッフが万能感をもち、張りきり過ぎると、患者を一人でしょい込んでしまう。自分でできること、できないことをいつも考え、他のスタッフとチームを組む努力をする。これは医師においても、看護スタッフにおいても、臨床心理士においても、保健婦においても、ほかの治療スタッフにおいても同じである。

医師は往々にして、すべてを自分で行わなければならないと思いこむ。しかし分裂病患者への働きかけは、医師が気負いたってよくなるというほど、(二七)単純なものではない。看護スタッフや臨床心理士、あるいは作業療法士、極端にいえば病棟の掃除のおばさんのほうが、患者にとって治療的な場合がある。治療スタッフの誰がその患者にとって、意味のある治療的接近をしているかをみきわめる眼力をもつこと、それが医師としての役割かもしれない。

症例二三 KK

四十代男性。社会復帰の可能性のある患者なので、外勤や自宅の農作業を手伝って退院。しかし退院するとただちに拒薬がはじまり、二週間で再入院となる。三回目の再入院時、毎回同じパターンで少々腹を立てていた主治医は本人と話し合い、「それでは薬を一切使わないで様子をみよう」ということになった。

二日たち三日たつうちに徐々に不眠がひどくなり、一週間後にはほとんど一睡もできず、妄想気分や被害妄想も顕在化して些細なことで興奮する状態になった。それでも主治医は、本人と約束したのだからといって、一切薬をださなかった。

その患者と信頼関係にある看護スタッフは、準夜帯など本人の布団のそばに付き添って、慰めていた。患者は主治医をみると興奮するが、その看護士にはこころを開いて、「おれのことをうわさしている。こんなに苦しいのに先生は無視している」と再三訴えていた。主治医は患者の言うとおり、その苦しみを無視していた。

ある日の夜、ちょっとしたことがきっかけで別の患者とけんかになり、仲裁にはいった看護士と取っ組み合いになる。主治医は、「こういう時はただちに保護室収容と、指示しておいたではないか」と担当看護士をなじった。が、いま述べたように主治医の知らないところでこの患者と信頼関係のつく看護士が、本人を毎日慰め支えていたのである。

いかに主治医が、一人相撲していたことか。この患者とはのちに、看護スタッフをまじえて話し合い、「薬を飲む飲まないで、治療スタッフと患者の信頼関係がそこなわれるのは辛い。薬は止めて、月一回の抗精神病薬デポ剤の注射をしよう」ということになった。

それから病状が軽快し七年経過したが、外勤の新聞配達を行い、病棟ではもっとも安定した患者になっている。

㈡働きかけのサイクル

働きかけには三つの時期がある。これはどのような治療スタッフであっても、医師であるとか、看護婦であるとか、保健婦であるとかにかかわらず、必ず繰り返している働きかけのサイクルである。

①手さぐりの時期

はじめて分裂病患者に働きかけを行うとき、治療スタッフは分裂病患者が、どのような人柄か、どのような生活史をもっているか、どのような家族力動の家庭にいるのかわからない。

逆に分裂病患者も、治療スタッフがどんな人物で、どのような相談にのってくれるのかわからない。お互いが手さぐりで、相手を観察しながら、患者にとっては治療スタッフが信頼に値する人物か否か、治療スタッフにとってはどのように言えば患者がどう反応するのか、迷っている時期である。

治療スタッフとしては、分裂病患者の約束にあわせて話を充分に聴き、なにはともあれ信頼関係(四八)をつける時期である。自分の価値観を押しつけたり、積極的な働きかけは行わない。

初回面接や訪問が、もっとも重要になる。自分一人で面接したほうがよいのか、あるいは訪問はどのようにしたらよいのか、誰かに仲介してもらったほうがよいのか。なにが問題になっているのか、情報の収集をはかる。なるべく本人の顔見知りで信頼関係のついている人をとおして、初回面接や訪問を行うのがよい。

いままでかかわりをもっていた治療スタッフが交代するときも、新たな手さぐりの時期にはいる。たとえば、病棟で慢性期の分裂病患者の主治医が交代するとき、私は、「今日から○○先生」と、きちっと言わないことが多い。一定期間あいまいな時期があって、主治医が重なってみえたほうが患者は安心する。

地域でも同じことで、保健婦が異動で別の地域にうつるとき、できれば一定期間後任の人と前任の人が重なる時期があったほうがよい。ただし現在の行政システムでは不可能であるが。

手さぐりのときは、短時間・頻回の面接や訪問を心がける。初対面時は、まず本人の苦しいところ、辛いところを聴く。次回訪問についても、本人の時間にこちらがあわせるようにする。本人は症状のみならず同室者、あるいは家族のことなどを話す場合がある。どんなに理解できないことを言っても、分裂病患者の「苦しさ、せつなさ」に共感を示す。

本人の時間に合わせるようにといったが、これは本人が長々と不安や辛いところを訴えたとき、一時間くらいは充分聞いてあげるだけの、時間的余裕をもつということである。一時間くらいといったのは、それ以上になるとスタッフ自身の集中力が落ち、精神的疲労が蓄積し、かえっていらいらしてその不快感が患者へ伝わるからである。

②働きかけの時期

これまでに得た情報をもとに、現在できうる働きかけの的をしぼり、治療スタッフが積極的にでていく時期である。

この情報収集は、医師のみが集めたものだけではなく、看護スタッフ、保健婦、臨床心理士、作業療法士、精神科ケースワーカ、家族や隣人など、患者を見守っている人々から集めたものが精度の高いものになる。

生活習慣について働きかけてもよいし、人間に対する信頼関係を話題にしてもよい。あるいは食生活などの栄養を指導してもよい。病棟にあっては、からだを動かすため、作業や外勤、単独外出、外泊、買い物、散歩などをとりあげてもよい。

地域での働きかけの時期は、患者自身や家族のどこに問題があるのか、わかったときである。この時期は、援助スタッフが一歩前にでてよい。家族内調整、仕事のあっせん、医療継続（服薬、通院）、病院への同伴受診など。ただし、医療継続のみを強調しないこと。ことに「精神科へ行きなさい」と訪問のたびにすすめても、これまでの精神科医療に不信感をもっていたり、自分はそんな病気ではないと思っている患者は、うるさく感じ、援助スタッフとの信頼関係が悪化するのが落ちであろう。

また医療といっても、精神科の医療だけではない。訪問時、患者は意外に軽い病気、たとえば水虫や湿疹、腰痛などで悩んでいる。ここでも軽い身体疾患を丁寧に観察し、その専門の医師を紹介し、あるいは同伴受診してあげることは、信頼にこたえるきっかけとなる。

③まとめの時期

働きかけを一定期間行って、当面の目標は達成されたのか、何ができずつぎにどのような目標をたてたらよいのか、を検討する時期である。

ここで大切なことは、分裂病患者の仕事の持続性がよくなった、あるいは仕事量があがった云々のみを評価するのではなく、隣人や知り合いに対して分裂病患者のこころがどれだけ開いたのか、どれだけ信頼関係が深まったのかを、評価することである。評価の方法は様々ありここでは詳しく述べないが、少なくとも一つに固定するのではなく多元的に評価することである。

以上、これらの働きかけのサイクルを、二〜三年単位で繰り返す。この働きかけのサイクルを忘れたり見失ったりすると、分裂病患者への働きかけは、マンネリ化と放置でだらだらと過ぎてしまうだろう。

ことに働きかけのサイクルで、「手さぐりの時期」から「働きかけの時期」にはいって、治療スタッフが積極的に働きかけたにもかかわらず、まったく成果があがらないか目立たなかった症例で、治療目標を見失うことがある。これはバイタリティーのある治療スタッフに、絶望感と挫折感をあたえる。

しかし慢性期の分裂病患者は、治療スタッフの抑うつ、沈滞にかかわらず、いつまでも待っているのである。

㈢「いること」と「すること」

働きかけの基本的事項として、わざわざこの項目をとりあげたのはわけがある。というのは、治療スタッフは往々にして、働きかけとは「なにかをする」こと、形のある具体的な作業や処置やレクをすること、訪問に行って成果をあげること、仕事をさがすこと、と誤解しているから(二)である。それはここで述べる「すること」と同義であり、「すること」が必要なことは当然である。

しかしそれよりも欠かせないことは、患者がどんなに興奮しようと、幻覚妄想状態で衝動的になろうと、あるいは無為となって自らの殻に閉じこもっていようと、治療スタッフが厳然としてそばに「いること」である。

①いること

なにもできないが、そばにいるだけ、優しく肩に手をそえているだけ、「私はあなたのことをなんとかしてあげたいと思っていますよ」、というメッセージが静かに伝わるだけでよい。

ぼんやりして病棟に座っている。治療スタッフがそのまま寝てしまうのが自然なくらい、なにもしないでいることができる雰囲気である。

この「いること」は、シュヴィング(四〇)のいう「寄り添い」とは若干異なる。寄り添いはそばにいるだけではなく治療スタッフとしては、働きかけたいという意図がある。ある特定の人に的をしぼった、たとえば緊張病症状の患者への寄り添いなどである。

ここでいう「いること」は、働きかけを意図しないでただ存在している、しかもなにかがあればいつでも支える、という雰囲気を患者へ伝える（八）ことを指している。すなわち最低限、基本的心がまえの「苦しみを理解しようとする誠実さ」をもっていればよい。

分裂病の治療的雰囲気として、この「いること」ほど有意義なものはない。ただこれは実体として、表現することのむずかしい雰囲気である。言葉としては、温かい雰囲気、分裂病患者が安心してそこにいられる雰囲気、緊張がほぐれ、ぬくもりのある雰囲気といえる。

症例二四　ＳＵ

人口二千人弱の与那国島に巡回診療に行ったときのことである。東京に就職していた三十代の男性ＳＵが幻覚妄想状態になり、島に帰ってきた。親戚一同本人を介抱しているが、「おれは島の大王だ」と大げさなことを言って興奮しているので、保健婦さんなんとか相談にのってくれという。保健婦からちょうど巡回診療で在島している精神科医の私に、診察依頼がきた。島の保健婦と患者宅を訪問した。スレート屋根の木造平屋の家に、心配そうに五～六人の身内が集まっていた。

本人は奥座敷に布団を敷き、そのうえに座って「おれは大王だ。この島の○○だ。みな従え」と叫んでいる。鼻水をたらし、咳こみながら、からだを震わせて叫んでいた。内心これは説得が大変だな、さてどう説得しようかと思って逡巡していると、同伴していたＹ保健婦が、「Ｓやー、どうしたー。からだ震えて、苦しいのじゃないか―」と言い、背中をさすり始めたのである。するとどうであろう。いままで興奮して叫び続けていた患者はすーっと静かになり、Y保健婦へ「ここが痛い。脚が苦しい」と甘える口調で訴えた。私自身この機をとらえて聴診器を取り出し、診察をはじめた。

これまで保健婦と同伴したときは捕り物となり、最後は男手で押さえ込まなければならないことを経験していた私にとって、保健婦の存在がこんなに患者を信頼させるとは、驚嘆の一言であった。この保健婦は患者の出生時からかかわっており、患者が成人に達するまで陰になり日向になり、厳としてそばに「いる」のであった。

患者一人当たりの治療空間の広さも重要であり、現在の病棟構造の建築基準は、身体疾患の基準であまりにも狭すぎる。派遣医で診療に従事したY病院では、五〇床のところに二〇人前後の入院患者で病棟がゆったりとしており、その地域のおおらかな文化を背景に、「のんびりとした」治療的雰囲気(一九)が印象に残っている。朝から中庭にゴザを敷いて、スタッフがゴロッと横になっている。そのそばに患者も寝ている。スタッフも患者へなにもしない。患者もスタッフへ訴えない。ただお互いが同じゴザで横になっているだけである。そのような関係が「いること」の原点といえる。

言葉をかえると、このような状況では、治療スタッフと患者の関係がほとんど明確に区別されず、「治療者の匂い」が消えている。治療者・患者関係が人間的信頼で結ばれ、支配者・被支配者の関係がほとんどない状況である。治療スタッフが空気のような存在になっているのが一番理想的である。ことに手さぐりの時期にこのような雰囲気だと、患者は安心する。

外来や地域支援活動においては、「いつでも、ふらっと、ほっと一息つける場所」が、病院[13]のみならず地域にもあればよい。

地域の訪問活動でも、目的をもった訪問だけではなく、ただふらっと訪問してもよい。当然、地域に住み、通りすがりの患者と会釈をかわせる間柄のほうが、この「いること」の雰囲気を醸しだすことができる。患者は、身近に自分を支え、見守ってくれる人物の「いること」に、安心感をおぼえる。そういう意味では、田舎における隣近所の援助スタッフや町村保健婦が、「いること」のよき担い手になる。

「いること」は、働きかけの意図をなにももたないという意味で放置ともみえるが、けっして治療放棄ではない。「いること＝温かな存在感」を保障する治療空間、あるいは治療的雰囲気をつくりだすことは、意外に困難であることを力説したい。

②すること

これがいわゆる「治療的働きかけ」といわれているものであり、つぎの二節から四節の面接や課題を設定した様々な働きかけがある。しかも治療的働きかけは患者にとってすべて、ある種の強制をともなっている。後述する作業療法、外勤、買い物、病棟グループミーティング、外泊、レクリエーション、年間行事、野外キャンプなど、様々な働きかけは、患者を刺激し、良好にはたらく場合と、結果的に悪化させる場合とがある。

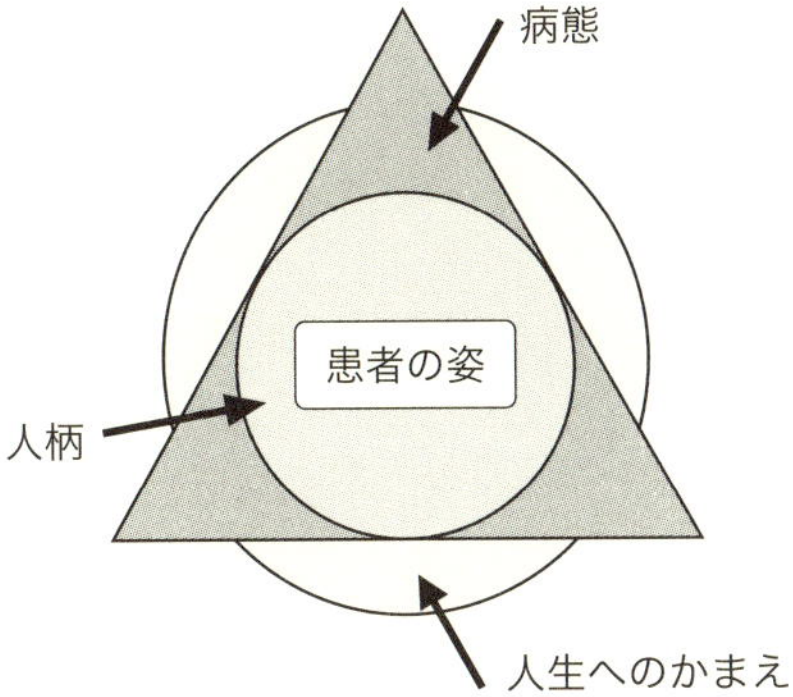

図4-1　いまを生きる患者の姿

㈣いまを生きる患者の姿

前項までは働きかける治療スタッフの心がまえを述べてきたが、では働きかける対象者としての分裂病患者をどのように理解したらよいのだろう。

以前は対象となる患者に対して、症状を中心にすえた医学的側面のみに注意を払う傾向があった。三十数年の経験から現在では、目の前で生き、生活している患者を、病院の長期在院者であれ、新入院者であれ、地域在住者であれ、つぎのようにとらえるようにしている。

それは、いま、ここで、多様に生き、生活している患者の姿を、「病態」＋「人柄」＋「人生へのかまえ」の総和と理解することである（図4-1）。「病態」は症状プラスいまだとらえきれない疾病の本態をあらわしている。症状には再三述べたように、陽性症状（幻覚、妄想、させられ体験、自我障害、緊張病性興奮）、陰性症状（無為・自閉、独語、空笑、徘徊、感情の平板化、寡黙、自明性喪失）、主観的減退症状（思考力・持続力・忍耐力の低下、易疲労性）などがある。図で示した三角形の頂点を各々、陽性症状、陰性症状、主観的減退症状と考えてもよい。患者であるから当然これらの病態があり、その軽・重症の病状レベル（表3-4）がある。また病状の長期化した患者にとっては、これら三角形の各々の頂点が、まさに「残遺状態」である。

「人柄」とは、その患者の性格傾向あるいは個性といわれるものである。二章二節の病前性格と現在の人柄としてすでに述べたが、病前からもっていた明るさや人のよさは現在も引き続いている人が大部分である。几帳面で整理整頓をきちっとしなければ気のすまない人もいる。食後のテーブルにおかずやご飯粒がついていればさっさと拭き、他人の汚したトイレをそっと掃除するのである。ことに分裂病患者には純粋の優しさと素直さをもった人柄の人が多い。あるいは人見知りがつよく無口で引っ込み思案の人もいる。毎回の診察で丁寧に頭をさげる礼儀正しい人もいる。

反面、ずるくて怠けをきめこんだり、何でも人のせいにしたり、責任逃れのうまい人もいる。健常者とかかわりない様々な性格傾向をもっている。困難なものに人格障害レベルに達した分裂病質性や回避性のそれがあるが、二章二節の四項で詳述したので略する。

「人生へのかまえ」とは、その人がこれまでの人生を過ごすことによって、少しずつ身につけてきた、いまに生きる心がまえである。いまを生きる支えといってもよい。病棟や地域にあっても、趣味三昧に生きる人や、率先して人の世話に生きがいをみいだす人がいる。逆に、自分の得にならないことは一切しない人もいる。

他方、長期在院患者のなかには在院理由をこころの奥底で、罪の償いと思っている人もいる。GM（症例一一）は精神症状が目立たず、社会復帰の可能性が大として働きかけをつよめた途端、Ⅲの軽症からⅠの重症へ悪化した。これは主治医が彼のこころの底にひそむ在院理由を無視して、「人生へのかまえ」を踏みにじった結果であった。GMは発病時、幻覚妄想状態のなかで事件を起こし、精神症状が安定したとき、「自分はここを刑務所として一生過ごす」と信頼できる看護スタッフにぽつりと話していたとのことである。

また退院後二週間で自殺した症例三六（後述）もあとから推測すると、「身内へのこれまでの迷惑を考え、近くには住みたくない」という固い決意をもっていたようである。それを考慮せず、時間をかけないまま、社会復帰促進のうねりのなかで退院を強行した主治医の誤りといえる。

この二例の「人生へのかまえ」を、たかだか二年前後の精神療法的接触でとらえることはむずかしかった。「人生へのかまえ」は図4-1に示したように、「病態」や「人柄」に隠れてなかなかみえにくいし、これを探るには、生育史や家族背景とその力動、あるいは発病契機などを慎重のうえにも慎重に分析する必要がある。よほど信頼関係がつかない限り、意識的に言う人は少ない。主治医よりかえって、信頼のおける看護やコ・メディカルスタッフにふっと漏らすのみである。

この「人生へのかまえ」は一面では湯浅ら〈五七〉の生活特徴（意味―志向―価値関連系）に重なるが、それほど理論的に純化したものではない。健常者がもつ、「一日の張り合い」あるいは「生きがい」など、その人のいまの生き方を規定する「心がまえ」に連なるものである。

いまここでの暮らしを一途に生きる分裂病患者をこの三層からとらえなおすと、治療的働きかけの糸口がみつけやすくなる。「病態」については、これまでの身体・精神・社会療法的接近が有効なことはいうまでもない。「人柄」や「人生へのかまえ」については、様々な職種、看護やコ・メディカルスタッフ、保健婦、地域援助スタッフらの働きかけが必要になってくる。それについては以下の節で述べる。

二、個々の患者への働きかけ㈠

ここでは、患者自身への働きかけの精神療法的心がまえを話す。これには面接の場、治療者・患者関係における個々の注意点などがある。前述の患者への「すること」がはじまるわけであるから、主作用と同時に、患者にとってわるい影響の副作用を与えることがある。

㈠面接法

分裂病患者の面接は、神経症やうつ病などに比べて、ありとあらゆる方法や場所で行うことができる。たとえば面接時における治療者の位置は、オーソドックスな対面、斜め向かいなどから、並座、廊下徘徊に後ろからついて、あるいは横で話しながらなど、様々ある。

●並座面接

症例二五　TE

三十代後半男性TE。自分は徳川家康の末裔であるという誇大妄想をもちながら、性格的に恥ずかしがりやである。TEと面接するとき、対面の目と目があって話すのは緊張をしいることがわかったので、自室の畳に本人の横にならんで座ることにした。

目があわず、話し言葉は壁に向かい、もし聴きとれなければ、耳を寄せる。一緒に座っている私は、ゆとりをもって話に聴きいる。するとＴＥも色々なことを話すようになった。

●移動面接

症例二六　ＨＴ

五十代後半男性患者ＨＴ。廊下徘徊中の患者の横に付き添いながら話を聞く方法。これは廊下を徘徊しながら、しきりに対話性幻声のため独り言をしゃべっている患者に有効であった。違和感がなく相手の行動を邪魔しないため、自然な会話ができる。寄り添うことは、患者の歩行速度と同じ、会話の音量も同じにするため、疎通性がいちじるしく向上する。ところが診察室で対面法の面接にすると、滅裂言語となり会話が成立しない。

面接時の声の音量も、注意が必要である。原則は患者に合わせるが、興奮状態で大声をだしているときは、治療スタッフは普通か、やや低めの音量で冷静に受け答えする。

声が聞きとれず、治療スタッフに理解できないときは、私は患者の音量にあわせ、低い声で「うん、うん」とうなずくことにしている。なにを言いたいのか、無理に発言を明確化しない。ある治療スタッフは「はっきり、大きな声で言いなさい」と叱ったりするが、本人の言わんとすることは、大体これまでの状況からわかるものである。

面接時、患者が一言もしゃべらなければ、治療スタッフもしゃべらなくてよい。それだけの沈黙面接であっても、患者がそわそわしているのか、いらいらしているのか、ぼんやりして言葉をだすことができないのか、充分にとらえることができる。現実には、治療スタッフが根負けして、そわそわすることが多い。

面接場所も様々あってよい。たしかに正式な場所として、面接室も必要である。ここではプライベートなことや、生い立ちなどを聞くことができる。しかし、正式であればあるだけ分裂病患者は、硬くなり緊張することがある。

その点、自室や娯楽室、デイルームなどはリラックスして話ができる。前述したようにある患者は廊下を徘徊しながら、治療スタッフも徘徊しつつ話し合った。ある場合には、芝生に寝っ転がりながら話をしたり、トイレのなかで隣り合わせになったとき話をすることもある。

●アンマ面接

症例二七　YT

旧い分裂病男性患者YT。六十代後半でいつもにこにこしているが、診察室で面接しても話は深まらない。

看護スタッフからアンマが上手だと聞いたので、あるとき患者の自室でアンマをとってもらった。患者はよろこんで引き受け、そのうまさに驚きながら、色々話しかけると、しゃべるはしゃべるは、いままで五年間一度も話したことのない、身の上話をとうとうと語りだした。

全患者回診時の毎回の一言が、塵もつもれば山となるで、ある患者にとっては安心感となり、治療的に有効なときもある。

●一言対話面接

症例二八　SS

四十代後半女性患者SS。病棟作業室はふすまで閉められ、ホールや病室から見えない位置にある。毎日、SSは裁縫にくる。私が回診すると、「先生今日、ごほうびいくつ欲しい」と言うので、「三つでいい」と答えると、「じゃー三つ」と笑いながら話す。

それだけの会話を二年ちかく続けているうちに、安心感とゆとりに満たされるようになった。これまで関係妄想や被害妄想からすぐ罪責感に陥っていたSSが、定期外泊を一年続けた後、十数年ぶりに自宅へ退院した。再入院もせず、定期に通院して九年経過している。

初回面接は、自転車をスタートさせるとき最初は重くのろいのと同じように、ゆっくり、慎重に、短時間、なるべくリラックスできる方法と場所で行うのがよい。そのうち信頼関係がついてくれば、正式な面接室で、プライベートなことが本音で聞けるようになる。自転車と同じように、こぎだして回転が滑らかになれば——安心感と信頼感がつけば——あうんの呼吸で会話ができ、対人交流もスピードがでる。

患者との会話で、トイレのなか、洗面所、娯楽室、廊下、自室、散歩、買い物、レクのバスのなか、キャンプなど、格式ばった面接室や診察室ではない場所での「一言」が、意外に有益と思われる。それを治療スタッフがおぼえておき、回診などで話題にすることが、患者にとってさらっとした安心感と信頼感をもたせるのであろう。

㈡個々の注意点

ここでは個々の患者について適切と思われることを、箇条書きに述べる。

●引っ張りあげるよりあと押し

無為・自閉でほとんど臥床がちの人あるいは急性期症状消退後で意欲低下をきたしている人を、無理矢理引っ張ってなにかのレールにのせないこと。それより本人が少しうごきだしたら、本人のささやかなうごきに合わせて押し、また倒れないように、倒れてもある角度で支えられるように、うしろから支える。決して治療スタッフが前にでて引っ張ってはいけない。

これは自閉患者への働きかけで述べている中井[三三]の、カタツムリのたとえと同じである。つっついたり、強力に引っ張ったりすると、殻に閉じこもる。まわりの雰囲気を温かく、安心感をもたせると、首をそろそろのばし、手をだし、足をだし、目をだして、マイペースでゆっくり歩きだす。健常者の価値やペースを押しつけると、からだをすくめ殻に閉じこもってしまう。

陽性症状や陰性症状が目立たず病状レベルⅢで、この人は働きかけをつよめてよいと考えグイッと引っ張ったところ、結局疲労が蓄積して仕事をやめてしまった症例もある。やはり本章一節四項で指摘した「人生へのかまえ」に充分配慮する必要があり、その人にあった「ときのくるのをじっと待つ（八）」ことである。ここでも「引っ張るよりあと押し」の姿勢が大切といえよう。

症例二九　ST

外来のSTは、明るい笑顔でみんなを笑わせる三十代後半の女性である。精神科病院を退院後一年半たち、心社の昼食会や野外レクにも熱心に参加するので、そろそろ仕事はどうかと話し、ドライブインの皿洗いを紹介した。当時、心社スタッフがみつけた仕事として数少ないものの一つであり、折角だから「やってみなさい」と、若干つよめにすすめた。

本人はあまり乗り気でなかったが、治療スタッフのすすめを断りきれなかった。毎日歩いて二〇分のドライブインへ通いだした。午前九時から午後二時までのパートタイムであった。一カ月たち三カ月たつうちに、みるみる元気がなくなり、心社の昼食会も欠席し、やせが目立って、六カ月でやめてしまった。

スタッフミーティングでは、「まだ仕事につくのが早かったのだろう。無断で仕事をやめたことは、こちらで雇主へおわびしよう。本人は、そっとしておこう」ということになった。

一カ月ぐらい休んだ後、元気に心社へ来室し、もとの明るいSTに戻った。その後、仕事の話は一切しないで二年が過ぎたある日、ST本人から、「先生、なにか仕事ありませんか」と言ってきたのである。新聞配達を紹介し、以後七年ちかくになるが、落ち着いて仕事をこなしている。

●薬を一生飲まなければと悲観する人

薬と思わないで、それを栄養剤あるいは健康食品であると話す。三度の食事と同じように、本人にとって不可欠な栄養素と話す。人によってそれぞれ栄養素の足りない場合があり（たとえば私は仁丹）、いまの薬はあなたにとって必須の栄養素を補給する健康食品だ、と強調する。すると、自分はいわゆる病気ではなく栄養素が足りないだけだと感じ、だいぶ気分がやわらぐ。

あるいは薬という言葉にこだわる人には、いまのあなたの病気は内科でいえば糖尿病や高血圧と同じだ、とも話す。糖尿病や高血圧の人は薬さえ飲んでいれば健常者と同じ生活ができる。あなたもいまの薬を飲んでいれば普通の生活ができる。薬をやめると糖尿病や高血圧が悪化して重症の腎不全や脳出血が生ずるように、あなたも薬を止めてはいけない。

●口は達者だが実行能力の低い人

意欲満々でおれはなんでもできると言いながら、客観的にみて本人の主張するより、能力の低い（現実検討能力の低下した）人には、具体的な現実的目標をたてる。半年から一年の経過をみて評価する。本人の目標より低めの計画をたてるが、責任は全部本人にまかせる。

●自分の病気の程度のわからない人

階段一〇段を目標とすると、六段目ぐらいと話す。あわてずに、一歩一歩あゆむのが大切であると話す。あわてて六段目から一〇段目に飛び上がろうとすると、階下までころげ落ち、結果として再発するから用心しろ、と話す。

●病気を他人や親のせいにする人

病気——誰もいないのに聞こえること、こころを読まれること、電波をかけられていることなど——が起こったのは、親のせいだ、誰それのせいだ、といって他者へ攻撃的になる患者がいる。そういう人には、病気の原因はその病気を起こさせる「不明のバイキン」によるものだと、つよく言う。バイキンはまだわかっていないが、誰の責任でもないことを話す。ここでいうバイキンは、厳密な細菌ということではなく「医学が責任をもつ原因」という意味あいである。

逆に、自分が罪を犯したために罰せられているのだとか、自分がだめな人間のため病気になった、という人もいる。これも右と同じく、人間以外のものに中性化する。

●困惑している人には肩にそっと手を

困惑し、混乱してぼうっとしている人には、精神内界を言語化させるような問いかけや質問はしない。そっと肩に手をおき、「辛そうだね」とか、「苦しそうだね」、「いまに薬が効いてきて、よくなる」と低い声で話す。「辛かったら、いつでも話にきなさい」とも伝える。看護室にきて、何かを話したそうに口をもぐもぐさせていたら、睡眠、食欲、便通、痛みなど、身体症状を具体的に聞く。「どこか具合わるい?」という漠然とした問いは、発しないこと。ましてや、言葉が不明瞭だからといって、叱ってはいけない。

●治療の方向性を見失いがちのとき

このようなときは、原点にもどる。原点とは、診断、症状、薬の検討、状況因の検討(病棟内人間関係や家族関係)および患者と治療者の関係である。ことに治療スタッフの思い入れが、治療の方向性を細くしやすい。慢性期の分裂病患者で、治療方針・目標・治療的働きかけを行っても、まったく症状や生活行動のかわらない人がいる。すると治療スタッフは治療の方向性を見失う。

しかし、五年、十年の期間でみていると、分裂病患者は、少しずつ変化していることがわかる。

ある患者は無断離院時にタクシーで行先が言えるようになった。

六十代後半男性は、病棟・病院内のソファでタバコをゆっくり一服するようになった。この患者は以前病棟の外へ出ると、職員ロッカー室に無断で入り、「自分の〇〇がいる」と恋愛妄想を述べていた。

七十歳ちかくの旧い分裂病男性患者は、灰皿のタバコの残りかすを捨てるとき、生き生きした表情がでるようになった。

これらをなにもかわっていないととるか、わずかでもよい方向がでてきたととるかは、治療スタッフの治療に対する感受性の問題である。

㈢ささやかな接触療法

精神療法とよぶには構造化されていないが、さりとて身体療法でもないし、しいていえばささやかな接触が、治療的意義をもっていると思われることについて述べる。

●仁丹

症例三〇　ＫＮ

七十代、旧い分裂病男性患者ＫＮ。この患者は発病以来未治療のまま長年、孤島の一家族に見守られていた。精神科医療を受診したのは発病後三十数年目であり、訪問しても奇妙な振る舞いや、うつろな目つきでまったく無言であった。

最近食事もあまりとらず、大小便の始末もできなくなり、弟嫁（後述症例五一の妻）も介護がむずかしくなったということで、一〇〇キロ離れたY病院へ入院することになった。集団生活はもちろんはじめてである。終日無言で、面接や診察をしてもからだをこわばらせ、緊張した面持ちでまったくしゃべらなかった。

私はのどが渇くと仁丹をふくむ習慣があるが、あるときこの患者に仁丹を与えてみた。すると、あれほど声をかけても動こうとしなかった患者が、仁丹に手をのばしたのである。以後、黒板に漢字を書いたり、手をだして仁丹をせびったりするようになった。

しゃべることが苦手な患者で、治療スタッフがなにかの接触を試みるとき、取り引きではなく物を与えてみるのも一つの方法である。この仁丹による接触療法は、その後様々な患者に行っているが、中年以上の人であれば、効果がある。

●不精ヒゲ合わせ

症例三二　SF

六十代男性患者SF。この患者は、いつも不機嫌で他人の行動を被害的に解釈し、興奮して看護スタッフや主治医に訴えていた。「Tがおれのことをばかにして。G看護婦も、おれのことを笑った」というのである。興奮すると目がつり上がり、過去には保護室を何回も使わざるをえなかった。

あるときSFが洗面所でヒゲを剃っていた。私もその日不精ヒゲをはやしていたので、「おっ、同じだ」と言って本人の顔が映っている鏡に、私の不精ヒゲを映した。すると、その患者が笑いだしたのである。「先生も不精ヒゲ」と。

それ以来、疎通性がとれるようになった。医師にも患者と同じような癖があるということで、感情交流ができたのであろう。

●ハリ治療

症例三二　KO

六十代男性。衒奇症あるいは衝動的に窓ガラスを割る患者である。ただし、夜眠れなくなったり、いらいらしたとき、本人自ら「注射してくれ」、と言って看護室へくることがある。そのための不眠時の指示、たとえばレボメプロマジン二五mg筋注をだしている。

あるとき、たまたまこの注射液を切らしていた。注射をすれば二～三分で効果のあることがわかっていた看護スタッフは、少しもあわてず、「いつものよく効く注射よ」と言って、おしりにぶすりと注射「針」のみを刺した。

終わってからアルコール綿でその部位をもみ、自床へかえって寝るように話した。一〇分後に巡回してみると、すやすやと寝息をたてていた。まさに「ハリ治療」といえる。

●添い寝

症例三三　EF

急性期二十代男性患者。はじめて入院し、はじめて薬を飲みだす。眠るようにと就眠前の薬もでているが、午後八時ごろ床について、一時間たち二時間たっても眠れない。看護室に一〇時ごろ、眠れないと訴えにくる。

もはや眠前薬を与えたので、主治医のつぎの指示は注射しかない。はじめての入院で注射は辛いだろうと夜勤看護士は考え、患者のベッドに一緒に入り、添い寝した。

患者の背中を両腕で抱いてあげると、からだ全体が小刻みに震えている。「こわいか」ときくと、「こわくて、こわくて」とふるえ声で話す。「もう心配しないでいいよ」と言って寝るようにすすめた。

一〇分たち二〇分たつうちに患者のしずかな寝息が聞こえてきた。そこをみはからってそっとベッドを離れ、看護室へ戻ったという。

●クスグリ

これはいつもむすっと苦虫をつぶした表情で過ごしていた三十代前半の重症知的障害の女性を、どうしたら楽しくさせることができるか、ということから考えついた方法である。回診で声をかけてもいつも不機嫌なので、あるとき「本当に笑わない人なのか、試そう」と看護スタッフと相談し、腋の下をくすぐった。二～三回は黙ったままであったが、四回目のとき、「ウフフッフ、ヘッヘヘヘ、ハハハッハ」と、ついに笑いだし、以後疎通性がとれるようになったのである。

このクスグリを、緊張病性昏迷の患者に応用してみようということになった。

症例三四　TU

無口だが素直でときおり笑顔をみせる五十代女性である。動作はにぶくなにごとにも消極的であったが、病棟活動がさかんになったころ、畑作業に引っ張りだした。

半年は元気に頑張っていたが、ある時期から周期的に緊張病性昏迷を呈するようになった。昏迷の入り方は唐突で、シーツを交換していたと思ったらうごきが停止し、そのまま何時間も立ったままになる。看護スタッフがベッドに寝かせるが、昏迷期間は約二週間続く。

これまで昏迷から回復の日がちかいと思われるとき、腋の下をつねって痛覚刺激を与えていた。あるとき例のクスグリをやってみようということになり、「コチョコチョ」と何回も声をかけながらくすぐった。一日目は全く反応がなかった。二日目、かすかに表情がゆるんだ。三日目、表情がゆがみ突然、「アハハハ、ワッハハハ」と笑い出したのである。

このほか数えあげたらきりがないくらい、治療スタッフは日常の働きかけのなかで、「ささやかな接触療法」を行っている。

三、個々の患者への働きかけ㈡

前節では個々の注意点やささやかな接触療法を述べたが、ここでは具体的な対応について話す。技法として精神療法ではないが、精神療法的働きかけ、あるいは精神療法的処方といえる。

それゆえ主作用の効果をねらったにもかかわらず結果として副作用となり、患者を悪化させることがあることを頭の片隅にいれておく必要がある。

㈠スタッフ個人の雰囲気療法

患者へ接するときの治療スタッフの醸しだす雰囲気も、精神科医療では処方の一つと考えてよい。治療スタッフ（医師、看護婦・士、臨床心理士、作業療法士、精神科ケースワーカなど）自身が、薬（人間薬）の一種である。あるとき、回診していると女性患者から、「先生、外国にいってからアカぬけた。いつも優しくて、紳士的になった」と言われたことがある。患者は、医師や治療スタッフのそれぞれの雰囲気を、自らのアンテナで受けとっている。治療スタッフのよい面を伝える、そのような「雰囲気」処方が必要である。

逆に、治療者の雰囲気は患者への反感や不信などの副作用も生じる。すなわちこの「雰囲気」処方は、患者の病態や人柄、治療スタッフとの相性などによって、複雑な影響をおよぼす可能性のあることも銘記しておこう。以下に治療スタッフの雰囲気としての処方を示す。

●明るさと笑顔の処方

これには患者と交流のなかでの、治療スタッフの微笑みと冗談などがある。まず大切なことは治療スタッフが、明るい表情で笑顔をみせることである。そうすると患者たちは、ほっと一息つくことができる。笑いつつ冗談を患者に言うのもよい。自宅でいつも口うるさく小言を家族から言われている外来患者にとって、清涼飲料の一杯といえる。

閉鎖病棟や詰め込み病棟では、患者の表情は暗く硬く、不機嫌になっている。笑いの処方は病棟の回診でも必要である。患者一人ひとりのベッドへ出向くとき、なるべくその患者にあった冗談を言う。妄想をとり込んで冗談でくるむと、患者もなごやかになる。

この処方で注意すべきことは、初入院の被害的幻声をもった急性期の患者と接するときである。スタッフの笑い声が、「自分を馬鹿にしている」とみなされ、副作用的になることがある。勿論このような患者には、苦しみを共感する誠実で穏やかな態度が最適であり、笑いは厳禁である。

症例三五　FT

四十代の女性患者FT。誇大的被害妄想の持主。「自分はこの病院をつくり、先生がたに毎月一億円ずつ銀行に振り込んでいるのに、それに見合った待遇をされていない。食事当番はさせられるし、フロ洗いもさせられる。作業など、とんでもない。毎月五～六億円の働きをしているのに、些細なことでこき使う。こんな恩知らずの病院には居たくないから出て行く」と言って興奮し、治療スタッフに乱暴したこともある。あるときから、回診時の会話をかえた。「この病院はたしかにＦＴのおかげで成り立っている。病院は赤字なので、どうかもうちょっと多く、たとえば十億ぐらい振り込んでもらいたい。先生の給料もＦＴのおかげで、少しよくなった。だから病院から出て行くのはやめてほしい。もしあなたが出て行ったら、先生はじめ職員は、路頭に迷う」と話した。

患者ははじめて聞いたとき、なにを言われているのかわからず、きょとんとしていた。回診のたびにその話をもちだすと、笑いながら「わかった」、と言うようになった。

ときにはにこにこ笑いながら、「先生、私をちょして（からかって）。わかっているくせに」と言うようになった。一見病識らしいことをいうのである。これ以後、興奮状態はおさまり、主治医との関係が良好になっている。

●元気印の処方

これはエネルギッシュなスポーツマンタイプで、行動的な治療スタッフがよい。色々考えるより、ぱっとからだのうごく人といえる。声に張りがあり、めりはりがしっかりして明るく話をする人。この処方は、外来患者で一～二週間自宅で何もせず、元気なく過ごしている人などによい。冗談も強烈で、どきっとさせるが、信頼関係が継続している患者であれば、緊張のほぐれる一瞬となる。

●優しさと静かさの処方

これができるのは、静かな母性的本能をただよわせる看護婦である。微笑みながら昏迷患者のそばに静かに座り、一言も口を開かなくても、いらいらしない精神力を有している人がよい。けっして患者を怒らず、もし乱暴なことを言われても、かっかせず、悲しそうな表情をして、沈黙を守っている人である。

また静かさは男性スタッフでもできる。とくに慢性期の分裂病患者で、持続している幻覚妄想状態や心気的訴えを、静かに集中力をもって聴くことのできる治療スタッフがよい。患者の気持ちや妄想を、静かに包みこむ態度である。

㈡たとえの効用

分裂病の患者は、たとえや諺を理解できない、ましてや冗談をいっても全くわからない、と精神科医療関係者の間でいわれたこともあるが、それは誤解である。たしかに一部の患者や、病状と時期によっては、通じない人もいるが、健常者であってもこのような人はいる。

大部分の患者は、たとえや冗談に反応している。直接的な表現より、かえって気持ちがほぐれ、明るくなることが多い。

●あわてる乞食はもらいが少ない

入院時、分裂病患者は、自分の事態を判断できず、精神科病棟という空間に閉じ込められたことに恐怖感をいだき、あるいは社会生活から途絶しないようにするため、あせりのかたまりとなり、「はやく退院したい」を繰り返す。

このようなとき、ただあせるな、安静が必要だと説いても患者は納得しない。私は「あわてる乞食はもらいが少ない」という諺を患者に話して、腰をすえて治療するよう求めることが多い。

「いま安静にしないであわてて仕事などにつくと、からだがもっと疲れ、病気が重くなってしまいますよ」と解説を加え、「乞食もあわててすぐ物をもらうと、あとからとってもおいしい物がでてきて損をすることがあるのと同じことだ」、と説明する。

なおここで乞食という単語を使用しているが、患者イコール乞食という意味でつかっているのではないことを、理解してほしい。私や他の治療スタッフがあせって早く仕事をしようとしているとき、いさめの言葉として使用するのもこの諺である。

症例一六　NG

三十代後半女性患者。「福田さんや中曾根さんが総理大臣になったのは、わたしがある人に口添えしたためである。それなのに二人とも挨拶にこないし、自宅の前を通る道路から、さかんにクラクションを鳴らして、わたしを不眠にする。毎日眠れず、これからいろいろ小説を書いたり、国の仕事をしようとしたのに、なにもできなくなった」。

以上のことを、昼夜かまわず、家であろうと、町なかであろうと、隣近所であろうと、大声でまくしたてるので、保護者同意の医療保護入院となった。そこに至るまで五年以上、保健婦や心社あるいは近隣に住むK病院看護婦が支えていた。

ようやく入院にこぎつけたが早速、「わたしは入院していられない。福田さんや中曾根さんに会わせてもらいたい。こんな病室でのんびりしていられない」と言いだした。

高学歴のこの人には、たとえが通じるのではないかと思い、「あわてる乞食はもらいが少ない」をもちだして、現在の本人のあせりと疲れを、懇切丁寧に何回も説明した。一方的にまくしたてていた患者が、徐々に静かになっていった。

●沈黙は金

多弁・多動の人、あるいは対話性幻声があり大声でしゃべっている人には、口に指一本あてて「沈黙は金。お金より大切だ」と強調する。錯乱状態であっても、口に指をあてると、その意味に気がついて、一瞬だまることがある。

●オーバーヒート状態

若干前のたとえと似ているが、男性で車の運転のできる急性期患者によく話す。精神運動興奮や幻覚妄想状態で保護室に隔離することもあるが、患者は一刻も早くいますぐここから出してくれ、と大声で要求する。あるいは「ペンと紙をもってこい」といって、こと細かに膨大な要求を書きだす。夜、様々な眠前薬を処方するが、一睡もできない日が何日も続く。たとえ寝たとしても二時間で覚醒し、ただちに要求や対話性幻声などを叫びだす。「やることが沢山あって、寝てなんていられない」と。

そんなとき、「あなたの脳を車のエンジンにたとえれば、いまはオーバーヒートの状態だ。停車してエンジンを冷やす必要がある。すなわち、停車は保護室で行動の制限をすること、冷却は薬を使って脳の安静と休息および睡眠を確保することである」、と言って協力してもらう。最初は聞く耳をもたないが、繰り返し繰り返し丁寧に説明しているうちに、落ち着いてくる。

●案ずるより産むが易し

分裂病の在院患者で、そろそろ退院の時期になると、「退院するのが不安でもう少しいたい」と言う患者がいる。一年ちかく外泊を繰り返し、治療スタッフが太鼓判をおしても、不安を訴える。「元気がでてこないし、疲れる」と言う。

そんなとき、「案ずるより産むが易しだよ」と話す。「頭のなかでいろいろ考え心配しても、はじまらない。一年間も経過をみて、主治医が大丈夫というのだから、一歩からだを動かしてみよう」と説得する。その話を聞いて、たいていの患者は決心する。ただし、在院理由を充分検討したうえで話さないと、症例三六（後述）の自殺例もありうる。

●こころの天気は晴・曇・雨・嵐？

いらいらしたり、かっかしている人に対して、外の天気になぞらえ、今日のあなたのこころの天気は「くもりですか、雨ですか、あらしですか」と問いかける。

たいていの人は、笑いながら、「くもりです」とか、「雨です」とか答える。そう答えられれば、いま目の前で生じている感情的不安そのものが、鎮まっていく。とくに通院患者につかう言葉である。

たとえは意外に、若い年代の人でも理解してくれる。もちろん四十代から五十代の人が一番受け入れがよい。当然たとえを話すときは、この人なら知的にもわかるはずだと予想をつけて行っている。むやみやたらとすべての患者に適応できるわけではない。このたとえの表現によって、直接的な言葉のあらわす印象がやわらぎ、なにか納得したようになる。

㈢外来の声かけ

外来に長期に通院している分裂病患者がいる。ここ十年ちかく、近郊に居住している患者には、週一回の通院をすすめている。そのためかどうかわからないが、以前は退院後一年以内に再発入院を繰り返していた患者が、五年たち八年たち十年たっても再入院せず、地域に定住できるようになってきた。

そんな患者と毎週接していると、言外に、症状はどうですかという意味あいを込めた聞き方ができなくなってきた。それより、わざわざ来院してくれたことに対する感謝の念がわいてくるのである。

「雨や雪の中、わざわざ来てくれてありがとう。たいへんでしたね。なんで（どういう手段で）来たの。こんな大雪のなか一時間も歩いてきたって。帰りころばないように」と、患者の労をねぎらう言葉しかでてこないのである。

新年になれば、「新年おめでとう。今年もよろしく」と、まずこちらから挨拶をする。すると、社会常識が育っている患者だと、「あやー、先生にさきこされた。おめでとうございます。こちらこそ、よろしくお願いします」と言う。診察室を退席するときはかならず、「この一週間、頑張れよ」と励ましの言葉をかけて、別れる。

外来患者に声かけをするとき、もう一つ大切なことは、調子がくずれたときや眠れないとき、「薬があっても、すぐ連絡を入れなさい。あなたの受診日でなくても、心社などに来なさい」、あるいは「かぜを引いても、いま飲んでいる薬を止めてはいけない」、「薬の処方が間違っていたら、すぐ連絡のこと」と、援助体制を説明しておくことである。

というのは患者は意外に、一～二週間処方されると、状態の変化いかんにかかわらずじっと我慢して、薬がなくなるまで受診できない、と律儀に思っている人が多いからである。

㈣身体的診察の精神療法的意義

最後に慢性期の長期在院患者の信頼関係づくりとして、身体的診察が重要なことを指摘しておきたい。

これは、軽い身体疾患の丁寧な診察を繰り返すことにつきる。軽い身体疾患とは、かぜ症候群、皮膚病（慢性湿疹、水虫、うおのめ、たこなど）、軽いけがや打撲などである。

身体を診るという行為は、医師・患者関係にとって、もっとも了解可能なものである。のどを舌圧子でみ、聴診器で胸部や心臓を診察し、血圧を計るだけで、舌のあれ、皮膚の清潔度、対人接触に対するおそれ、おびえ、それによる自律神経系の反応などがわかる。

聴診器を通して、患者の精神状態が把握できる。いらいらしているのか、怒っているのか、悲しんでいるのか、びくびくしているのか、まさにこころのうごきを聴く、聴心器といえる。

これは患者にとっても、平等感があり、医者に診てもらった、という信頼感がわく。治ればさらに医師への信頼がます。

実際、妄想のなかに閉じこもり、二年近く疎通のとれなかった患者が、かぜ症候群にかかり、丁寧な診察をすることによって、「おめー、医者なんだな」と私の顔をまじまじと見つめ、以後疎通がとれるようになったことがある。その後、「夜中に歯茎をいたずらされる」、「腹をいじくられて、便が出ないようにされる」などの、被害妄想を次々と話すようになった。それまで何回も面接を繰り返していたが、まったくこころを開かず沈黙の多かった患者である。

精神療法を得意とする精神科医は、言葉に絶対の価値をおき過ぎる。病んでいる分裂病患者は、人間として病んでいるのであって、身体をはなれた精神だけが病んでいるのではない。

四．課題を設定した働きかけ

一節三項で述べた「すること」の、具体的、直接的、現実的なことがこれに当たる。これらには、対人交流のため社会生活や共同生活上守らなければならないルールと、患者個人としての様々な活動がある。これはルールに力点をおくのか、活動に力点をおくのかによって分けているが、人の生活はその両者がまじわったところで成り立っている。それゆえ患者個人の活動も、対人交流としてのルールにもとづいて行われている。

(一)ルールとしての課題設定

まず病棟外での責任ある活動として、単独病院内外・外出、買い物、外泊などがある。これは患者本人の自由意思の尊重を前提にしている。そのためには、社会常識の責任と義務がともなう。病棟から外に出るときには、靴を履くこと、買い物ではお金を払うこと、交差点では信号を守ること、バスや汽車に乗ったときは乗車券を買うことなど、ただちにルールがでてくる。暗黙の約束事として、他人の家に無断で入らないこと、誰かの家をたずねたときは「ごめんください」と挨拶をすることなどがある。この他にも沢山のルールがあるが、これらが守られていれば、たとえ幻覚や妄想あるいは自閉があっても、町なかに出て社会活動ができる。

現金所持も、金銭感覚のわかる人には必要なことである。つり銭の計算ができ、自分の小遣いがいくらあり、自分の欲しいものがどれくらいの値段なのかわかる人には、積極的に現金を所持させる。そうすれば世の中のきまりを理解して社会常識が保持され、しかも毎日の生活に張り合いと意欲がでるようになる。

かつて入院患者には一律に現金所持を禁止した時代があった。またそのような時代から現金所持へ移行しようとしたとき、スタッフのなかには、お金を使い過ぎて赤字がふえるのではないか、と危惧するむきもあった。しかし、それは逆であった。

現金を禁止したがゆえに、患者はつねに「おやつ」（小遣い）をほしがり、自分の赤字にも無関心のまま欲求を満たそうとした。それを家族が納める小遣い銭の範囲内で所持させたところ、赤字の人は節約し、あるいは安い店をさがして買い物をするようになった。ここまでくれば健常者とほぼ同じか、それ以上の買い方である。

このほか病棟共同生活上のルールがある。K病院精神科病棟には約一〇〇人の患者が在院しているから、原則的に他人の物には触れない、タバコはホールの所定の場所で吸う、あるいは食事前後のテーブル掃除やフロの掃除などが病室ごとに割り当てられている。消灯九時以降はテレビを小さく、話し声も小声で、などが決まっている。

病棟を出て院内を散歩したり、心社へお茶飲みに行ったりすることもある。このときも、各科の病棟へは行かない、心社のお茶飲みの茶碗は自分で洗うなど、自然にわかってくる。

ルールが守られるようになると、病院内を歩いていて知っている職員を見れば挨拶するし、病棟の掃除をしていたおばさんを見つけるとなつかしく声をかけるし、売店でも店員と笑いながら会話をすることができる。

病棟内では月二回、男・女性棟の患者を集めて行う病棟ミーティングがある。そのとき在院している、新入院あるいは長期在院患者が男女別に約三〇人くらい集まるが、大部分は慢性期の分裂病患者である。このミーティングはまさに、ルールを学ぶ場ともいえる。

看護主任が司会し、看護スタッフ四〜五人と医師らが加わる。病棟内のあらゆる問題——生活、対人関係、個人の症状など——をとりあげ、話し合いをしている。ある患者（症例一八）が自室やフロの掃除当番を一切拒否していることについて、「なぜか」と討論になる。「絶対したくない。したくないといったらしたくないんだ」と興奮して答える。質問した人やそれを聞いていた患者から一斉に、「ずるい。いつもずるく立ち回っている」との非難の声があがる。「なにを！」と興奮が高じて、取っ組み合いになりそうになる。冷静な他の患者と司会者が、「みなさん、静かに。どこがどうなっているか、頭を冷やして」と制止する。これでおさまる場合と、ミーティングが終わっても混乱がつづく場合とがある。あとの場合は主治医と受持ち看護スタッフの出番となる。

司会を何回か患者にしてもらったこともある。普段は被害的体感幻覚を訴えている女性患者ＥＡ（症例六）だが、発言者を指名し、発言内容をまとめ、会の進行も手際よく、堂に入ったものであった。このようなミーティングを何十回と繰り返しているうちに、徐々に在院患者たちは社会性が身につき、ルールを守ること、他人を尊重することなどが浸透していった。

以前よくあった患者同士のトラブルが、乱暴まで至らずに話し合いでおさまるようになってきたし、同時にボス的患者の力が弱まったことも、病棟の雰囲気を明るくさせた。治療スタッフからみると、病棟全体の患者の関係がよくわかるミーティングともいえる。

ところで患者にとってのルールでもっとも衝撃的なのは、在院継続か社会復帰を目標にした退院かという治療契約の変更である。ことに長期在院で精神的にも日常的にも安定している患者にとっては、退院の方向づけがストレスになって再発要因となることがある。なぜなら退院したとき、家族と同居すれば嫁やその子らに気をつかい、隣近所にも気をつかう。単身生活であれば、毎日の家事、掃除、洗濯、食事作り、買い物に気をつかう。これだけでも相当の重圧になる。

ここで病状レベルがⅢcで精神医学的に問題がないからと独断して、医師が強力に退院を押しすすめると、再発から重症化あるいは自殺へと追いやる。患者の在院理由を無視した結果、このような患者をどれくらい発生させたか、自戒の念に堪えない。

症例三六　ＲＤ

女性患者ＲＤの性格は内気、人前にでるのが苦手。依存的、消極的な半面、仕事熱心。

発病から十数年経過した昭和Ｘ年に三回目の入院となった。Ｋ精神科社会復帰活動がさかんになったころ、ＲＤは精神症状がほとんど目立たない病状レベルⅢcと判定され、社会復帰の候補にあげられた。

まず、自宅近くに住んでいる兄夫婦と面談し、定期的に自宅への外泊をすることになった。自宅がもともと実家であったが、すでに両親とも死去し、本人も長期の入院でそこは空き家になっていた。兄たちは水まわりの工事が必要なのでもう少し待ってくれといい、半年たってようやく定期外泊が始まった。患者本人は、外泊すると「家に誰もいないので寂しい」と言い、また食事を兄の家に出向いて食べるので、兄嫁に気をつかって疲れると言っていた。それでも二年間、はじめは月一回、あとは二週に一回、終わりごろは一週一回定期に外泊した。外泊期間中、病棟から受持ち看護スタッフや心社の精神科ケースワーカなどが訪問して励ました。

昭和X＋α年某月、兄夫婦、本人、治療スタッフで話し合い、一カ月後の某日、退院することになった。退院がちかづくと患者は「からだが疲れる。一人で家にいると色々なことを考えて眠れなくなる」と不安を漏らしていた。治療スタッフの責任者である私は、「長期間入院していた人は、誰でも退院を不安がるものだ。心社や病棟のスタッフが訪問するから心配しないように。また、福祉事務所の人や、保健婦さんにも連絡して訪問してもらうよ」と話し、退院を断行した。

退院二日目、心社から訪問。はじめての外来診察は四日後であったが、患者は「さびしくて、うろうろする」と訴えていた。カルテには弱々しい表情と記され、訪問計画の指示箋に、週一回の訪問、生活・精神面での援助と記載されている。病院スタッフや保健婦、福祉事務所担当者を含めるとほとんど毎日、RD宅へ誰かが訪問していた。

退院十六日目の午後四時頃、パラコート系農薬を自殺目的で三杯飲み、同六時救急車でK病院到着。来院時意識清明であり、胃洗浄などをしたがもはや農薬は排出せず、大事をとって緊急入院した。入院直後から急速に意識障害が出現し、呼吸困難となり、翌朝死亡した。享年五十五歳。

後日、患者や看護スタッフによく聞くと、自殺をほのめかしていたとのこと。また退院の日、同室の患者は、本人が窓に向かって泣きながら「先生はなにもわかってくれない。死んでやるから」と言っているのを聞いていた。退院させた主治医への恨みから、覚悟のうえの自殺と思われた。

主治医としても不安がないわけではなかったが、人生に対する絶望や彼女の深い悲しみ、あるいは病後の自分を人前にさらすことの辛さを理解することができなかった。当時の私は、患者の自由性、責任性、活動性を尊重し、精神症状が目立たない人は社会復帰がもっとも善である、という観念にとらわれていた。

(二)活動という課題設定

ここからがいわゆる課題そのものであり、場合によってはその副作用も大きい。患者が活動するということは、頭を使い、こころを使って、からだを動かすことである。これは活動を行うことによって、その人の精神状態に、様々な影響を与えることといえる。

狭義の活動には、在院生活における作業療法、集団精神療法[三〇]、生活技能訓練[三五]など、技法としての活動がある。地域内にあっては保健所や精神障害者社会復帰施設でのデイケア、共同作業所や職親での仕事などがある。広義には患者個人が生きていくうえでのすべての活動がはいり、掃除、洗濯、買い物、レクリエーション、外勤、自炊訓練、単身自立、家事、就職、町内会活動などがある。

K病院精神科の活動からみていくと、病棟内での書道教室や裁縫の時間、作業療法棟での作業療法、病棟棟を出て病院駐車場奥にあるひまわりの家（生活療法棟）での料理教室や自炊訓練、地域の様々な事業所に出かける外勤作業などがある。

書道教室は、慢性期分裂病患者を対象とし、だいたい五〜六人の人が参加している。スタッフは臨床心理士が主に行っている。病棟レクや作業に参加できない人、ことに病棟外になかなか出られない人を集めて、病棟の作業室で週一回行う。スタッフは、書道の手ほどきはするものの、強制することはなく、やわらかい働きかけで、のんびりと行っている。徐々に、対人接触がふえ、役割を自覚し、準備したり後かたづけをする患者がでてきている。

たとえば、心社スタッフの「静かな処方」でよくなった症例六は、最初に書道教室に参加することによって心社スタッフの一人を知った。徐々に病棟外へ出られるようになり、病院の売店で買い物をしたり、心社などでお茶飲みができるようになった。

裁縫の時間も、あまり病棟の外に出ない患者のために用意されている。週一回看護スタッフ二人が、病棟作業室で五〜六人の女性患者を集めて行っている。布巾縫い、雑巾縫い、簡単な運針など、一〜二時間である。なにもできなくても、同じ場所に座っているだけでもよしとする、ゆるやかな働きかけといえる。

料理教室も慢性期患者を対象に行っている。これにはいずれ社会復帰して自活するために行う自炊訓練と、慢性期女性患者がかつて家庭で行っていた炊事の仕事を思い出させるための料理教室とがある。

自炊訓練に参加する男性・女性患者は、真剣そのものである。自分で食事を作ることができなければ退院ができないから、食料の買い出しにはじまって、料理の下ごしらえ、電気炊飯器やガス調理器のあつかい、あと片付けなど様々な作業を一所懸命こなす。

はじめのころはご飯を炊くことも、野菜を切ることも、卵焼きを作ることも、味噌汁を作ることもできなかった患者たちが、何回かの自炊訓練でスムーズにできるようになり、家族出席の試食会に自信をもって披露していた。[一〇]

つぎに作業療法と外勤について述べる。作業療法は、病院管理棟のはずれにある、心社室となりの作業療法棟で行っている。スタッフは専門の作業療法士一人、助手一人の計二人である。月～金までの午前二時間、午後二時間をあてている。グループは三つあり、一グループ一〇人前後の人数である。

作業内容は、委託作業（電子部品組み立て）、木工（壁掛け、皿、木彫、小物一般）、手工芸（籐細工、布巾縫い、紙のれん）などである。作業内容で治療的効果の大きな違いはないが、委託作業はどちらかというと流れ作業的で患者間の協調性が必要となり、木工や手工芸は個人の技能がでてくる。

対象者はやはり、長期在院の慢性期分裂病患者が主で、原則的に病状レベルのⅡb・Ⅱc・Ⅲbの人が選ばれるが、ときに受持ち看護スタッフと主治医のすすめでⅠb・Ⅰcの人も参加する。病棟内の作業との違いは、病棟の外に出て何分か歩き、他の部所を通りながらそこへ向かうという空間移動があることである。この移動行動ができなければ右のことはできない。逆にいくら幻覚妄想状態であっても、病棟外に出て他者とまじわることができれば、この作業はできることになる。空笑が激しい人、ぶつぶつ独り言をいう人であっても、人との交流に不安をもたなければ、なるべく作業療法棟へ行くようにすすめている。

K病院を出て地域の事業所に通う外勤は、社会復帰をめざす患者、病状レベルでいえばⅢb・Ⅲcの人たちが行っている。一カ所に二～五人前後の人数で場所は角館町内から近郊までわたり、ひところは十数名の患者が出ていた。作業内容は、農作業、皿洗い、新聞配達、マットなどの仕分け、段ボール箱作り、卵つめ、桜皮細工製作など、多彩である。

時間は昼食をはさんで三～四時間のものから、一時間前後で終わるものまでいろいろある。賃金は時間給で支払われ、患者によっては一カ月の小遣いになる。事業所は、バラ園、スイカ農園、ドライブイン、清掃会社、養鶏場、桜皮細工製作所、新聞販売所である。

在院中からこの外勤を経験し、退院後も引き続きこれらの事業所に職親になってもらい、勤務している患者も一〇人前後になった。

このほか年間をとおして、様々なレクリエーションがある。春の山菜とり、ソフトボール大会、観桜会、バス旅行、キャンプ生活、希望祭（演芸会やバザー）、輪投げ大会、節分豆まきなど、人それぞれ楽しみにしている行事である。ただ楽しみといっても、ある患者にとっては苦痛になる。うまく歌えない人に無理強いさせたり、車酔いする人をなんの処置もせずバス旅行に参加させたり、レクリエーションだからリラックスできるとは限らない。

㈢課題設定の意義

患者への働きかけはどのような場面であっても課題となり、それをこなすことが主作用であれ副作用であれ、治療的な意味あいをおびている。物を対象にしても、ただルールを守ることを求めても、あるいは退院一つをとっても、患者に課題を与えることになる。

それは治療的にどのような意義をみいだせるのであろうか。以下、K精神科の作業療法を例にとって、述べてみたい。

第一に、課題をこなすことは、「からだを使う」ことである。からだを使うとは、手と足を使い、頭も使うことになる。書道教室や料理教室、あるいは作業療法棟での作業、病院外での外勤など、身体各科のような手足の機能訓練とは異なって、からだを動かすことによって、生きる喜びを体験することである。

またこれは頭を使うことにもなる。作業のスピード、きれいに仕上げるなどのことは、頭を使わないとうまくいかない。同時に作業の緩・急のリズムも、頭を使わなければうまくいかない。

第二にこれは、「物をあつかう」ことである。小さな物、大きな物、細かい物、単純な物、複雑な物など、様々な物が含まれている。これによって手先の器用さ、作業内容への関心度がわかる。

小さくて複雑な物であれば、目と手を集中させなければならないし、そのためには頭の集中力も加わってくる。このように課題に集中できるようになれば、病棟では幻覚妄想に左右されていた人が、ふっととらわれから抜けだし、楽しい一時を過ごすことになる。

第三に課題をこなすことは、「こころを使う」ことでもある。作業に限っていえば他の患者との流れ作業があり、協調性や気くばりが大切になる。同時に作業を持続させるための根気や忍耐、あるいは意欲をもった患者自身の自主性が必要である。

それゆえ作業の過程では表面的に物を使って課題をこなすことといえるが、技術の向上は結果であって目標ではない。目標は、こころにゆとりができ穏やかな気持ちになるか、人と交流ができるかである。

ちなみにK精神科作業療法の評価は、以下のようにしている。作業評価の「作業」を患者個人の「活動」に読みかえてもよい。

作業評価項目

作業への反応

自主性——自らすすんで参加し、責任感も旺盛である

関心度——種目への関心があり、意欲もある

根　気——忍耐づよく、最後までやりとげる

作業の内容

器用さ——作業の手順がうまく、細かいところも器用にこなし、仕上りもよい

速　さ——仕事の内容に応じたスピードで、すすめることができる

リズム——仕事と休息のリズムがうまくできる

グループ（他者）への反応

気くばり—周囲や相手をおもいやり、細かな心づかいができる

協調性——周囲と協力して、仕事や後かたづけができる

感情交流—その場の雰囲気にとけこみ、気持ちが通じあう

週一回、これらを以下のA・B・Cに評価する。　A：優れている　B：普通　C：働きかけ必要

評価の方針として、決してマイナス評価をしないようにしている。

これらの課題を設定した働きかけと、患者個人の病状レベル（表3-4）がどのように関係しているのか、K精

神科では年一回調べていた。それをみると、日常生活が可能、たとえば身辺整理や基本的日常生活動作（ＡＤＬ）が自立しており、買い物や散歩（ＩＡＤＬも良好）ができるにもかかわらず、作業療法や外勤、自炊訓練などを拒否する人が病状レベルⅡやⅢのなかにいるのである。かえって精神症状があり普段の身辺整理やＡＤＬもままならないⅠの人で、料理教室や作業療法には積極的に参加する人がいる。

また通院患者であっても、幻覚妄想状態やときおりの興奮をもちながら、夫に支えられて生活しているⅠの女性もいる。

本来、ⅠからⅡ、ⅡからⅢへ病状レベルがうごけば治療的働きかけが有効であったと評価できるが、精神科においてはⅢからⅡ、ⅢからⅠへ急速に悪化する患者（補遺参照）もときにあり、「病状レベル」という基準そのものに問題のあることを後年になって気がついた次第である。

やはり本章一節四項で述べた「病態」以外の「人柄」や「人生へのかまえ」、とくに「人生へのかまえ」が日々の生活意欲や社会復帰の動機づけに大切な役割を果たしているといわざるをえない。ただその人の「人生へのかまえ」をたしかめるのは前述したように至難のわざで、治療スタッフと信頼関係がついているといっても簡単にこころを開いてくれるものではない。長年の治療スタッフの援助サイン、「どのような状況にあっても、あなたを支える」ということが伝わったとき、ふっと治療スタッフに漏らすことがあるのみである。あるいは本格的な精神療法のなかで了解できることもある。

患者自身の「人生へのかまえ」は、精神科医療および精神保健福祉のレベルアップによって、具体的にはこれまでに述べてきた「いること」と「すること」の質的向上によって、自然にかわっていくことも考えられる。治療スタッフはそのときどきに応じた患者の「人生へのかまえ」を尊重しつつ、ゆるやかにこころの重心(二一)を移すよう働きかけることが大切である。

この節の最後に、ルールや活動を通しての「課題」という共通の意義について、検討してみたい。まず在院患者に状況の変化が起こる。K病院内の作業療法棟であれば、病棟から歩いても五〜一〇分はかかる。その間に院内の売店、事務室、各科外来を通る。町へ行く買い物や外勤であれば、道路を通りスーパーに入り、沢山の住民に会う。

このように場所を移動するというだけで、状況が刻々変化する。自然環境でいえば、外気に触れ、新鮮な空気を吸い、樹木や田圃あるいは家並みが目にはいる。気分がすっきりすることもあるし、不快な感情にとらわれることもある。患者によっては、病棟ではない意外な才能や対応をみせることもある。

対人交流でいえば、様々な人に出会う。病院の職員もいれば、町民もいる。あるいは親戚の人や知人、友人に会うかもしれない。

つぎに、生活のリズムをつくりだすことができる。病棟内だけでは、睡眠→覚醒→活動→睡眠のリズムが単調になり、無為・自閉、徘徊を助長しかねない。しかし、課題を設定した場所の移動として、病棟→作業療法棟→その他病院内外→病棟とすれば、生活のリズムは、張り合いと意欲のあるものになる。言葉をかえると、時間と空間の緊張→弛緩→緊張のリズムができ、健全なリズムが育つ端緒となる。このリズムについては、七節一項の「生活をリズムとしてとらえる」で詳述する。

五．家族への働きかけ

分裂病患者を治療するとき、本人の治療にのみ専念すればよい身体疾患とは異なって、治療スタッフは家族へも様々な治療的働きかけをする必要がある。

なぜなら、精神科医療が家族の気持ちをくまず、ただ患者を入院させ、医学的症状の治療にのみ注意を払い、家族への説明や働きかけを行わないと、家族は混乱するからである。たとえば五十代女性患者の母親は数十年前の発病のころ、患者を突然退院させたり、一切面会に来なかったりした。それに対して主治医は、この母を、「精神遅滞か精神病質か」とマイナスに評価してカルテに記載している。しかし現在では家族会活動を積極的に行い、子を思う普通の母である。

これは当時の主治医が家族への治療的働きかけを怠ったために生じた曲解で、わが子の発病で精神的混乱のなかにあった母の常識はずれの行動を、精神医学用語でラベルづけしたのである。

㈠家族との面接

患者が初発で初診察（いわゆる初診）の家族との面接は、二章三節二項で話した。ここでは、初入院、長期在院患者家族との初面接、地域での初対面についてとりあげたい。

初入院時の家族の反応は様々である。一般的には、ついにこの子もこんな病気になった、精神科の鉄格子のなかに入ってしまった、という絶望感や悔恨の念や患者の今後への不安など、困惑のきわみ[四一]にある。そんなとき家族面接で、家族を責める発言は禁句である。

「なぜもっと早く連れてこなかったか」とか、「なぜ世間体を気にしたか」など、家族を問いつめれば問いつめるほど家族は追いつめられていく。それは患者に対する罪責感となり、患者へあわす顔がなくなり、面会の断絶につながってしまう。

初入院で混乱している家族に対して、「家族もいままで苦しんだのだから、少しゆっくり休みなさい」と言うのが正しい。患者が心配であれば「いつでも面会にきてよいし、治療スタッフに症状を聞いてもよい」、と話しておく。二〜三週間すると家族にも余裕がでてくる。そんな時期になってはじめて家族を呼び、生育史や生活史、病歴を聞きだす。病歴をとるのはいわゆる医学的な手順でよいが、生育史や生活史あるいは病前性格などをたずねるときは、家族に自責の念を起こさせないように配慮する。

親は子供が精神科の病気になったことを、自分の育て方がわるかったからだと、真剣に考えている人が多い。「病気はあくまで医学上に原因のあるものであって、病気を治すため、その参考として生活史や生育史を聞きたい」と言う。実際、生育史や生活史が分裂病発病と心理的関連があると思われても、その心理的要因をもはや取り除くことはできない。それよりもこの患者の今後の社会復帰を予測するために、生育史や生活史をとらえたほうが有意義である。仕事はどのようなことをしていたのか、知的レベルは、結婚生活は、自炊能力はあるのかなどを聞く。

つぎに長期在院患者の家族面接について述べる。これらの患者は、すでに私がその病院に赴任する前から何年にもわたって入院しており、家族の面接は何回も行われているから主治医としてはじめて会うときは、つぎのような聞き方をする。主治医がかわったことを告げ、もし前主治医が在籍していれば同席して紹介してもらい、「わからないことがあるので、前と重なって同じことを聞くかもしれませんが、そこはご容赦ください」と言い、話しだす。

最初に発病時と経過時の、家族の苦しみや苦労話に充分耳を傾け、それに共感を示す。つづいて現在の状態は以前と比べて、どのような違いがあるのかを聞く。これによってある程度の治療効果がわかる。さらに生育史をたずねることにより、健常時の本人の状況がわかる。家族歴（同胞や保護者など）を調べることにより、今後の家族支援体制がわかる。以上を聞いたうえで、今後の治療方針を説明し、理解を求める。

最後に家族のなかで誰が柱になっている人物かを、面接している家族の反応からとらえる。面接には老母や老父が来院するが、実権をにぎっているのは、意外に同胞の嫁か同胞であることが多い。そのようなときは、必ず次回面接時に来院してもらうよう約束する。また、家族の誰が倒れたら、患者の援助がなくなるのかを把握しておく。

保健所や町村役場などの場所で家族と面接するとき、初発の患者であれば診断や方向づけは慎重に行う。ことに情報が家族や周囲のものだけであれば、診断はあくまで推定であって断定しないようにしている。というのは、分裂病患者みずから相談に応じることは少なく、家族のみのことが多いからである。その場合、家族の側だけに味方してはいけない。分裂病患者一般の苦しみについて、これまでの経験を話し、「お宅のお子さんも辛い思いをしている」ことを、冷静な第三者として家族へ伝え、協力を求める必要がある。

と同時に、家族の悩みや困っていることにも気くばりし、いつでも相談にのることを伝える。精神障害者と接触ができなくても、家族を支え、家族の不安が軽減できれば、結果的に精神障害者が落ち着くことがある。家族や身内あるいは地域の協力者を大切にしたい。

病院の治療スタッフがはじめて自宅を訪問するときは、ある程度の信頼関係がつくまで、安易に単独訪問してはいけない。その患者と顔見知りで信頼感や安心感のもてる地域援助スタッフ、たとえば保健所保健婦、町村保健婦、民生委員などと一緒に訪問するのがよい。

㈡協力する家族

急性期患者に回復の徴候がみえたとき、「先生のおかげです」と言ってお礼をのべる家族に、私は「いやそれは家族が一所懸命、本人を支えたからですよ」と、言葉を返すことにしている。

家族は治療スタッフ以上の、有形無形の苦労をしているから、家族のお礼をいい気分で喜んではいけない。家族が真剣に悩み努力したことが裏付けになって、患者の治療が進行しているのであって、その逆ではない。その点を家族へのねぎらいの言葉として、治療スタッフは返してあげるのが当然である。そこから治療スタッフと家族の、信頼関係や協力体制が生まれてくる。

家族の働きかけで大事なことは、治療スタッフの治療目標と、家族の患者への支えとが、一致していることである。たとえば、主治医がいまは休息の時期であるといっても、外泊時に長時間の散歩をさせる家族がいる。そんな場合は、何回も何回も家族と話し合うことである。この話し合いのなかで、治療スタッフ側の目標が修正されることがあってもよい。

　また家族のなかには患者のいいなりになって疲労困憊する人もいるが、治療スタッフとの話で患者と心理的距離をおき、冷静に対処できるようになる。

　一般にそのような家族は、治療スタッフの話を充分聞き、わからないところは何回もたずねる。患者に対しても、くどくど小言をいわず、患者が無理難題を言ったときは、悲しそうな表情をして静かに聞いている。

症例三七　ＳＡ

　四十代前半女性患者ＳＡの家族は、まさにそのような静かな家族であった。患者は宗教妄想をもち、カミの幻声に左右されて年に二〜三回拒食拒薬になるが、家族はじっと我慢し、拒食が続いていよいよ栄養障害になるとき、主治医へ連絡を入れた。

　主治医がみるにみかねて、「今回は腰をすえて入院治療しよう」と話すと、家族は先生にまかせるという。いままでは患者の言葉を第一に考えて、すぐ退院させていた家族である。

症例三八　ＹＳ

　三十代後半女性患者ＹＳの母親も治療に協力的である。患者自身は以前、毎日のように病院の心社室へ通っていた。それは自分が病院の職員だからという妄想的思い込みのためであり、心社スタッフは温かくその思い込みを包んでいた。

しかし心社に来室する患者が多くなるにつれ、YSへの支えが手薄になったところ、患者は「わたし、もう病院へ行かない」と宣言し、心社来室はおろか外来通院すら中断してしまった。

そのような患者にかわって母親は、「わたしが患者だよ」とその娘に話し、二週間に一回通院してくるようになった。毎回自宅での患者の生活を話し、患者の奇異な行為に対しても笑いながら「こう対応しています」と、報告する。本来なら患者に嫌悪感を示すところだが、ゆとりをもっている。すでに母親のみの通院になってから約九年が経過している。

㈢家族の気持ち

精神科や精神保健福祉関係に従事しているスタッフは日常的に家族に接しているが、その気持ちをわかっているようで察していない。以下は私が直接かかわった患者の家族である。充分理解していると思いながら、家族が患者の病状に一喜一憂し、現在の精神科医療にいかに不安をいだいているのか、読み取れると思う。

これは十年ちかく長期在院した四十代男性患者が退院して自宅で暮らすようになったとき、その世話をしている姉からときおり主治医へ、その心境を書き送ってきた手記である。プライバシーを配慮して省略した箇所が多々ある。なお、括弧内は私の注釈である。

X年十月某日　B退院の日。退院の日が決まった頃からBの機嫌が妙に悪いが、いくら考えてもつかめない。「そちらの都合だけで申されては困る」と厳しい口調でいわれた先生の言葉が脳裏をかすめ、いままでとは違って、私はその日なんとなく病院が恐かった。そして弟がふびんで悲しかった。弟の病気がなおっていないと思うからです。

神経科に向かうと――家族が悪いから病人が回復しない――と、皆にそう思われそうで気が重い。――病院ならちゃんとなおしてくれ――まことに次元の低いところで、感情が交差する。なんとしたことだ、知的で、美人で、明朗なKさん、ヘコタレてはいけない。

温雅に生きなさい。この弟をみるのが、私に与えられた役割なのだと――格好良く気負っていたが、不安におしつぶされて消えそうだ。

しかし、ひたすら荷物の整理をして、私の後ろに従う弟をみると――よし、もう一度この人のためにがんばってみよう――という気になり泣けてきた。あんまり先のことは考えまい。とりあえず、ここ三年間を目標に、この弟と明るさだけは逃さずに生きよう。

X＋一年一月某日　前にあんなにいやがっていたおつかいを、この頃自分からすすんでやるようになった。今日は役場と買い物にいってきてもらった。ちゃんと用事を足してきた。アリガトウー。

「土方へいったらいいではないか」と病院で言われてきたという。私は思うけど、「家の手伝いをしてゆっくり休むように」とも、たまに言ってもらいたい。

（この患者は在院中、農園の外勤作業でもっとも働いた一人である。治療スタッフは退院後も仕事の継続を期待したが、Bは職につかず、写真をおぼえ、悠々自適の生活をして安定した）

X＋二年二月某日　ご報告せねばと思いながら、一年が過ぎてしまいました。退院後の昨年は、ほんとうにお世話になりました。心からお礼申し上げます。とてもよい一年だったと思っています。

お金をもらって仕事をするにはいたらなかったけど、行動することに対する意欲は倍加しています。例えば、隣近所から手伝うよう要請があれば、すぐ立ってゆきます。前だったら、布団をかぶって寝てしまいました。今は自分からすすんで、やることもあります。

勿論、空笑もあるし、独り言はあるけれど、退院直後にやや進行していたのではないかと思っていた異常な部分は、中断しています。

同情もダメ、献身もダメ、あせりもダメ、普通の病人に対するような看護では、すべてだめです。弟のおかげで否応なしに、人様の精神を理解するなどと、おお（大）それたことを思いおこすことがあります。病む者も正常な者も、人間の心はとても幅広く奥深く、私ごとき者が一朝一夕で理解し得るものではない、と思い知らされています。

X＋五年一月某日　クスリが変わったと本人から聞かされ、少々ながら、わたしのなかに緊張感がはしる。私のみるところでは、前より落ち着きがあるように思える。ただ変なことをいいだした。「このクスリは、とてもよいクスリで、ほかのものはなにも食わなくてよい――とテレパシーが教える――」という。いつものことだとおもい、気にしないようにしたが。

（主治医は五年間良好な経過をみて薬物の減量を伝え、レボメプロマジンを削除してハロペリドール単剤とした。減量することに不安をもっていたことが、姉の手記から読み取れる。それによると明らかに症状の再燃がみられるが、週一回の受診時、患者本人から異常体験を訴えることはなく、また客観的表出の変化も

みられなかった）

X＋五年二月某日　夕方、天地がひっくり返る思いをした。四、五日前、わたしの留守に、「いまのクスリで身体が元気になり、ちゃんとなおったから、警察へいって車の免許の受験をしてきた」というのです。勿論、試験のほうは落ちたと思うけど、そのショックがあったと思う。「免許証と車をもって今、誰かがくる」という報告がテレパシーであるといって、前の道を、行ったりきたりするのです。

（患者は本来、温和な性格だが内向的で対人交流は少ない。罹病期間十五年になっているが、かすかな幻声と「おれは宇宙人で、家族はいない」という誇大妄想が持続しており、たまにふっと妄想をもらし、姉たちを驚かせていた）

こんな時、どう対処してよいやら、死にそうです。近所の人でも、身内のものでも、ダメだということを、私は知ってます。経験からいってまだまだ軽症だと思うけど、この程度の時の病院は、とっても遠い所に見える。でも、少しずつ落ち着いてきたようだ。金曜日を待つことにする。読み返してみたけど、まるで私が異常みたいでおかしい。

（その姉はX＋六年の八月、内科の重篤疾患で緊急入院し、二カ月後、帰らぬ人になった。Bはその頃から薬を飲まなくなり、通院も途絶えがちとなって病状が悪化し、往診によって六年ぶりの再入院となった）

㈣拒絶する家族

拒絶している家族を協力家族にかえていくのは、患者を治療するより困難をともなうことがある。ただこのような家族への働きかけは治療スタッフにとって、なんとしてでも継続する必要がある。

働きかけの第一歩は、やはり患者自身の症状をよくすることである。いくら難病だからといっても、患者がよくならなければ家族はあきらめ絶望し、受け入れを拒絶する。患者がよくなることによって、拒絶から協力するようになった家族を以下に記す。

症例三九　UN

三十代女性患者。UNは外来通院時、一人でアパートを借りて自活し、様々な仕事についていた。しかし拒薬や通院中断があり、常時といってよいほど幻覚妄想状態に悩まされ、ときにはパジャマのまま町なかに出て、ぶつぶつ通行人にしゃべることがあった。髪をふり乱し、目をつりあげ、誰彼となく叫んでいる姿は、住民に異様な感じをあたえた。家族に病院へ「連れてきて」と何回となく話したが、実行まで結びつかない。ようやく父親を説得し、なんとか理由をつけて実家に足止めにさせ、そこへ病院から往診することになった。

準備が整ったある日、三〜四人の治療スタッフで往診したが、数時間の説得にも応ぜず、やむなく強制入院となった。入院して二〜三カ月は興奮状態が続いたものの、徐々に精神症状が軽快し、半年後に無事退院することができた。

それをみた父親は大変喜び、病院の家族会に出席し、治療スタッフの働きかけに協力するようになった。退院十年以上になるが、週一回通院し、再発はない。

症例四〇　ＮＨ

六十代後半女性。ＮＨの家族も、最初は一家総ぐるみで拒絶していた。その気持ちをくんで、患者自身が自宅への外泊を拒んでいた。いままでは年に二回、お盆と正月のみの慰安的外泊だったので、家族は我慢したらしい。本人も我慢していた。

なるべく町やふるさとの空気を吸わせようと治療スタッフが月一回の定期外泊をすすめると、まず本人自身が車酔いのため行きたくないという。治療スタッフは、「車酔いは、車に乗るのにいままで慣れていなかったためだよ。車酔いの薬をあげるから頑張ってみなさい」、と指導してはじめて行くようになった。

実家は兄夫婦が所帯をかまえているが、兄は嫁や子供に悪影響だから来てほしくないという。ＮＨは病棟のなかで、他の患者の身の回りの世話を黙々と行い、模範的で精神症状もほとんど目立たないことを強調し、ようやく納得した。その後八年ちかく定期外泊が続いている。最後の拒絶者は、こともあろうに実母である。何回も訪問し母親を説得しているが、娘の受け入れを頑なにはねつけている。

治療的働きかけを十年ちかくしても、患者の外泊を一切拒絶したままの家族もいる。大部分は患者自身が、重症のまま経過している人が多い。治療スタッフも胸を張って、よくなったといえない人々である。説得に折れて一応外泊させる家族もいるが、実家や自宅へは行かず、観光地をまわったり、どこかの旅館に一泊したりでお茶を濁している。

(五)家族会の結成

家族への働きかけで大切なことは、精神障害者家族会を結成することである。当初K病院に家族会はなく、協力してくれそうな家族をみいだしては話をもちかけ、三年後にようやく家族会が設立された（表3-3）。はじめの何年かは一～二カ月に一回の家族交流会をもち、病気の話や現在の精神科治療の考え方などを説明した。また外泊時の患者の支え方なども話し合った。昭和六十三年七月の精神保健法施行のときは、在院患者全家族に呼びかけ、法律の説明や患者の人権尊重、社会復帰活動の促進などを話した。

家族通信「あしたば」も発刊し、年に一～二回病院から家族への様々な連絡紙としている。治療スタッフの活動、病棟の行事や外来レクリエーション、家族の投稿、患者感想文、精神保健福祉制度の説明などを掲載している。徐々に、K病院家族会の積極的な活動がみられるようになった。病棟の最大行事「希望祭」では、家族会の会員が自らボランティアを申し出て、屋台の料理を作った。地域で年一回行われる「心の健康フェスティバル」（表3-5）のバザーには家族会会員が集まり、各家庭や病院職員あるいは保健所職員から拠出してもらった品物を売りさばいたり、地域住民へ精神障害者の現状を理解してもらうようPRしている。

家族会を結成することにより、家族同士が知り合いとなり、個人で悩んでいたことを胸襟を開いて話すようになった。平成四年ごろから地域のなかに公的な精神障害者社会復帰施設をつくろうとの機運が盛りあがった。家族会も、町村長に陳情を行い、あるいは町議会で質問をし、積極的に運動している。その結果、角館町に共同作業所が設立され、平成八年四月から北仙北地域在住精神障害者を利用者として、活動を開始した。精神障害者がいることで世間をはばかり、ひっそりと隠しつづけていた時代の家族とは、大きなかかわりようである。

六．慢性患者の治療戦略㈠

一節から五節までは個々人への働きかけを中心に述べてきたが、この章のまとめとして慢性期分裂病患者共通の戦略を記したい。

長期在院の分裂病患者あるいは長期に自宅やアパートで閉居している患者らに様々な働きかけを行うとき、「ゆるやかに重心を移す」(三二)ことを心がけている。これは長期在院の分裂病患者の社会復帰活動ならびに社会参加をどうしたらよいか、ということでもある。病棟から地域へあるいは自宅から町なかへ患者の気持ちをうごかすとき、患者の心理的重心をゆるやかに移動することが重要である。

社会生活から引きこもっていると、ある患者にとっては病院や自宅の一室のほうが楽で居心地がよくなる。自由がないといっても少し我慢をすれば、温かいご飯が食べられるし、冬は暖かい部屋で過ごせる。からだの調子がわるいと言えば、朝からベッドに寝ていることもできる。

このような患者を精神医学的に症状が軽・中等症（病状レベルⅡ～Ⅲ）であるからといって、ただちに退院や自室から地域へ出ることを迫ると、それがストレスになって追いつめ、自殺へ導くことがある。以下、「ゆるやかに重心を移す」とはどういうことかについて、私の考えを述べたい。

(一)治療的働きかけをゆっくり

慢性期分裂病患者の治療的働きかけでまず第一にいえることは、治療的働きかけの速度を、ゆっくりすることである。これは急性期症状消退後の患者の精神的統合の修復過程をみていると、ゆったりと穏やかに行われている臨床的事実からである。なかには急速に病前にもどる患者もいるが、大部分は徐々にしか精神的修復がすすまない。

症例四一　RO

二十代後半男性患者ROは、急性錯乱状態で入院した。一カ月前後で急性期症状は落ち着いたが、その後は無為・自閉、意欲減退が持続した。三カ月続くが改善せず、一度退院させることにした。外来でも意欲の減退が続き、表情に乏しく、自分の意見もいわず、母親に同伴された通院であった。

家族の忍耐づよい世話で、徐々に家事の手伝い——まきわりや雪寄せよせなど——をするようになった。現在、魚屋の家業を手伝うまでに意欲が回復した。すでに一年を経過していた。

症例四　RS

RSは、入院時極度の幻覚妄想状態と精神運動興奮があり、保護室を使用せざるをえないほど重症であった。二カ月くらいで急性期の興奮状態はとれたものの、その後中等度の幻覚妄想状態が持続した。また意欲の減退も持続していたので、食堂を営んでいる母と同居することになった。三年間くらい同居しながら外来治療を続けていたが、母が突然脳梗塞で死去した。

母が死去して一人になり、これまでの生活態度から自活は無理と思われたので、東京の姉のところに身を寄せることになった。二カ月後、「東京はものごとが速くてついていけない」といって舞い戻ってきた。主治医としては、ハラハラしながらの見守りであったが、精神科ケースワーカや保健婦の訪問に支えられて、仕事はしないがこの十年間立派に一人暮らしをしている。


本人が心理的にゆったりと住める環境として、東京はあまりにもスピーディで、落ち着くことができなかったようである。そして田舎のゆっくり速度のなかには、RS患者の「人生へのかまえ」を「母や姉への依存」から、地域のなかで「自分なりにできることは自分で行う」という生活態度に変化させることも含まれていた。

この治療的働きかけを「ゆっくり行う」ことは、スタッフの少ないことを理由にして、「なにもしない」ことを正当化するものではない。あくまでも患者の生活のペースに合わせて、という意味である。患者の生活やうごきのスピードに合わせると、治療スタッフが考えているペースより、ずっとゆっくりになるということである。

(二) 治療スタッフ・患者間の時間と空間が適度に近接

つぎに、治療スタッフと患者の時間と空間が適度に近接していることである。言葉をかえると、治療スタッフの患者への援助の気持ちが自然に伝わり、しかも患者の救助サインがすばやく受けとめられる、時・空間の範囲といえる。

これは、町で会っても挨拶できる雰囲気、人間のぬくもりや温かさが伝わる範囲といえる。通院距離もせいぜい半日以内、通院間隔も一～二週間が適当である。

私が町なかを散歩すると、あるところで、にこにこ笑って自転車に乗っている患者に会う。会釈すると、その人もお辞儀をする。そのような距離である。

一言つけ加えるなら、患者も治療スタッフも、同じ町の住民であることがもっとも望ましい。私は角館町に十数年住んでいたが、当初はどこにどの患者が住んでいるのかわからなかった。十年目ぐらいから、病院の通勤途上や町なかの歩いて二〇分以内の範囲に、数十人の患者が住んでいることがわかってきた。患者にとっても、私の家はどこそこだということがわかっている。

ある男性患者の自宅は私の家から、二～三分行った道路の角にある。午前八時過ぎ、通勤のときばったり会うことがある。すると遠くのほうで帽子をかぶり自転車に乗った彼が、「先生、おはよう」と挨拶する。私もまけじと、「おはよう、今日も頑張れ」と言ってすれ違う。

症例四二　ＴＩとＭＵ

五十代ＴＩと六十代ＭＵが一緒に住んでいるアパートは、私が体力づくりのため大回りして帰宅する道筋にある。夕方、いまにも壊れそうな古ぼけた階段を昇り、二人の部屋へ行く。ちょうど二人でコロッケを作り、冷や奴をお膳にならべているところであった。近くのスーパーから、ミカン四～五個を買ってお土産にした。

「こんばんは」と入って行くと、「先生よくきてくれた。ゆっくり休んでいって」と言い、こころよく座布団をだし、お茶をついだ。今日の仕事や最近の体調はどうかを聞き、すこし雑談する。一五分ぐらいしゃべった後、「私も夕食時間だ」と言って、席を立つ。こんな通りすがりに立ち寄っただけでも、患者たちは喜んでくれる。

通院間隔として、退院した患者に以前は二週間処方していたが、再発が多い患者を一週間処方に切りかえたところ、明らかに再発が減少している。これなども、治療スタッフ・患者関係の時間における適度な近接といえる。

症例四三　MA

五十代後半男性患者MA。以前は一年以内に再発し十年間で四回再入院になっていたが、この九年間再発せず、自宅で生活し、ときには煮干し売りのパートまで行えるようになっている。退院十年目にはいり、患者自身「信じられない」、と喜んでいる。

週一回通院を、一度も休んだことはない。患者の負担を考えると、週一回通院は酷にみえるが、患者が喜んで来院してくれることが救いである。

症例四四　MF

四十代女性患者MFは病院所在地から離れ、遠方に住んでいる。通院は汽車に乗って二時間かかり、ほとんど一日がかりであった。そのため以前は二週一回の通院間隔にしていたが、二回再入院している。あるときから週一回の通院にしたところ、現在退院して八年目となった。雨の日も雪の日も、元気に通院している。本人自身、「週一回受診が楽しい。ひまわりの家でみんなと一緒に食べる昼食会が、ストレス解消になる」と言う。家にいると兄嫁に「がみがみ言われ、いらいらかっかして苦しくなる」とも言う。「どうか週一回の外来を継続してほしい」、と本人から申し出ている。

このように治療スタッフ・患者関係の時間と空間が適度に近接している状況は、やはり田舎あるいは田舎的地域共同体をつくっている場所でしかありえない。前章の治療の枠組みのところで述べたように、患者も治療スタッフも、病院の職員も、同じ地域に住んでいると、様々な人間的つながりの網の目のなかで生きていることになる。これを治療的な雰囲気に活用することである。

㈢治療スタッフ・患者関係が柔軟

三番目に、治療スタッフ・患者関係が柔軟なことである。これは、患者と対人・対物・対自然との関係がのんびりして、くつろいでいられる状況である。

一つの治療システムはあってもよいが、それにがんじがらめにとらわれないことである。(一九) いくら開放的だといっても、画一的になれば、自由があるようで窮屈なものになる。開放の条件として「〇〇の条件を守りましょう」、と規則を細かくつくり過ぎると、患者はかえって緊張する。

治療スタッフ・患者関係の柔軟性の一つの例をあげる。

症例二八　SS

裁縫の時間に主治医の私に向かって、「ごほうび、いくつ」と投げかけてくる前述した女性患者である。和裁の上手な人で、この人の能力を活かすため看護スタッフは、自分の着物やゆかたのほころびを頼んでいた。この患者は徐々に自信がつき、被害妄想がうすれ、退院することができた。

本来、職員が患者に自分のものを依頼することは、よくないことだといわれているが、いまこの患者に、何ができるのかを考えたとき、このようにスタッフの柔軟な対処も大切だと思う。

この治療スタッフ・患者関係の柔軟性で一番印象に残っていることは、Y病院の看護スタッフと患者との関係である。入院している患者と看護スタッフが、幼なじみや同じ島出身であると、病人云々よりもまず「おい○○」と、看護スタッフに対して患者が、姓を呼び捨てする。それに対して看護スタッフ自身も、「おう、なんだ」と自然に答えていた。

症例四五　SM

Y病院のフロの日。保護室の四十代男性患者SMをフロに入れたあと、ホール隅にある畳室で休ませていた。フロ係を終わって少々疲れたのであろうか、一看護士がその患者を膝枕にしてスヤスヤ寝てしまった。

この患者は突然走り出したり、頭突きをしたり、なにをするか予測のつかない行動をしたため、先日から保護室に収容されていた。私は遠くからハラハラしながらみていたが、突然、その患者の手が看護士の髪の毛をむんずとつかんだ。それで目が覚めたのか当の看護士が、「どーした、Mー」と間のびした声で呼びかけた。恐怖感など一切なく、同僚に話すような、目上に甘えるようなのんびりした発語である。患者もそれを聞いて、髪の毛から手を離し、なにごともなかったかのようにゆったり休んでいた。

治療スタッフ・患者関係の柔軟性が一般化すると、治療スタッフを患者と間違えることがでてくる。このことはすでに例を述べたが、それほど治療スタッフ・患者関係が信頼の雰囲気で包まれているということであり、治療スタッフも「かみしも」を着ていつでもどこでも「おれは治療者だ」と、肩をいからせなくてもよいのである。

㈣治療活動が多彩

最後に、治療活動が多彩で豊富なことが、「ゆるやかに重心を移す」ことにとって重要である。これは患者の個別性を尊重し、患者の様々な状態や生活状況に対応するために、当然のことである。少ない活動プログラムでは、個別性を無視し、患者に画一的な治療を押しつけ、「ゆるやかさ」を減少させることになる。別な言葉をつかえば、治療メニューを多くするということである。

慢性期あるいは長期在院の分裂病患者や地域在住の精神障害者への治療メニューは、ありとあらゆるものがあってよいと思う。しかも患者の住んでいる地域の状況にあわせたメニューが必要である。

かつてK精神科で作業療法の認可基準を取得するとき、毎日の継続性からみると、天候に左右される農作業だけではよくないと県当局の指導があった。作業療法の主力を電子部品や木工作業など屋内作業に組み替え、結果的に農作業ができなくなった。そのため農作業に精をだして参加していた二〜三の患者が、無為・自閉に戻ってしまった。県の指導が農村地域の実状を無視し、患者の可能性を制限した例である。

　治療メニューはこの章の冒頭で指摘した基本的事項をおさえているのであれば、個人精神療法[五七]でも集団精神療法[三〇]でも、作業療法でも、行動療法でも、生活技能訓練[三五]でも、社会復帰活動[四]でも、なんでもよいと思う。本来は患者の病理特性や興味に応じた治療メニューをつくるのがよいが、現実にはその病院の規模や治療リーダーの力量にあった療法を、採用せざるをえない。

　それにしても治療メニューを多くしようとすればするほど、治療スタッフ、医師をはじめとして看護婦（士）、精神科ケースワーカ（精神保健福祉士を含む）、臨床心理士、作業療法士、保健婦など、より多くのスタッフが必要となる。スタッフが多ければ多いほど治療メニューは多彩になり、患者の個別性に対応したきめ細かな治療的働きかけができ、患者の心理的重心を病棟や自宅から地域へ、「ゆるやかに」移すことができる。

七．慢性患者の治療戦略㈡

　ここでは別の角度から、慢性患者の治療的働きかけについて述べたい。一つは人間の活動を、リズムとしてとらえる見方である。つぎに患者のある病状をとらえるとき、患者個人の問題に限局してとらえるか、病棟や外来あるいは家庭などその患者の全体状況のなかで大きくとらえるかということである。患者の症状出現や問題行動に対して、焦点を拡大したり縮小してみたりする、検討の仕方である。また治療スタッフの長期的心がまえとして、「明るく・あせらず・あきらめず」も大切であることを指摘しておく。

本章のまとめとして、「治療的働きかけの目標」も一言しておきたい。

(一)生活をリズムとしてとらえる

人間のリズムは、なにから生みだされているのだろう。患者個人の基本的リズムを生みだすものとして、覚醒・睡眠という意識活動、および摂食・排泄という生体維持活動の二つがある。前者は覚醒↓活動↓睡眠↓覚醒のリズムである。

患者であっても、日の出とともに覚醒し、日の入りとともに睡眠にはいる自然界のリズムをもつが、病棟生活では、午前六時起床、午後九時消灯の規則としてのリズムがある。その上に生活習慣や精神症状が重複して、様々な覚醒・睡眠のリズムができあがる。

五十代後半の男性患者は健常者にちかいリズムをもち、朝起きて食事をしたあと町へ散歩に出て、午後から作業療法に参加し、夕食後テレビをみて午後九時消灯のリズムを繰り返している。このような生活習慣がつくと、定期的に行われる検査結果——血液一般、肝機能、コレステロールなど——がいつも正常範囲である。

六十代後半のある男性患者（症例四七後述）は、朝起きて食事をしたあとまた布団に入り、昼食の時間まで横になっている。午後三時ごろようやく廊下に出てきて、三〇分歩き回った後、また布団をかぶってしまう。他人と接触するのは三度の食事でホールに出てくるときか、廊下を歩き回るときだけである。この間、一言も発することがない。このような生活リズムを、十年以上続けている。

つぎに摂食・排泄のリズムがある。食事は一般に一日三回とるのが常識だが、在宅の分裂病患者には、午前中いっぱい床から起きられず、一日二回しか食事をとらない人（症例四）もいる。

身体になにかを摂取すれば、一定時間後体外に出そうとする生理現象が、排泄である。排尿はあまりリズムとしてとらえる必要はないが、排便行為はその人にとって、一つのリズムとなっている。普通は一日一回、主に朝方、排便の習慣をもっている人が多い。ある人は二〜三日に一回、人によっては一〇日に一回のリズムもある。

症例四六　ＷＳ（症例一三の弟）

四十代男性患者でもともと分裂病に罹患していたが、あるとき交通事故を起こして軽い脊髄損傷になり直腸肛門障害を残した。この人の排便リズムは、一〇日に一回となっており、その日がちかくなると本人は作業を休み、便意をもよおすのを自分のベッドでじっと待っている。そうしないと、病院廊下を歩いている最中に便意があると、トイレまで間に合わないという。それを心配して、予定日ちかくは自分のベッドで待機するのである。

人間にはこのようなヒト動物の基本的リズムのほか、精神的存在としての心理的な、緊張↓弛緩↓緊張↓弛緩のリズムがある。ことに分裂病の患者にとっては、この心理的緊張↓弛緩↓緊張↓弛緩のリズムが、様々に影響を与えている。

心理的緊張↓弛緩のリズムは、あらゆることで生じる。このなかには、右で述べたヒト動物としての生理的リズムすら包含される。覚醒すること自体、ある人にとっては緊張を生みだすものであり、また睡眠が緊張をもたらすこともある。たとえば「寝ている最中にからだや入歯に細工され、おちおち寝ていられない」と訴えた患者がいた。

摂食・排泄のリズムが、いま述べた交通事故にあった患者（症例四六）にとっては心理的緊張をもたらしている。排泄リズムでみれば便秘時の排便行為ほど、緊張をしいるものはない。そのために食生活をどれだけ節制していることかと思う。

同時にそれがようやく排泄されたときの精神的弛緩、ほっとした感じもその人にとってはよい徴候となる。人によっては排便時の爽快感がなく、体内にまだ残っている感じがあると訴えるが、それは緊張を持続させるものとなる。

心理的な緊張↓弛緩のリズムは、対人関係、仕事、レクリエーション、買い物、家への外泊など、課題を設定した（本章四節）あらゆる状況で生まれる。つねに緊張の持続でいることはできないし、いつまでも弛緩していることもできない。しかし分裂病の患者は、往々にして緊張↓弛緩のリズムがうまくできず、ずーっと緊張、ずーっと弛緩ということが多いのである。このあたりが、治療スタッフの働きかけのポイントになる。作業にしろ、仕事にしろ、レクリエーションにしろ、緊張↓弛緩のリズム、言葉をかえると、からだを動かすことと休ませることのリズムを、その患者にあったやり方でみつけることである。

リズムについて要約すると、からだを動かすことと休ませること、緊張（張り合いをもつ）と弛緩（やすらぎ）のバランスをとること、といえる。患者にとっては、なかなかこれができにくい。職親に勤めている地域居住の患者に言うことだが、「仕事に行くことはお金を稼ぐことより何よりも、まずからだを動かし一日のリズムをつくるためだ」と、話している。そのために疲れるのであれば、時間はなるべく短くするようにいう。

これと同じ意味で、「週一回の通院も、一週間のリズムをつくるために来るのだ」と話す。ある患者（症例四）は、汽車に乗って二週一回通院しているが、受診の前日は徹夜してでも通院にそなえるという。毎日の生活はほとんど昼にしか起床できず、受診日は寝過ごさないために、緊張してほとんど眠らない、とのことである。「受診前日不眠症」となっているが、この人にとっては、二週一回の通院が、月単位のリズムを形成しているので、よしとしている。それ以外は、近くのスーパーに買い物に行くだけで、遠出はない。

㈡焦点拡大と縮小

治療スタッフがある患者の問題をとりあげて検討するとき、外来・病棟患者をとわず、場合によっては外来・病棟・家庭・地域と、状況的に焦点の拡大と縮小をしてみることである。

焦点縮小とは患者の、いま・ここでのことに焦点をしぼって、様々な問題を解決するやり方である。言葉をかえると、個々の患者の病状や人柄、あるいは日頃の対人関係に、問題の解答をみつける方法である。

焦点拡大とは、一人の患者の問題をその患者のみに焦点をしぼるのではなく、外来・病棟全体あるいは患者をとりまく状況全体をみわたし、それらの雰囲気がどうなっているか、たとえばここ最近病棟全体で大きな変化はなかったのかを検討し、全体の状況から個々の患者の問題をとらえなおすやり方である。一人の患者について、この焦点縮小と拡大を交互に試みるのがよい。

症例三二　ＫＯ

六十代男性患者ＫＯがある患者のスリッパや枕カバーを、窓から外に投げるいたずらをした。被害にあった患者とＫＯは日頃から仲がわるい。しかし普段は、いたずら行為は影をひそめている。

滅裂言語でおとなしいＫＯは、自分の意思表示があまりできない。対象になった患者はずけずけと自分の考えをいい過ぎる人である。焦点縮小の視点からみると、二人のいつものトラブルにみえる。

ところがよくよく検討してみると、毎年看護スタッフの異動期に、ＫＯは落ち着きがなくなり、様々ないたずら、他患者のスリッパ投げや窓ガラス割りがでるのである。

この異動期は、看護スタッフのそわそわなど落ち着きのなさが、病棟の雰囲気にただよいだす。すなわち自分を支えてくれた看護スタッフが、どこかへ配置換えになるのではないかという不安が、このＫＯをいらいらさせ、トラブルをつくっていたといえる。

焦点の拡大・縮小の考えは、状況によって患者の対応がどのように変化するのか、をみることにつながる。病棟の対人関係が心社室や作業療法の場面ではどうかわるのか、自宅への外泊ではどうなのか、医師と看護スタッフではどう違うのか、などである。病棟ではほとんど寝てばかりいる人が、作業療法では丁寧に細かい仕事をすることがわかる。あるいは病棟では不機嫌で憎まれ口をたたく患者が、心社室から病棟の帰りの廊下で、足のわるい年老いた患者の手を引いている優しい行為が目撃される。

在院している患者のみならず、地域在住の患者も、状況に投げ出され(三七)、状況のなかで生きている。長年、外来や自宅で無為・自閉に過ごしていた患者が、共同作業所に通所することによって笑顔をみせるようになり、さらに仕事の意欲が向上して職親事業所に働きに行くようになった例もある。それを病棟のなかだけ、外来診察室だけ、あるいは精神医学的基準だけで判定するなら、治療スタッフ自身、視野狭窄症といわれてもしかたがない。

おそらくこれは、新人医師と経験を積んだ医師の治療的働きかけの差にもあらわれている。たとえば、新人医師が症状のみに注意を集中すると薬物の増量と行動制限の強化につながり、経験ある医師が行動変化の背景をとらえようとするとかえって制限の緩和や社会復帰活動をすすめることがある。

在籍年数の長い医師や看護スタッフは、意識的にせよ無意識的にせよ、患者に対して焦点の拡大と縮小の視点変更を日常的に行っている。

この焦点の拡大と縮小は技法化すれば、集団精神療法(三〇)に理論化できるが、本書ではそこまでの分析はできない。

(三)明るく・あせらず・あきらめず

三十数年ちかく分裂病の治療にかかわっていると、いつも悲観論に考えが傾き、気持ちのうえで暗くなる。しかしこのような暗さやゆううつな気持ちをひきずって毎日の診療活動をしていると、よくなる患者もよくならない。いつのころであっただろうか。私はK病院にきて、治療スタッフの明るさに触れ、びっくりしたことがある。この明るさが技法よりなにより、患者をよくしている、と痛感した次第である。

心社の一スタッフは、朝あうと職員や患者の区別なく誰にでも大きな声で、「おはよう」と挨拶する。無口で一度も返事をしたことがない長期在院患者へも、「おはよう」と明るい声で、呼びかけている。

私もあるときから真似をして、朝病棟に行ったときは毎日、誰彼の区別なく、「おはよう」と挨拶するようになった。二年三年と同じ挨拶を繰り返しているうちに、一言も挨拶をしなかった患者がある日、小さな声で「おはよ」と挨拶を返したのである。このうれしかったこと。

それ以後、廊下であろうと、トイレであろうと、朝その日の初対面のときは、挨拶することにしている。その返事によって、その日の患者自身の精神状態も、おおむねつかめる。おそらく患者も、治療スタッフが明るく挨拶することによって、治療スタッフのその日の精神状態を、観察しているのではないだろうか。

治療スタッフに明るさがあれば、長期在院の患者にも様々な明るさがでてくる。

症例三一　SF

六十代男性患者SFは在院二十数年になっている。十年前までは、興奮するとみさかいなく乱暴し、看護スタッフへも突進してくるので、保護室へ入れざるをえなかった。長い年月の間に徐々に変化がみられ、被害妄想で他の患者とトラブルをまれに起こすものの、手をあげることはなくなった。

気分のよいときは、にこにこ笑いながら昔話をするようになった。ある日、笑いながら「先生にこれあげる」と言って、一枚の名刺をだした。

そこには肩書として、「全日本断酒連盟理事」と書かれ、「F○○S○○」と印刷されている。「いつ作ったの」と聞くと、「現金所持が許可になり、単独外出が許されたとき、町を歩いていてたまたま文房具屋に入ったら、『名刺つくります』とかいてあったので作ってもらった」と言う。

この患者は本来分裂病でアルコール依存症ではないが、「なんで?」とたたみかけて聞くと、笑いながら「ジョーク、ジョーク」と答えるのである。こんなに患者も明るく病棟生活を満喫するようになったのか、と感心したエピソードである。

治療的働きかけを「あせらない」、あるいは結果がよくないからといって「あきらめない」、ことも重要である。これは前節の、「ゆるやかに重心を移す」と同じことなので詳しくは述べないが、治療スタッフはなにしろあせりすぎる。治療的働きかけの結果が、三カ月後あるいは一年後にでないといってあせってしまうし、あきらめてしまう。

実際、様々な働きかけをしても、なかなか結果が芳しくない長期在院患者も多い。三年六年十年と長きにわたって働きかけても、病棟から一歩も外に出たがらない患者もいる。こんなとき焦点拡大・縮小の視点にたって、検討をしてみることである。

症例四七　ＩＯ

六十代後半男性患者ＩＯは、在院二十数年の破瓜型分裂病である。自室を徘徊するか、たまに廊下を徘徊するかの行動しか起こさず、病棟外には一歩たりとも出たことはない。現金所持もよい、単独外出もよいと言っても、バス旅行はおろか畑作業なども拒絶。出たがらない理由ははっきり言わないが、つよくすすめると、かえって拒絶が激しくなる。

いくら働きかけてもだめだとあきらめかけていたところ、ある看護スタッフがＩＯに声をかけるとこの頃、「おはよう」と返事するようになったというのである。

「えっ」と思い、早速ある朝、その患者にむかって「おはよう」と挨拶したところ、自室をうろうろしながら、「おはよう」と返事をした。やはり長い目でみれば、この患者の生活態度には、よい変化が生じているといえる。

あせらず、あきらめずという態度は、長期在院や自宅で閉居している患者に対して、つねにアンテナを張りめぐらせ、日常生活のささやかな変化に新鮮なおどろきと感動をもつ、ということでもある。健常者にとってはとるに足りないことであっても、患者にとってはかけがえのない変化となっていることがある。それを見分け、新鮮な驚きを患者に伝えることは、患者自身のこころを揺さぶることにつながる。

治療スタッフは、いつになってもあせらずあきらめずに、患者の微妙な変化に気づく「感受性」を維持するこ

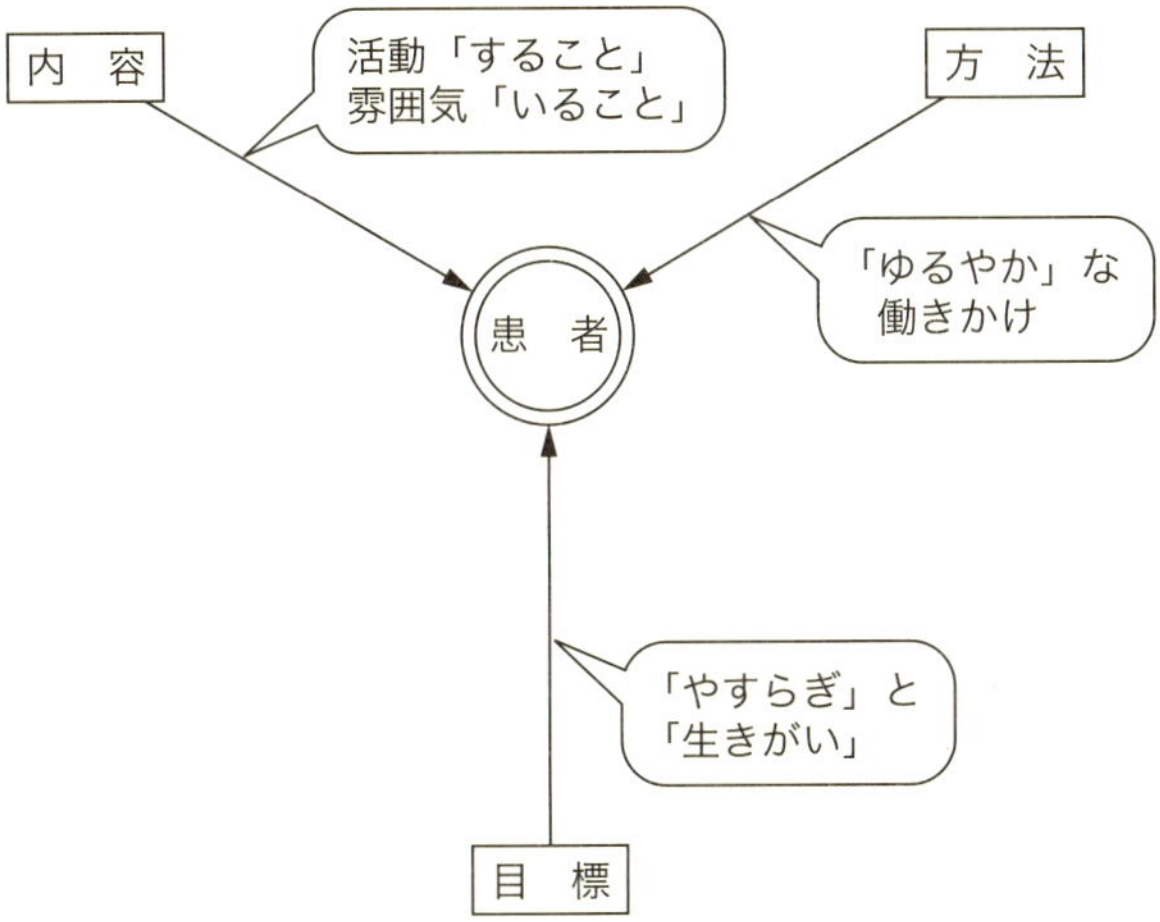

図 4–2　治療的働きかけ

とである。なぜなら、患者自身、どのような状況になってもあせらず、あきらめず、待っているからである。閉鎖病棟であろうと、開放病棟であろうと、自宅に閉居していようと、よい薬物がなかろうと、患者はいつも待ち、あきらめない。それを治療スタッフが先に、あきらめてはいけない。

㈣治療的働きかけの目標

ここまで述べてきた活動「すること」と雰囲気「いること」は治療的働きかけの内容といえるし、慢性期患者の治療戦略で述べた「ゆるやかに重心を移す」はその方法といえる。では、治療的働きかけの目標はなにかについて、本章の締めくくりとして以下に記したい（図4–2）。

ずばりそれは、その人にとっての「やすらぎ」と「生きがい（張り合い）」である、といいたい。「やすらぎ」とは治療の「こと」的側面であり、別の言葉になおすと「安心・信頼・余裕」感といえる。これは治療スタッフや精神科医療システムにも要請されることである。

「生きがい」とは、患者自身の社会的生命の開花（後述）であり、言葉をかえると患者の人権が尊重され「自由性・活動性・責任性(四)」がのびのびと発揮できる状況である。

この両者が同時に治療の場で支えられないと、治療はうまくいかない。なぜなら、「自由性・活動性・責任性」のともなわない「安心・信頼・余裕」感は、ホスピタリズムの助長と無為・自閉・長期在院・治療目標の喪失および沈澱病棟化を生み、「安心・信頼・余裕」感のともなわない「自由性・活動性・責任性」の強調は、患者を緊張とストレスに追いやり、再燃・再発あるいは自殺の危機にさらすからである。

分裂病患者の急性期および慢性期治療において、このバランスが重要と思う。急性期においては「やすらぎ」が優先され、鎮静・休息・充分な睡眠を必要とするが、慢性期の治療においては、「自由性・活動性・責任性」と「安心・信頼・余裕」感の調和が求められる。それがうまく釣り合うと分裂病の患者は、おのずから成長をはじめ、自然治癒力が増強し、自らの「生きがい」をみつけていく。

そして、この「やすらぎ」と「生きがい（張り合い）」の治療目標はふっと考えると気がつくように、健常者の日々の精神的安定の目標でもありうる。ただし、分裂病患者が健常者と異なるところは、その目標の質を「病態」や「人生へのかまえ」に応じて、微妙に調節しなければならないことである。その微妙な調節こそが、これまで述べてきた「治療の枠組み」や「治療的働きかけ（内容と方法）」であり、また六章で述べる精神科医療システムの向上である。

第五章　治療スタッフの問題

ここでは治療的働きかけを行うスタッフの、様々な問題をとりあげる。それには、スタッフ自身の精神衛生、分裂病患者との相性、スタッフ間のチームワークにまつわる対人関係などがある。

これらは脇役としての治療スタッフの質が、いかに主役としての患者のドラマ（生き方）をよくもわるくもしているか、という経験にもとづいている。

一・治療スタッフ自身の精神衛生

分裂病の治療にかかわる治療スタッフには、精神科のその他の疾患を治療するよりも、なにはさておき治療者自身の精神衛生が治療的働きかけにとって、大きな位置を占めている。というのは、分裂病治療において再三再四指摘しているように、治療スタッフ自身が薬でありまた毒物ともなるからである。

すなわち治療スタッフの言語的交流よりは非言語的交流、いいかえれば感情的交流やその治療スタッフの醸しだす人間的雰囲気（人柄）が、薬にも毒にも作用するからである。いかにして治療スタッフの精神衛生を維持したらよいのか、経験を述べる。

㈠その日その時の精神衛生

治療スタッフがはじめて患者と面接するとき、あるいははじめて患者宅へ訪問するとき、体調維持としてつぎの点に注意する。

それは身体生理を我慢しないことである。身体生理、とくに眠気、尿意や便意、空腹を我慢しないようにする。眠気があり意識がぼんやりしたまま、患者や家族の話を聞くのはよくない。頭のなかに確実にはいらず、ゆとりをもって受けとめることができない。

尿意や便意をもよおすなかで話を聞こうものなら、それは上の空になる。その上の空は誠意のない態度として患者や家族に伝わる。空腹は一見外から目立たず、またスタッフ自身我慢できる感じがする。しかし体内では低血糖によるいらいらや疲労感がひろがりだし、要注意といえる。「腹が減ってはいくさができない」のである。

このように患者や家族とかかわる初対面や手さぐりの時期は、万全の体調を維持する。治療的働きかけをする二〜三日前から体調を整え、とくに前日、深酒したり睡眠不足になったりしないよう注意する。また平生から体調維持に努める心がけも必要であり、それについて次項から述べる。

㈡快眠・快便・快食・快活

これは一言でいうと、一日の生活リズムを健康的に保つようにしよう、ということにつきる。その目安が、快眠・快便・快食・快活である。快眠とは、入眠がすぐに行われ、深夜トイレに起きてもすぐ眠れ、朝起床時、熟睡感があり、気分がさわやかな状態で、快い眠りをいう。

快便とは、一～三日に一回便通があり、残便感がなく、胃腸の調子がよい状態である。

快食とは、なにを食べてもおいしいと感じ、食欲も適度にあり、体調が良好な状態である。

快活とは、朝起きて夜寝るまで、張り合いをもって生き生きとした活動ができることである。

快眠のことから話す。睡眠リズムが順調であることは、前日の心身の疲労が解消したことを意味している。そのため、一日のスタートにあたって、気分がゆったりとして充実感に満ちている。快眠のリズムが妨げられるのは、その日の就床時間に入眠がとれないときである。私の毎日の入眠時間は午後一〇時三〇分から一一時ごろと決まっているが、なんらかの理由でその時間に床につけないときは、睡眠のリズムが狂ってくる。


会合が遅くまであり、討論内容で頭が興奮しているときや、会合のあとの宴会で飲酒したときなどは、なかなか寝つかれない。飲酒による睡眠リズムのみだれは、ことに翌日までひびく。睡眠不足と同時に、アルコールによる体調不全がある。頭がぼんやりし、からだ全体の熱感や汗ばみ、胃腸の不調――腹痛や下痢や腹鳴、腸蠕動亢進――があるときは、患者への精神療法は慎重にしている。

睡眠リズムのみだれでその日まったく眠れず、睡眠欠如になった翌日は、精神療法は禁忌である。体調は一見よい。頭は異様に冴え、物事が鋭く分析でき、患者の言葉の綾や背景に隠れた意図などが、あざやかにみえてくる。冷静に考えると、別の意図の可能性もあるはずだが、そのときはこれだと独断してしまう。つい一言多くなるのはこんな日だが、ぐっとこらえる必要がある。

睡眠欠如から二日か三日目に熟睡できれば、睡眠リズムは普通に戻ったと考えている。普通の睡眠リズム後の日中の精神活動は、ゆとりはあるもののどこか抑制がきき、いまこれはしゃべらないほうがよいとか、いやここで話してもよい、万一患者が落ち込んだときはこう対処しよう、と頭のなかで調整できる。

便通も治療スタッフの精神衛生に影響を与える。おそらく便秘が常態化することはあまりないと思うが、これなども出張が続いた月とか、宴会が多い月とか、なんらかの理由で生活のリズムがみだれる月は、便秘傾向となる。便秘そのものが、その日の様々な活動を左右することは少ないが、持続すればよくない。

便秘の反対に下痢になる日もある。とくに前日深酒をした翌日などに出やすい。下痢はときを選ばず、体調が急を告げるので、その瞬間は面接を中断してでも体調調節をすべきである。

もし自分がその席にいなければならないときは、看護スタッフの誰かとかわってもらうか、上級医師についてもらうかする。下痢傾向を我慢して面接を続けることは、患者にとって有害である。

快食、快活も精神衛生のバロメーターといえる。食欲が適度にあり、一日の活動を意欲をもって活発に行うことができれば、その治療スタッフの精神衛生は良好である。ただし快活とは、陽気で社交的でエネルギッシュという性格傾向ではないことを、断わっておく。あくまでその人の一日の張り合い、むずかしくいうと心的エネルギーの充実度（三六）を意味している。

この前提に快眠と快便があるのは、言をまたない。もし快食と快活がマイナスの方向になってきた状態はどうかを考えると、それはうつ状態のはじまりである。食欲はにぶり、活動性が低下し、なにをやっても元気がでない。考えが堂々めぐりとなり、その日の些細なことにとらわれ、睡眠障害や胃腸障害が出現する。こうなると典型的な「抑うつ」の状態といえる。

このようにならないためにも、基本原則は、一日の生活リズムを自分にあったリズムのなかで、規則正しくすることである。それには睡眠リズムを規則正しくし、便通リズムを安定させること。これがみだれないように、少しみだれたときはなるべく早く回復できるよう努力する。

(三)ゆとりの充満

治療者の「ゆとり」は、それだけで分裂病患者の急性期はいうにおよばず慢性期においても、スタッフ自身の人間的「薬」の基本になる。

ゆとりとは、なにか不意の出来事が起こっても余裕をもって対処できる[三二]精神状態、さらに前述の快眠・快便・快食・快活が維持されている状態である。すなわち、一日の生活に張り合いがあり、身体的違和感がなく、一日の疲労はその日の睡眠によって解消され、起床時熟睡感と爽快感に満たされる状態である。なにを言われても、いらいらかっかせず、冷静に聞くことができ、相手を気づかいつつ適切な反論ができる。気力も充実し、その日の活動もやる気がある。目の前の問題に対して余裕をもって対処でき、手順をうまく選択できる。

気分は快く、周囲のうごきが気にならず、全体状況をみながら、物事を統合して判断できる。別な言葉をつかえば、心的エネルギーが充分に補給されている精神状態といえる。

治療スタッフは、この「ゆとり」を、なるべく常時維持するように努める。ではゆとりの能力を高めるにはどうしたらよいだろうか。

ゆとりの能力を高めるには、第一には、前述した快眠・快便・快食・快活を維持することである。これは当然のことであるが、日々のゆとりや、瞬間瞬間のゆとりは、往々にして失われやすい。すなわちゆとり能力を高めるとは、日々に生ずる「ゆとり喪失」をいかに最小限度にするか、を工夫することといえる。

たとえば錯乱状態の急性期分裂病が入院してきたとしよう。幻覚妄想状態および精神運動興奮がありながら、しかも治療スタッフにからみつき、攻撃的言葉を発する。スタッフの身体的欠陥や癖、対応のまずさを指摘したり、あら探しをして非難するなどである。最初は親身になり病気ゆえと割り切って対処しているが、徐々に冷静さを失い、いらいらかっかして、患者の言葉に反応するようになる。ある治療スタッフは、患者の対応に腹を立てて看護室の扉をおもいきりバタンと閉め、怒りをあらわにすることもあった。こうなるとまさに、患者同様の「ゆとり喪失」といえる。

毎日の様々なゆとり喪失に対処する一つの方法は、生活リズムのなかで頭のなかをいかにして、「空っぽ」にすることができるか、にかかっている。しかも短時間で行えるかどうかである。

意外にこれがむずかしい。私の平常勤務時の一日のリズム調節を記すと、午前八時三〇分に仕事をはじめた後、午前十時三〇分ごろのコーヒータイム五分間と昼食後の一五分前後の昼寝である。昼寝の姿勢は椅子に座ってである。ベッドに寝たり、畳に寝たりはしない。その結果、気分転換ができ、頭のなかが空っぽになり、その後の外来や病棟の診療をゆとりをもって続けられる。

もう一つは、その日勤務を終えたあと、少量のアルコールで気分転換をはかり、熟睡することである。

あるいは休日や祭日などに、我を忘れて熱中できるものがあれば頭を空っぽにすることができる。なにに熱中してもよいと思う。家事でもよいし、あるいはスポーツ、音楽、テレビやビデオ鑑賞などの趣味でもよい。旅に出たり、温泉につかりに行ってもよい。その人自身が熱中でき、なにしろそのことをやっている最中は患者、病棟、診療のことをいつの間にか忘れ、そのことに没入できる状況である。

ただここで注意しなければならないのは、物事に没入しすぎて翌日の仕事にさしつかえるほど、それにのめり込んではいけないということである。これでは別の病気を、自分でつくってしまう。アルコール依存症、テクノ依存症、ギャンブル依存など、いわゆる依存症候群や耽溺傾向の精神病理現象が出現する。こうなると前に述べた、基本的体調維持の快眠・快便・快食・快活がくずれ、生活リズムがみだれてくる。仕事に対しての頭は空っぽになったものの、耽溺の対象で頭が満杯になり、ゆとりには程遠い精神状態となる。

ある物事へののめり込みや耽溺、あるいは依存に注意しつつ、適度に頭を空っぽにできれば、翌日新たな問題に対処できる「ゆとり」が生まれてくる。

頭を空っぽにすることが治療スタッフの精神衛生に大切なことは、以下の理由からである。これはある仏僧の話である。

「様々な人から様々な悩みごとや苦しみ、辛いことを聞かされる。人間様々で、具体的な解決は自分ではどうすることもできない。ただじっと聴いてあげる。それだけで相談者は、安心して帰って行く。しかも自分にとって大切なことは、頭というチリ箱をいつも空っぽにしておくことだ。頭のなかのチリ箱に、様々な人からきいたゴミ——心理的汚泥——を入れるが、いつまでも溜めておくとゴミがあふれ、ものごとに対処できず、自分自身がノイローゼになってしまう」と。

すなわち、その日に聞いた悩みごとは、その日のうちに捨てることだ、という。毎日毎日相談を受けるが、毎日毎日頭を空っぽにするよう努力している、という。私もこの話を聞いてから、頭を空っぽにするよう努力している。

㈣治療スタッフの疲労

とはいっても、そうそううまく治療スタッフの体調や精神衛生が、万全であるわけがない。毎日体調を維持する努力を重ねながら、どうしても調子をくずすことがある。ストレスが蓄積し、明らかに心身ともに疲労している状態である。その疲労は、スタッフの個性や生活史によって様々にあらわれるが、どのような状況のとき疲労が蓄積してくるか、ここでは疲労の判定を述べたい。

疲労がたまってきたときの私の症状は、肩こり、首筋のはり、頭重感、あるいは睡眠時間は充分とっているにもかかわらず熟睡感がなく起床時の爽快感がえられない、などである。

精神面からみると、いらいら、かっか、まとまりのなさ、あるいは他者への攻撃性、逆に周囲へ気くばりしすぎで過敏になることなどである。対象がないのに無性に腹が立ち、自分だけなぜこんなに忙しいのだとか、○○はなぜ暇なのだと、攻撃的になるときである。

また、このようなとき人から批判されると、いつまでもくよくよし、自分自身を否定されたような不安に襲われる。特定のことにいつまでもこだわり、看護への指示・方針などを一日単位でくるくるかえてしまう。分裂病の患者と話をしていても、いらいらかっかし、空耳になり患者の言いたいところが把握できず、頭のなかを素通りしていく。自分の訴えを聞いてもらおうと訪れる患者を、軽くあしらう。するど何回も何回も、五～六分おきに言いにくる。本来、一〇分ぐらい時間をきっちりとって聞いてあげればほとんどの患者は落ち着くが、そのときの私はそれすらも、余裕がない。患者の気持ちを読み取る治療的アンテナの感度が低下する。患者の様々な言動に、新鮮な驚きや学ぶ姿勢がなくなる。

以上のようなときは心身の疲労がたまり、自分の精神状態が不安定で、不安が大きくなっていると考え、重要な決定はあとにのばし、活動を減速して一日の生活リズムを普通の状態に維持できるよう心がける。

疲労が蓄積する原因は様々ある。目前のものとしては、不眠や多忙、飲み過ぎ、出張疲れ、身体的疲労、軽度の身体疾患の慢性化（たとえばかぜをこじらせる）、懸案の問題が未解決などである。

慢性疲労の原因としては、患者の重症化、治療の失敗や患者の自殺、精神科活動の中・長期的展望の喪失などである。私が慢性疲労になると、抑うつ、意欲の低下、引きこもりが起きる。ある精神科医は、他者への攻撃性あるいは職場変更、饒舌などが生じる。

目前の疲労の解決方法は、前述したゆとりの回復方法でよいが、慢性疲労の解消は簡単にできるものではない。一言でいうとそのスタッフの日常生活のかまえを徐々にかえていくしかない。

一日の生活リズムをつくり、一週間の生活リズムをつくり、一カ月の生活リズムをつくり、一年の生活リズムを編み出すことである。また人生を大きなリズムでとらえ、物事がうまくいくときといかないときの周期があることを、自ら納得することでもある。

このようにして、心的エネルギーの補給を待ち、疲労が回復し、ゆとりが充満したとき、新しい計画や治療的働きかけをすればよい。

分裂病の患者、とくに慢性期の患者は治療者以上にじっと待っているし、患者自身、治療スタッフの疲労を敏感に察知している。治療スタッフが疲労困憊のなか、治療的働きかけを強行すれば、結局は患者を、さらなる慢性化や重症化に追い込む危険性がある。

自分の精神状態がわるいときは、まずそれをよくする手段をみつける努力をする。その努力過程そのものが、新たな心的エネルギーの補給になりうると思う。まことフロム・ライヒマン[七]が、「精神科医は自分の職業だけを一生の目標としない」と述べたことは、至言である。

ことにトップリーダーが慢性疲労に陥り、そこから抜け出す方策がみつからないときは、思い切って後輩に道をゆずることが賢明と思われる。

あるいは慢性疲労を感じないまでも、トップリーダーは一カ所十〜十五年の勤務が妥当なのではないだろうか。それ以上になると、分裂病患者への感受性（治療的アンテナ）は、擦り切れ、治療的働きかけのマンネリ化、治療理念の空回りが生じ、安定していた患者から再発および重症化が出現する。

勤務場所を移動するか、診療形態をかえるか、臨床現場からはなれ管理業務についた方がよい。分裂病患者を支えるのは一生の問題であり、治療スタッフが慢性疲労から抜け出せないときは交代し、後輩を信頼してまかせるしかないだろう。

二、治療スタッフの人柄と分裂病患者との相性

前節で治療スタッフのゆとりや疲労について話した。ここでは、治療スタッフの人柄あるいは個性といわれるものが、分裂病治療にどのような影響があるのかを述べたい。同時に、分裂病患者と治療スタッフの相性についても検討する。

㈠治療スタッフの個性

治療スタッフにも様々な人がいる。神経質な人、明るく正義感にあふれた人、もの静かな人、無口だが黙々と仕事をきちんとこなす人、淡々として接する人、患者の話をじっくり聴く人など。

人間が万能で完全無欠であれば、それに越したことはない。しかし、人はどんな人物にも、長所がある一方、かならず短所をともなう。分裂病患者への治療的働きかけには、治療者個人の人柄が薬の作用をし、それゆえ自分の個性を充分に自覚することによって、様々な働きかけが可能になる。本書で使用する「人柄」とは、性格や人格傾向のみならず、その人が周囲にただよわせる雰囲気をも含んでいる。まず治療スタッフの様々な行動パターンを述べる。

考えるより先にからだが動くスタッフがいる。冗談や語呂あわせがうまく、患者を笑わせては、その場の雰囲

気を明るいものにしている。なにしろそのスタッフがいれば、どっと笑いが起こる。患者も冗談を待ちこがれているところがある。なにかが起これば、考えるより先に行動するので、患者が病棟にいないという話を聞くと、ただちに車を出して町なかを探し、自宅へ駆けつける。からだのほうがすぐ動くといったタイプである。

つぎに、明るくはきはきしているスタッフがいる。感情豊かによくしゃべり、ものごとをはっきりさせ理づめではこぶ人である。患者の話を聞き、それを忘れずに、適切な助言を与える。患者も慕ってきて、そのスタッフに話せば主治医へも伝えてくれるし、処置もちゃんとやってくれるので、信頼が厚い。

静かに話を聴くことに徹するタイプのスタッフもいる。どんなに忙しくても、どんな時間帯でも、患者が訴えてきたら、充分時間をとって話を聴く人である。ときには、コーヒーを飲ませながら、じっくり一時間聴いている。妄想の内容が奇妙で卑わいなことであっても、その内容には一切コメントせず、にこにこ笑いながら静かにゆったりきいている。患者の苦しさ辛さに共感を示しながら、ときに相槌をうつのである。

以上から性格傾向を理念化して両極にわけると、一つは、ものごとの輪郭と論理性をその場ではっきりさせ、自分の意思を明確に伝える人である。もう一つは、相手の情緒を大切にし、気持ちをくんで共感的に、静かに話を聴く人である。

前者から述べると、その人は自分の意見をはっきり言い、論理の組み立てもしっかりして、相手とがっぷり四つに組むことができる。三段論法ですぐに論理をまとめ、発表することができるが、ただよわせる雰囲気は殺気立ち、迫力があり、一見近づきにくい。

自己の論理を正当化するため、論理上の誤りをおかすこともあるが、その点についての自覚にとぼしく、自分の主張の正当性を信じて疑わない。他者に対して教育的で、超自我像がしっかりしており、崩れることはない。論理はつよいが、論理の矛盾に気がつかないとそのまま受け入れる。最初は近づきにくいが、親しくなれば温かいし、親分肌で面倒みがよい。

批判や中傷など他者の攻撃が急なときは、急反撃できるが、攻撃がボディブローのように徐々に行われると辛い。一番よわいのは、相手がのらりくらりとして、なにを言いたいのか、その意図が正確に伝わってこない状況である。

従来の性格類型でいえば主に、循環気質、メランコリー親和型、てんかん気質、几帳面で神経質、執着気質などがはいる。

後者の性格について述べると、優しさをただよわせ、決して怒ることがなく、他者を一見配慮しているようにみえる。しかし、いざ論理的具体的な問題になると、自己のものを自己のものとしてしっかりとらえていないので、行きづまってしまうことがある。そして、他者の理論化したもの、一般化したものを沢山収集し、それで説明しようとする。そのため、ますます自己の論理がなくなる。

最初ははいりやすいが、ある側面からみると冷淡にもとれる。論理によわいが、直感的嗅覚的に論理の矛盾はわかる。攻撃が急であると、たじたじとなりうしろへ引くが、ワンテンポおくと立ち直る。強い外圧が加わると自分を失いそうになり、引っ込んでしまい、自己不全感が生じる。

このタイプは、直前の問題をすぐに言語化しにくい。言語化したときでも、発声するより書き記したほうがよい。その場で論理を組み立てるより、ゆっくりと何回も反芻しながら、論理を組み立てる。論理の発想の場を考えると、一つのテーマをその時間内に煮つめることができず、別の場でふとしたことで関連をつかむ。まなざし、ことに半知りの状況がこわい。あるいは、自分がまなざしのなかに投げ込まれるのがこわい。大衆のなかに埋没するのは安心できるが、大衆からうきでてクローズアップされるのは苦手である。従来の類型でいえば、分裂気質、不安性（回避性）人格障害などがはいる。

これらの性格傾向は、どのような人にも要素として備わっていると思われるが、一方がつよくでている人と、両方ともバランスよく備わっている人の三つのタイプに分けられる。これらの理念型のなかで自分はどの位置にいるのか、充分に自覚して、治療的働きかけを行うことである。

治療技法からみると、治療スタッフには個人的接触が得意な人と、集団的接触が得意な人がいるのも事実である。個人的接触が得意な人は、愛想、挨拶はいいが、集団では固くなる。

集団的接触が得意な人は、集団で人を笑わせ、リラックスさせるが、個人的には愛想がわるく、無礼で、腹立たしいことがある。技法的にいえば、個人療法が得意な治療者と集団療法が得意な治療者がいることになる。

それゆえ治療的働きかけに応用するとき、当然自分の個性にあった技法を学ぶべきで、そのためには、自分の性格の分析が必要である。

ただし、分裂病治療においては技法も重要だが、それだけに拘泥してはよくない。よく思うのだが、神経症治療には名医がいるが、分裂病には、患者を治したいという治療スタッフがいるのみである。神経症は精神療法の技法が有意義であり、それを心得た名医に出会えば、全国どこに行っても治すことができる。

ところが分裂病には技法云々より、患者のそばに寄り添って[九]、信頼・安心感にもとづいた治療的働きかけをしていることが大切であり、名医が治すことはできない。患者の住んでいる地域で、こつこつと分裂病患者の治療や看護や援助をしている治療スタッフが、いわゆる「名医」と呼ばれてしかるべきであろう。

(二)分裂病患者との相性

分裂病患者と治療スタッフに相性があるといったら、それは本当でもあるし、うそでもある。分裂病治療に積極的な治療スタッフもいれば、仕事だからしかたないといって、嫌々ながら行っているスタッフもいる。そして、そのように仕事と割り切ってやっていれば、それなりに患者はよくなっていく。少なくとも患者をよくしてあげようという気持ちがあれば、どのような個性の治療スタッフでも、よくなっていく患者はいる。とはいっても長年の経験から、治療スタッフと分裂病患者との間に、ある程度の相性があると思えてきた。どのようなところで相性が合うかは一概にいえないが、その辺のことについて、つたない経験を述べたい。

無為・自閉患者との相性がよい治療スタッフは、これらの患者と接していても、疲労を感じないことが一つのポイントになる。無為・自閉の患者は、なにもしゃべってくれないし、なにも患者自身からアプローチしてこない。その患者へ治療的働きかけをしようとすると、普通であれば多大のエネルギーを費やす。エネルギーを使っても、使っただけの効果や喜びはえられない。それでも疲れなければ、無為・自閉の患者に相性が合うといえる。しかも勤務中にこれらの患者のことを、いつも頭の隅にいれておくことができる人である。というのは、ややもするとこれら無為・自閉の患者は、いつのまにか忘れ去られ、はっと気がついたら一年がたっていた、ということになりかねないからである。

毎日の勤務で治療スタッフは、どちらかというと問題行動を起こす患者、たとえば幻覚妄想状態のいちじるしい人や、不安や興奮のつよい人に関心がむかう。実際、待ったなしの対応を迫られることが多いので、受持ち患者が多ければ多いだけ、日常の仕事では問題患者の対処に忙殺される。

このような状況でありながら治療スタッフのこころのアンテナを、無為・自閉の患者へつねに張りめぐらせておくことができれば、相性が合っている。無為・自閉の患者のそばに寄り添っていても苦痛を感ぜず、また患者へも圧迫感をあたえず、ささやかな変化を見逃さない治療スタッフであれば、相性が合う。

妄想患者との相性は、妄想内容やそれに対する論争より、妄想を訴えている患者の感情のうごきに焦点をあてることができればよい。妄想内容に治療スタッフが注目し、それに論争をいどむとすれば、際限のない闘いになり、患者自身妄想をつよめてしまう。それより妄想によって、日常生活で困っていることや苦しんでいる感情生活に焦点をあてることができれば、妄想患者との相性が合ってくる。あるいは治療者と患者との基本的信頼関係[四八]がすでにできていれば、治療スタッフがするりと妄想のなかにはいって（症例三五）対応することも、相性が合うといえる。

とくに慢性期の妄想患者は、現実的なことも妄想で処理しようとすることがある。

症例四八　GW

五十代男性患者は、病室で他患のタバコを失敬した。ときどき同じようなことがあるので注意を与えると、「神さまの声でこのタバコを吸ってよいと聞こえた」と言う。そこで私もすかさず、「先生のほうには、神さまの声は届いていない。もし吸ってよいというなら、先生にも連絡があるはずだ」と返答した。その患者は、「わかりました。これからは先生に断わります」と言い、そのような盗みはなくなった。

相性がよいということで、ほかの治療スタッフがつながりをつけられない患者に、うまくかかわりをもてる独特のスタッフがいる。普段は患者と心理的距離をとり、淡々としているが、疎通性のわるい一患者に対しては、相性がいい。よくみていると、ポイントポイントでその患者の胸にひびく声かけをしている。また患者の訴える些細なことを見逃さず、かならず上司へ報告する。ことに漫然としていると見過ごすような、小さな身体症状（湿疹、いぼ、白癬症など）を忘れずに報告する。

それでいて万一、患者が無理難題——たとえば自由に動けるにもかかわらず、「おれは患者だからなんでもやってくれ。大小便の世話や食事の配膳、下膳もたのむ」（症例一八）など——を言ってきたときは、「自分は看護士として働いている。うごける人が、できることをやるのは治療のうえでも効果がある」と、自分の看護姿勢を示し、患者の甘えをはっきり指摘する。そんなところが、患者と相性が合うのであろうか。

相性が合う合わないという点からみると、妄想の対象になりやすい治療スタッフや患者、逆に妄想の対象になりにくいスタッフがいる。まず病棟の権力者は妄想の対象になりやすい。これには病棟科長や主治医、病棟内のボス患者などがいる。感情まるだしのつよい口調で患者を叱責するスタッフも、妄想の対象になりやすい。

一方、優しすぎて話があいまいになり、やや母性的な治療スタッフも妄想の対象になりやすい。恋愛妄想や被害妄想の対象になってしまう。

他方、妄想の対象になりにくいスタッフもいる。このスタッフをみていると、先に述べたように患者との心理的距離のとり方がうまい。観察力が鋭く、患者の話をよく聞き、患者とのんびりゲームをしているが、つねに適切な心理的距離を維持している。患者の感情を逆なでする一言を、いうことがない。

この項の最後に相性とはなにかをまとめると、それは患者の醸しだす雰囲気をうまくとらえる能力、言葉をかえると患者から発する波長をうまくとらえる感受性といえる。患者は言語レベルよりも非言語レベルで、治療スタッフへ救助サイン（こころの波長）を送り続けている。その波長をいかに受けとめ、支え、働きかけるかによって、相性が合うか合わないかが決まってくる。

㈢相性をよくする訓練

相性をよくするためには、治療スタッフとしてもそれなりの努力が必要である。まず患者のそばで一定時間、少なくとも三〇分以上なにもしないで、じっとしていることに耐えられる訓練をすることである。これはなにも病室だけの話ではない。

芝生の中庭があれば、患者と一緒に寝そべって、何時間いてもよい。あるいは病室で患者がアンマをしてあげるといえば快くその誘いにのって、ごろんと横になりながら一緒にいることである。治療スタッフ自身は、なにもしない。

すなわち、沈黙しながら患者のそばに寄り添うことができるか、ということである。もし患者が口を開いたときは、そのたどたどしくまとまりのない内容にではなく、スタッフへ声をかけてくれたこと、勇気をだして口を開いたことに敬意を払い、共感することである。

発言内容より、患者の態度や振る舞いから、患者の感情のうごきを読み取り、こちらも態度でそれを伝える努力をする。ある患者が口をモゴモゴさせながら訴えてきたことがある。内容はわからなかったが、苦しさの感情は理解できたので、私が「辛そうだね」と言ったところ、患者は安心した表情でうなずくのであった。

患者のそばになにもしないでただ「いること」に耐えられる人は、分裂病患者の治療にむいている。というのは、緊張病性昏迷や、不安でおびえている患者をみかけたとき、前述の体験をもっている治療スタッフであれば、患者のそばにいても苦痛を感じないからである。

こういうとき、なにかをしてあげよう、どうしたら気分をよくすることができるだろうなどと考えたり、患者を操作したり、取り引きをしないことである。またそのような誘惑に、負けないことである。

原則は「そばにいること。治療スタッフがそばにいても無害であること」という事実や雰囲気を、患者に伝えることである。[九]四章一節で述べた働きかけの基本的事項の「いること」の質を高める、[五一]これが相性をよくする訓練の基本になる。

第二に、分裂病患者の生活や対人交流のなかに、「新鮮なこと」をみいだし、それに感動する努力である。これは患者のなかに「新鮮さをみつける感受性」ともいえる。どんなに長期在院していても、どんなに奇妙な妄想をもっていても、どんなに無為・自閉の在宅生活をしていても、治療スタッフが患者の感情や行動のなかに「新鮮さ」をみつけ、それにこころから驚き、治療の糸口とすれば、患者はかわりうる。

これは、「患者から学ぶ」という姿勢を治療スタッフがもつこと、[四七]と同義である。患者の言葉に耳を澄ませていると、学ぶべきことが多い。

二十数年間ベッド一つの居住空間で生活をしながらも、人間としての誇りと品性を失わない患者（症例一一・症例三五・症例三六）がいたり、治療スタッフがなにげなくつぶしてしまう昆虫や小動物あるいは野草などに、こころからの愛情をよせている重症患者（症例三）もいる。生きるものへの、純粋な共感とやさしさ（一〇）をもちあわせているといったらいいのだろうか。足のわるい人を無言でトイレまで連れて行く患者（症例五）は、普段は治療スタッフがとりつくしまのない無為・自閉、徘徊の生活である。畳の病室を回診時、部屋の入り口で脱いだ主治医のスリッパを、さっと飛んできて丁寧にそろえる無為・自閉の女性患者（症例一〇）もいる。

空笑の日常生活でありながらキャンプ場では「ラノビア」の美声を聞かせてくれた五十代男性、散歩のたびに道端に捨てられた空き缶を拾い集めている患者、主治医が長患いの咳をしていると「先生、大丈夫ですか」と心配そうに声をかけてくれる女性患者（症例三七）など、数え上げればきりがないほど、彼らは普段の病状レベルからは想像もつかない、「はっと驚く」一面をもっている。

どのような患者であっても、根気よく治療的働きかけを続けていると、これまでとは違った言動や振る舞いがでてくるものである。それに対して、治療的アンテナを鋭敏に張りめぐらせている姿勢、すなわち「患者から学ぶ」という、治療・看護観をもちたい。

第三に言語交流の面からみると、治療スタッフのなかには、一言多くしゃべる人と、一言おし黙る人がいる。一言多くしゃべる人は、分裂病患者に面接したとき、ぐっとこらえる訓練をする。しゃべりすぎて悪化させることがあったり、妄想の対象になったり、暴力の対象になったりする。

これは、健常者のなかにあっても同じことで、一言多くしゃべり相手の感情を逆なでするため、相手に不快感や不愉快な感情をあたえ、あるときは怒りの感情をうっ積させる。それゆえ一言多くしゃべる治療スタッフは、ぐっと言葉をのみこむ訓練をする。

一言おし黙るタイプの治療スタッフは、彼ら自身が神経症的になることがある。おし黙った一言を、どこかで発散するか、頭を空っぽにする必要がある。ただし分裂病患者との面接では一言、「私は、こう思うんだけど」と付け足したほうがよい。あまりくどくど説明はせず、一言の余韻を残して後日、分裂病患者に聞いてみるのもよい。

以上、「そばにいること、新鮮さをみいだすこと、言語交流の注意点」の三つを充分にわきまえ、自分なりに努力すれば、分裂病患者との相性が向上するであろう。

三．治療スタッフ間の問題

精神科の治療において、治療スタッフ自身の人柄が、治療的働きかけに影響を与えると述べた。すると、その病院や精神科病棟のリーダー、あるいはスタッフ間の人間関係も問題になってくる。ここではリーダーの資質や、治療スタッフ間のチームワーク、あるいはリーダーの出身地について述べる。

㈠リーダーの治療観と資質

精神科の治療ほど、その病院や精神科をあずかるトップリーダー（院長あるいは病棟医長あるいは看護婦長）の治療観によって左右されるものはない。一人の人物によって患者の人生経路がいちじるしくかわってしまうのは、身体各科ではみられないことである。

身体各科であれば、一人の医師の治療方針が間違っていたり物足りないものであれば、医師や病院を変更すればよい。しかもそれは医療技術、専門技術、高度医療機器の差でかたづけられる。

しかし精神科に入院している分裂病患者や家族は、それを医療技術だけではかたづけられない。というのは精神科医療を運営している治療スタッフ自身、ことにトップリーダーの治療観が、疾患の予後に影響をおよぼしているからである。

同時に、社会復帰が「ゆるやか」に行われることを考えると、なるべく居住地に近い病院がよい。それゆえ、医師や病院を変更することが、意外に困難になる。発病初期や年齢的に若い患者であれば、思い切って治療者を変更することも可能であるが、大部分の長期在院患者にとってはむずかしい。

現在、精神科病棟の運営は開放的処遇が一般的になってきたが、そのような条件になっていない精神病院や精神科病棟もまだまだ多い。

その病院のトップリーダーである院長や病棟医長が、分裂病治療に対してマイナスのイメージ、分裂病は治らないもの、治したとしても再発するもの、再発すれば患者も家族もかわいそうだから社会復帰は積極的にしないほうがよい、という治療悲観主義をもっていたとする。病棟は相変わらず閉鎖病棟が中心となり、患者の社会復帰を刺激する活動はまったく行われず、レクリエーションが行われたとしてもせいぜい慰安的なものであり、いわゆる沈澱病棟ができあがる。長期在院患者はいつまでたっても退院が不可能となり、入院していても将来の展望をもてず、無為・自閉、徘徊の毎日を過ごし、社会性が喪失していく。すなわち、リーダーの分裂病治療に対する絶望感や不安感が、閉鎖回路の病棟をつくりあげてしまう。

大病院でスタッフや設備も充分あり、よい精神科医療システムができあがっていても、トップリーダーの治療観によって、患者の社会復帰がすすまないことがある。逆に、小さな病院であっても、トップリーダーの治療観が開放的、社会復帰志向であれば、患者にとって地域にむけた計画ができる。

つぎに他のスタッフとの関係をみると、リーダーはトップであれ病棟婦長（看護長）であれ、普段、大きな方針を示していれば、あとはとやかく口出しをしないほうがいい。こと細かに指示を連発すれば、部下のスタッフはのびのびと活動することができない。

前述したように、精神科の治療は、治療スタッフが各々の個性を発揮することで多様な働きかけができる。私はいつも治療スタッフ（医師、看護およびコ・メディカルスタッフを含む）に、「自分の個性を発揮すべし」と、話している。

というのは、K病院のような総合病院精神科において、看護の異動のたびに身体各科から新たに看護婦が配置されてきたとき、「精神科看護とはなにか、なにをすればよいのか。医師の指示を待つのではなく、自分の個性を生かす看護独自の治療的働きかけが必要である」ことを、何回も説明している。

身体各科とは異なって自分の個性を発揮できると自覚した看護スタッフは、分裂病患者への働きかけがめきめき上達する。看護観の変更ができないと、医師の指示をこなすだけの、たんに処置業務が終わったら何もしないで一日を過ごす看護になってしまう。

そのためには、治療スタッフがゆとりをもって自由にうごける、治療システムや勤務条件をつくることが必要である。いままでの経験から、トップリーダーが治療的にまとめられる病院や病棟の大きさは、ある程度決まってくる。一〇〇床が一つの目安になると思う。これ以上になると管理的発想が前景にでて、治療的配慮がいちじるしく低下する。一〇〇床で看護基準特一類なら看護スタッフ数三三人前後になる。これにコ・メディカルスタッフが四〜六人加われば、よりよい人数である。

このほかトップリーダーの資質としては、病棟や治療スタッフ個々人の危機的状況のとき、率先して前面にでることである。たとえば、ある分裂病患者が無断離院したとき、職員を非常召集した方がよいのか、捜索隊を何班編成した方がよいのか、警察に捜索願をいつだすのか、家族との連絡は、などの状況を的確に判断して、つぎつぎに指示をださなければならない。

あるいは、一看護婦が保護室入室中の緊張病症状患者へ薬を持って行ったところ、突然患者が飛びかかってきたことがある。叫び声をあげ助けを求めたが、真っ先に病棟看護長が駆けつけ、その患者を制止した。普段は静かで表面にでない看護長であるが、行動の機敏さ、判断の冷静さ、いつ起こるともかぎらない部下の危機的状況へのアンテナの鋭敏さにはびっくりした。

(二)スタッフ間の問題

精神科に勤務するスタッフは、精神科医をはじめとして、看護婦（士）、作業療法士、臨床心理士、精神科ケースワーカ（精神保健福祉士を含む）、各々の助手、事務員、栄養士や調理師などの給食関係職員、運転手、掃除婦など様々である。

K精神科には精神科医や看護スタッフのほかに、コ・メディカルスタッフ（作業療法士、臨床心理士、精神科ケースワーカ、および助手）がいるが、その人間関係について述べたい。

看護スタッフ同士は同じ職種であるが、総合病院の精神科の場合、異動するものとそうでないものとの差がでてくる。看護婦は身体各科へ配置替えになったり、各科から異動してくる。それゆえ精神科看護をまったく知らず、新鮮な感動を病棟に吹き込むことがある。異動しない看護士は精神科看護のなんたるかを充分認識しているが、一方でマンネリに陥っている場合がある。

こんなとき分裂病患者の治療や看護について、後輩のスタッフに積極的に説明するか、消極的に説明するかによって、後輩スタッフの治療的働きかけに意欲の違いがでてくる。

ある先輩スタッフは、他の科とくらべて精神科はほどほどにやっておけばよいと言ったり、適当にさぼってと言ったりする。これでは分裂病患者はうかばれない。これまでと同じ温かみのない看護をされ、なかなか病気の泥沼から立ち上がれない。

他方、精神科看護を知らない後輩スタッフであっても、精神障害者に対して同情と優しいまなざしがあれば、先輩スタッフ以上の治療的働きかけができる。各科とは違って自分の看護技術より個性や人柄が、患者から評価され支えられる。そのことに気づいた看護スタッフは生き生きとして目が輝き、毎日の仕事に張り合いがでてくる。

看護の仕事には、患者グループ別の受持ち看護、および一日の業務当番（入浴、食事、与薬、処置、各科受診、新入院、受付係など）がある。あまり忙しすぎると、一日の業務をこなすことで終わってしまう。

問題になるのは、受持ち患者以外の人から声をかけられたとき、どう対処したらよいかということである。ある看護スタッフは、自分は受持ちでないからといって、無視して通りすぎる。そのためいらいらした患者は、ガラスを割って病棟全体に迷惑をかけることになる。

別の看護婦は立ち止まって患者の話を聞き、自分で可能なことは、受持ち看護スタッフの手をわずらわさず、さっと対処する。患者の声かけの内容は、意外にも単純で短時間でできること――たとえばうおの目の処置や腕のかゆみ――なども多い。現金所持や外泊など、看護方針に関係のあるものは必ず、受持ち看護スタッフに伝えておくと約束する。この辺もその看護婦の、患者に対する看護観と関連がある。

看護をチーム分けすることによって、上司に不満のある看護スタッフを中心に、感情的攻撃性をともなった非治療的看護チームのできることがある。これは治療とかかわる看護観の問題より、上司と部下あるいはスタッフ同士の感情的対立がグループ化を促すものである。看護観の問題であれば話し合いで解決できるが、職場の感情的こじれにもとづいた非治療的スタッフのグループ化は、毎日のチームワーク、ひいては分裂病患者への治療的働きかけにも影響をおよぼす。チームを撹乱するのは特定の人が多いが、リーダーが優柔不断で部下の正当な要望に日頃から聞く耳をもたないと、さらに不満がうっ積する。そのためにも適度な間隔のカンファランス、および病棟全体の治療・看護方針の再確認や職場環境の再検討が、つねに求められる。

看護スタッフと心社スタッフとの関係は、異職種の関係になる。作業療法士は、作業療法棟で一日二時間、小グループの患者と作業をする。臨床心理士は臨床心理検査やカウンセリングをするし、精神科ケースワーカは家庭や職場訪問あるいは関係機関との連絡にあたる。同時に心社では、病棟・外来の患者を問わず誰でも、いつでもお茶やコーヒーを飲みにきてよい、と言ってある。

病棟で受持ち看護スタッフからきついことを言われた患者は、逃げるようにして一日中、心社に入り浸ることもある。これまでの看護スタッフであれば、心社スタッフは患者を甘やかしていると批判的であったが、何回かスタッフ同士の話し合いをもち、患者の逃げ場も必要だとの考えにかわってきている。

心社スタッフからみると、病棟の患者で身だしなみが整わないまま、あるいは奇妙な服装のまま、来室する人がいる。そんなとき受持ち看護スタッフと話し合い、「病棟の外に出ることは、町に出かけるのと同じで、心社にくるときも身だしなみをよくしよう」と、患者たちへ呼びかけた。その後、前のような不潔で見苦しいかっこうは減少した。

精神科医とその他のスタッフとの関係を述べると、医師は医療制度上、あくまで各スタッフの一番上にたつ。それゆえ精神科医の治療観と看護スタッフの看護観がおおよそ一致していればチームワークはスムーズにいく。もしトップリーダーであれば、その治療観は分裂病患者の治療的働きかけに多大な影響をおよぼす。問題はトップリーダーのもとに若い医師がきて、自分の治療観にもとづいて様々な治療活動をするときである。その下で働いている看護スタッフやコ・メディカルスタッフは、新しい考え方、あるいはあまりに従来のやり方とは異なるうごきについていけず、治療的働きかけを躊躇し、戸惑い、チームワークのみだれることがある。

この場合は、当然トップリーダーとしての病棟医長や科長がその医師とその他のスタッフをとりもち、病棟全体あるいは病院全体の治療方針や治療観を説明し、話し合いで解決する必要がある。これができないと、新任医師が病棟全体でうきあがったり、看護スタッフが混乱し、分裂病患者への働きかけにも支障をきたす。

(三)スタッフの性別

性別にまつわる様々な問題もある。患者も治療スタッフも人間であり、どちらにも男性と女性がいる。性別で問題になることは、患者たちの片思いや恋愛感情、あるいはそれにもとづく恋愛妄想などが出現したときである。

症例四九　TS

先輩医師が治せなかった三十代女性患者が、若輩の私の精神療法的接触で回復していったことがある。図に乗った私は、その患者が病院の個室で一対一で話をしたいと言ったとき、治療的に意味があると考え、了承した。

ところがその女性患者は、自分の思いを、私へぶつけたのである。それを聞いてびっくりした私が席を立って扉から外へ出ようとしたところ、うしろから抱きつかれてしまった。その場はそれでおさまったが、その後その患者の思いはますますつのり、妄想化した。「先生は私を愛している。それなのに意思表示できないのは、誰かじゃまする人がいるからだ」と。

転勤してその病院を離れたあとも、あるときは転勤先病院へ、あるときは自宅へ五分おきに電話をかけ、一時間十数回の電話となり、自分自身がノイローゼ気味になった。

この症例からえた教訓は、四章一節の基本的心がまえで述べた、「ペースに巻き込まれず」心理的距離をいかに保持するか、ということであった。明らかに経験の少なさからくる失敗である。その後も何回か恋愛妄想の対象になったことがあるが、そのときは周囲の治療スタッフ――看護スタッフを含め――に協力を求め、心理的距離がくずれないように注意した。同時に、患者の恋愛感情を対人交流の独特なあらわれととらえ、治療的に活用するようにしている。

女性スタッフと男性患者、男性スタッフと女性患者の間に恋愛感情が生じることは、人間の世界からいって、当たり前といえば当たり前のことである。要は、この感情を対人交流の一側面として、治療的働きかけのきっかけにすることができるか、かえって妄想をつよめ病状を悪化させるか、精神科治療の経験がものをいう。ここで大切なことは、恋愛妄想の対象になっている一スタッフに対して、周囲の治療スタッフが揶揄したり皮肉を込めた言動をとらないことである。一スタッフの辛さを温かく包み、スタッフ全員で支える。

これらスタッフ間の問題を調整したり、それを治療的働きかけに活かすためにも、先に述べたように様々な職種間のスタッフミーティングは、必要欠くべからざるものである。

㈣スタッフの出身地

治療スタッフの問題でいつも話題にのぼることは、スタッフの出身地である。出身地ということは、その治療スタッフが地元生粋の人か、外からきている人か、ということである。なぜこのようなことが問題になるかというと、精神科臨床において、言葉ならびに非言語的振る舞いをとおしたスタッフの雰囲気が、治療的に患者へ様々な影響を与えるからである。

単純に考えれば、日本人の治療者が外国へ行って、どの程度精神療法的治療が可能か、ということである。相手国の言葉が使えなければこれは話にならない。しかし、外国語の会話がスムーズにできたとしても、その地域の文化にもとづいた振る舞いや雰囲気を取り入れて接することができなければ、本当の対人交流とはならない。外科的治療や薬物を使う内科的治療は容易かもしれない。ただ内科で薬物療法を行うにしろ、外国人患者の訴える症状をそのまま鵜呑みにしてよいのかどうか。ここにもその地域文化のあらわす様々なニュアンスを聞き取らなければ、誤った薬物の投与になってしまう。

精神科の臨床において、いままでなおざりにしてきた治療スタッフの出身地について、ここでは考えてみたい。

第一にトップリーダーの出身地について述べる。トップリーダーが地元出身か否かは、身体各科においてもありうる。というのは医師の人数が絶対的に足りず、また医師がかならず地元へ帰って診療しなければならないという制約もないからである。ただある精神科医は地元に帰って診療する、あるいは親の世話をするため、地元に帰ることもあるだろう。その場合、どの程度の地縁凝集性（治療スタッフと患者の職住接近および居住地における地縁・血縁など様々なつながり。詳しくは後述）をもった地元に帰るか、ということになる。

いままで述べてきたことであるが、精神科臨床を確実に実践するためには、心理的距離が大切である。地域でこれを考えると、地域的心理距離あるいは文化的心理距離ともいえるものが重要になってくる。

地元といっても、都会の地縁凝集性は低いし、田舎であればいちじるしく高くなる。もしトップリーダーの精神科医が田舎の地元に帰ったとき、地域的心理距離あるいは文化的心理距離をとれるか、ということである。

たとえば興奮し幻覚妄想状態で他害傾向のみられる患者がいたとする。一定期間入院させ、一～三回は入・退院を繰り返す。そのうち家族は町の有力者に相談し、彼が主治医であるトップリーダーに、なんとか退院させないで長期に入院を続けてくれと願いにくる。しかもそのトップリーダーと町の有力者が親戚関係であったとき、主治医としてのその医師は治療的観点からは地域に退院させたほうがよいと考えるが、その有力者の気迫や情にうごかされ、退院を躊躇するかもしれない。

これはまさに地域的心理距離あるいは文化的心理距離がとれなくなった状態といえる。どうしても泣きつかれ、もとからの知り合いや地域でのつながりが深まっていると、治療上の重要な決断あるいは治療観まで影響を受ける。

別の言葉をつかうと、地元出身のトップリーダーは副作用が大のときがある。これが極端になると、地元出身のトップリーダーゆえに、地域に開かれない閉鎖的・社会防衛的病院ができることもありうる。

逆に、地元出身でよき治療観をそなえたトップリーダーに運営されているなら、非常によい面もでてくる。病院や病棟を積極的に地域に開き、地域住民と交流をかさね、分裂病患者の社会復帰活動を活発にし、職親や就職、アパート暮らしをどんどんすすめる。町の有力者をうごかし、身内や知り合いや幼なじみを通じて、患者を地域で支え、生活させることができる。こうなると地域ぐるみの患者援助システムといえる。

このように地元に帰っても、一歩距離をおいて地域で働くならよい。また都会であれば、たとえ地元に帰って診療をしても地縁凝集性が低いので、いまのような地域的心理距離のとれなくなることはあまりない。

他方、非地元出身のトップリーダーで地域に開かれた治療観をもっていれば、情におぼれることなく、分裂病患者の利益を信じて活動ができるだろう。ただこの場合、出身が他郷の人であれば、その地域に就職したときは、「郷に入っては郷に従え」で、その地域に同化する必要がある。なにしろ自然や人々、あるいは町の雰囲気、その他みるものきくものを好きになることである。角館町にきて十八年を過ごした私は、この土地の風景や草花・樹木を大変気に入っている。人々も温かく、精神衛生上とても住みやすい。

といってすべてを、地元に同化させるわけにはいかない。距離をおきつつ、同化することしかできない。これは地元の人が非地元の人と接するときも、同じ現象が起きている。最初から異邦人に媚びて、なんでも真似をするようであれば、それは地元の独自文化が崩壊しつつあるか、なくなっているかである。また異邦人との接触を一切拒絶すれば、その地域は閉鎖文化となり、いずれ廃れる運命をたどる。

非地元の人は、その地の文化を少しずつ取り入れつつ、自己の独自のものは守ることである。まず、衣・食・住はなるべく、地元と類似あるいは近接したものにする。ことに食文化で、地元料理が食べられないと、文化的同化はむずかしい。ある料理はどうしても好きになれないということはあるが、その土地の料理すべてが嫌いだ、となるとその地域に居住することができなくなる。

地元の人と親しくなるのは、日常生活における普段の接触である。ゴミ収集にはじまって、買い物、雪寄せ、通勤途上の接触のなかで、徐々に知り合い、お互い挨拶ができるようになれば、相当親しみをもてるようになる。最初のころ、向こう三軒両隣の人々の挨拶だけであったが、三年たち、五年たち、十年経過するうちに、街角や町なかで知り合いがふえ、三〇分歩けば四〜五人の人々と挨拶するようになった。

すなわち、非地元でありながら、私にはこの地域にとっての「面識性」（詳しくは後述）ができたのである。この面識性とは、有名性ではなく、町を歩いていると誰彼となく、あそこを歩いている人はK病院の先生だ、とわかっていることである。たとえ誰とも会わなくても、私にとってこの地域では、医師としての役割が与えられ、役立っているという雰囲気がひしひしと伝わる状況である。町の中で、「自分の存在感がある」といったらよいだろうか。有名性とはいわゆる有名人のことで、田舎では町村長、院長、農協組合長、商工会の長、学校長などをいう。

面識性がでてくるとだいぶ地元に同化したことになる。さらに地元に同化するには結婚式に招待され、宴会に参加できるようになればよい。また、地元の年間行事のお祭りが好きになると、地元との距離はぐっとちかくなる。

同化の過程で一番困難なことは、方言をいかにして修得するかである。角館町にきた当初、一所懸命に方言をおぼえようとした。「んだすか。おいでたんしぇ。おざってたんしぇ」などと話してみたが、患者には通じない。なんとなれば、単語をおぼえたとしても、その発音やなまり、発言する絶妙なタイミングがでたらめだったからである。

方言をおぼえるといっても、それを発する状況あるいは身ぶりなど、身体言語そのものが文化的に同化していないかぎり、おぼえたことにはならない。それがわかってからは、無理におぼえることをしなくなった。

第二にその他の治療スタッフ、ことに毎日の治療的働きかけを行う看護スタッフや精神科ケースワーカ、あるいは他の病院職員について検討する。トップリーダーは非地元出身でもかまわないと述べたが、実際に治療にあたる看護婦（士）や精神科ケースワーカ、作業療法士などは、できうるかぎり地元出身がよい。

というのは分裂病患者との出会いが、病気になってはじめて出会うのか、すでに知っているかによって、大きく異なるからである。分裂病を発病したXなのか、幼なじみで隣近所に住んでいたAさんなのかで、第一印象はいちじるしく違う。Xであればその人物よりなにより、分裂病という症状に周囲の人々は反応するであろう。都会ではそれが一般的である。その人の生活や個性をみるのではなく、精神障害一般の恐ろしさや不気味さを頭に描いてしまう。

幼なじみであれば、Aさんの人柄や長所を知っているし、学校時代楽しく遊んだ思い出がある。修学旅行でどこそこへいった記憶もあるし、生活史上の話題がつきない。そうであるとAさん自身安心して治療をまかせることができるし、病棟の看護婦や精神科ケースワーカを信頼することができる。これはトップリーダーが非地元のときは、ことに重要性をおびる。

たとえば患者へ様々な説得を試みるとき、標準語で通ぜず、精神科ケースワーカの話す地元の言葉でようやく解決したことがある。

症例一四　ＴＨ

この男性患者は家族といつもトラブルを起こすため、両親、主治医、Ｋ支所保健婦、心社精神科ケースワーカらをまじえて話し合いをしたことがある。いろいろ話していくうちに、患者は一方的なところがあり、自己主張がつよく、謙虚なこころに欠けていることがわかった。

主治医が標準語で何回も、「謙虚な気持ちをもつこと、両親の話も充分聞くこと」を話した。保健婦（非地元出身）も、相手の気持ちをおもいやることを何回も説得した。が、当の患者はぽかんとして話の内容が理解できない。一時間くらい説得したであろうか。

地元出身の精神科ケースワーカが、「Ｔさん、『んだか』という気持ちをもつことだ」と言ったのである。するとＴさんは、「そうか、『んだか』ということか」と納得した。

「んだか」とは、相手と話をしていて、相手の話がわかったとき、「そうか、そういうことか」とうなずくことである。精神科ケースワーカはそれが、相手の話を理解し、謙虚さを身につけることになり、素直なこころがあらわれている証拠になる、と指摘した。

標準語による説明は私が記述しただけであるが、ＴＨはそんな説明を一切理解せず、精神科ケースワーカの「んだか」というこの地域独特のニュアンスをもった一言を聞いて、いっぺんに了解した。

このように、寄り添うスタッフは地元出身者が是非とも必要であり、地域精神科医療活動や社会復帰活動、あるいは地域精神保健福祉活動においても、有益な点が多い。職親をさがすにも、就職を依頼するにも、地域でアパートを借りるにも、退院して地域に一人暮らしをするにも、地元出身スタッフの存在は欠かせない。地元出身のスタッフが患者と同じ地域に住み、温かく見守っている地域援助システムがあれば、こんなに心づよいことはない。

第六章　精神科医療システムと治療理念

本書の最後に目を大きく見開き、これまでの狭義の枠組みや働きかけを支えている精神科医療システム、あるいは診断と治療計画のもとになっている精神医学の治療理念について検討を加えたい。

劇にたとえれば、劇場の成り立つ基盤や経済的背景、あるいは劇をすすめるうえでの主役と脇役、舞台装置、脚本をどのようにとらえるのか、演劇の基本的考えが本章の主題である。

一・現在の精神科医療システム

分裂病の治療を考えるさい、ただ単に患者への身体・精神・社会療法のみを指摘するのは、片手落ちである。それらの療法を活かす医療システムが、分裂病患者の社会的予後を相当左右している。しかも社会的予後は、疾患の経過にも影響を与えている。この点について、これまでの精神科医療行政を振り返りながら現在の問題を指摘したい。

㈠国の精神保健行政

ここでは精神保健福祉関連の資料[四二、四三]を参考にして若干の考察を加えつつ、国の精神保健行政を概括してみる。それによると、明治・大正・昭和にかけて、地域に放置されている精神障害者をどのように管理し施設に収容していくのか、行政の苦心の跡がうかがえる。

法整備や精神医学的治療もなかった明治初期は、「神社や寺に精神病者が収容され、加持祈祷に頼っていたこと」は、やむをえない現実であった。近代化を急いだ明治政府が法律のなかに精神病者を位置づけようとしたものが、明治三十三年三月に成立した「精神病者監護法」である。

これは、それまで暗黙のうちに行われていた私宅監置を、法的に認めることであった。すなわち、「精神病者を私宅や病院に監置するとき、監護義務者は医師の診断書を添え、警察署を経て地方長官へ願い出ること」になった。この「警察署を経る」届出方式は、昭和二十五年に「精神衛生法」ができるまで続き、まさに精神病者に警察が監視の目を光らせる、社会防衛思想の証左といえる。

大正五年の内務省保健衛生調査では、「精神病者総数約六万五千人のうち精神病院などの入院は五千人であり、約六万人が私宅監置を含めた医療の枠外」におかれていた。この状況に行政当局も発足まもない日本神経学会も憂慮し、大正八年の「精神病院法」制定につながった。この法律は「内務大臣は道府県に、精神病院の設置を命ずることができる」として、国が「はじめて公的病院設置」を表明したものである。しかし、精神病者の医療や保護あるいは公立精神病院の建設は、停滞したままであった。調査後十五年たった昭和六年でも「患者約七万人に対して、収容は一万五千人」であり、太平洋戦争終了時には、それが四千床まで激減している。

国民や国の価値観が大きく変貌した終戦後は、旧二法を廃止して昭和二十五年五月に「精神衛生法」が成立した。これは「都道府県に精神病院の設置を義務」づけ、「自傷他害のおそれのある精神障害者を措置入院（精神衛生法第二九条）とし、公費をあてる」ことになった。これまであいまいであった国の責任を明確に示し、危険な精神障害者に対して、公権力が強制措置を執ることができるようになったのである。

その後、昭和二十九年の改正で「覚醒剤慢性中毒者でありながら精神障害の状態でない者も精神衛生法の対象」にいれ、また昭和四十年改正では「警察官、検察官などに精神障害者の通報・届出の強化、あるいは緊急措置入院制度の新設」があり、公権力による精神障害者の入院収容が一段とつよめられた。

なお精神衛生法では精神衛生相談や訪問指導もできるようになっていたが、かえって公的機関による地域在住精神障害者の精神病院収容の手段としてつかわれる側面がでていた。同時に昭和二十九年改正で「非営利法人にも国庫補助」が受けられるようになり、民間の精神病院設立ラッシュが生じ、「昭和三十五年には約八万五千床、昭和四十一年には入院患者一九万七千人」と急上昇した。ここに精神障害者は医療施設収容、という「道徳的な鎖」[二九]につながれる状況が現出した。

さらに「自傷他害のおそれ」のある精神障害者には昭和三十九年三月に発生したライシャワー事件の影響もあってか、国が経費を負担する措置入院が奨励されるようになった。

この措置入院制度の適用は急速に広まり、本来の「自傷他害のおそれ」の強制入院から徐々に拡大解釈され、福祉の「生活保護」には至らないものの経済的に困窮している患者にも適用された。いわゆる「経済」措置の誕生であり、社会防衛思想の膨張ともいえた。この結果、家族の経済的負担は軽くなったものの、法律の趣意から病院内において社会復帰活動が積極的に行われず、長期収容の沈澱病棟を多数つくる弊害が生じた。また医療事故防止の観点から、患者の人権無視の傾向もあった。

これに対して昭和六十三年七月に施行された「精神保健法」は、患者の人権尊重と社会復帰促進をうたっており、旧精神衛生法とは大きな違いがある。入院にあたって、患者自身の意思による入院（任意入院）がすすめられ、入院の内容や入院後人権が侵害されたときの人権擁護機関連絡先など、必ず書面で告知することが義務づけられた。任意入院のさい、患者は自分の意思で入院することに署名を求められ、知らず知らずのうちに責任を自覚するようになってきた。

分裂病患者に対する法的規制の緩和は、治療スタッフの活動をのびのびとさせ、また患者自身に対しても人権意識と社会常識を認識させるきっかけになっている。

国外の情勢として平成三年十二月の国連総会で、精神障害者の人権尊重と社会参加を強調した「精神疾患を有する者の保護及びメンタルヘルスケアの改善のための諸原則」（国連原則）[三九]が採択された。また国内では平成五年十二月公布の「障害者基本法」に精神障害者も、身体障害者や知的障害者と同じ障害者であると位置づけられた。そして障害者は、「社会を構成する一員として社会、経済、文化その他あらゆる分野の活動に参加する機会を与えられる[四二]」と明言している。

この二つのうごきは精神保健行政に大きな影響を与え、精神障害者福祉の充実をはかるため、平成七年五月「精神保健法」が改正され、「精神保健及び精神障害者福祉に関する法律」として実を結んだ。

さらに平成十一年改正[四三]では、これまでの精神保健行政を県中心の運営から、「福祉サービスに関する相談、助言などを市町村で行うこと」とし、精神障害者の居住地における第一線の行政に、ようやく精神障害者を支える法的基盤が成立した。

この十年、精神障害者をめぐる人権尊重と社会参加を促進する法律や行政上の整備は急ピッチにすすんだ。では精神障害者の医療・保健・福祉は現場の治療スタッフおよび患者や家族からみて充実したかと問われると、他の身体障害者や知的障害者に比較してまだまだの感がつよい。

㈡精神科医療体制

治療の体制を考えるとき、第一にその組織のよってたつ基盤が治療に様々な作用をおよぼしている。たとえば、その精神病院が、公立か民間かによって大きな違いがある。公立であれば、これまで職員はあまり経営のことを考える必要がなかった。赤字になろうが黒字であろうが、患者のことや職員自身の権利のことを考えていればよかったので、様々な先進的な治療が試みられた。しかし、公立の大枠は年間予算で縛られているため、いくらよいことをやろうとしても、その病院を運営している組織母体の了承がないかぎり実行できない側面もあった。

これは臨機応変を必要とする分裂病患者の治療にとっては、まどろっこしい枠組みといえる。その点、民間であれば、それを経営するトップリーダーが患者側にたった治療観をもち、職員一丸となって実践できる組織をつくれば、公立より積極的な治療が可能である。(四六)

精神病院の数は平成十一年六月現在、全国の病床数約三五万八千床、施設数一、六七〇ある。このうち民間の病床数は約三一万九千で約八九％、施設数は一、三六二で約八二％を占め、この数値は十年前とまったくかわりなく

大部分が民間に依存している。(四二)

つぎに、単科精神病院か総合病院精神科によっても大きな違いがでてくる。単科であれば、病院全体の目標が一致しているため、トップリーダーをはじめとして職員一同、一致した行動をとることができる。しかし、総合病院の場合、病院全体に占める精神科の力量は千差万別である。

総合病院精神科では、分裂病患者のためデイケアを設置しようとしても、病院の事情からトップリーダーの承認がえられないこともある。運動場や畑をつくってくれといっても、精神科の患者は遊んでばかりいて必要ないとくる。このようなことは、単科精神病院では起こりえない。

単科精神病院の弊害といえば、職員の停滞やマンネリ化であろう。どの病棟へ行っても精神科の患者がおり、何をしてもなかなかよくならない患者がいる。すると治療の目標が失われ、ただ毎日の業務を過ごせばよいといったムードになる。

この点、総合病院の精神科であれば、毎年看護スタッフの異動があり、新鮮な感覚の看護婦（士）が身体各科から勤務につく。それは分裂病の患者にとっても新鮮であり、治療的によくなる患者もでてくる。ただ逆に、分裂病患者はもう治らないものだとあきらめたとき、いわゆるダラダラ看護になってしまう。

病床数も、治療の枠組み、とくに病棟の機能分化に大きな影響を与える。五〇〇床ちかくの大病院と一〇〇床程度の小病院とでは、様々な計画や実行に時間差が生まれる。小さければ小さいほど病棟の機能分化はできないが、小回りはきく。大病院ではゆっくりとしか計画が遂行できないが、うごきだしたら大きくうごき、機能分化も可能である。

また都会の病院では交通が至便のため、多数の精神科医療機関を患者が選択でき、病院間の機能分化ができる。田舎の町村ではその周辺に一つの精神科医療機関しかなければ、急性期、慢性期にかかわらず受け入れざるをえない。

第四にいえる大きな治療体制の枠組みとして、前述したような法的入院形態がある。身体各科にはない法律として昭和六十三年まで旧精神衛生法（措置入院および家族同意入院）があった。この法律は、精神障害者の人権擁護より、精神障害者の野放しに対する社会防衛を主としていたため、分裂病患者にとってはじつに窮屈なもので、社会復帰や地域定住が困難であった。

若干前述と重なるが再びとりあげると、そのなかに法二九条措置入院というのがある。「自傷他害のおそれ」のある患者に対して、知事の公権力で強制入院ができる制度である。それが昭和四十年代になると拡大解釈され、家族や地域住民に少しでも不安をあたえるような症状があれば、この条文が適用された。あるいは、「生活保護」にはならないが家族の生計が苦しいとき、この法二九条で入院することがすすめられた。

この措置入院になると、病棟外の外出・外泊は一切できなくなる。バス旅行、キャンプ生活など、原則として禁止となった。この措置入院の指定病床は、K病院において往時（昭和五十五年）、定床一〇〇床に対して六〇床も指定されていた。

これでは、開放的処遇はおろか社会復帰活動は夢のまた夢である。ましてや、入院中から社会常識を身につけさせるため、町なかへの自由外出や外勤など、できない相談である。そして地域社会は、精神障害者を病院へ一生閉じ込めることによって、地域から排除することになる。かくして昭和四十五年の全国措置患者七六、五九七

表6-1　精神保健予算と措置入院費

	措置入院総数	措置入院費(A)	精神保健予算(B)	A/B
昭和44年度	76,363人	270億円	280億円	96%
49年	66,967	646	672	96
54年	49,162	834	904	92
59年	32,563	610	732	83
平成元年度	13,843	347	540	64
6年	6,062	151	456	33
11年	3,202	59	512	12

人措置率三〇・一%となった。平成十一年の措置患者三、四七二人措置率一・〇%からみると、それぞれ二二倍と三〇倍になっていた。

この項の最後に精神科医療費をみよう。国民医療費における精神医療費の割合は、平成元年度六・二%から平成十年度五・三%に減少しており、以前から低いものがさらに下がっている。(四二)

国の精神保健予算と措置入院費の比率をみたものが表6-1である。この表は厚生省精神保健担当課監修「我が国の精神衛生」の、昭和五十二年、五十八年、平成元年、平成十二年度版をもとに作成した。これをみると昭和四十四年から五十九年までは国の予算のうち、八〜九割までが措置入院費にあてられていた。平成元年以降措置入院者総数の急減とともに、平成十一年度のそれは一二%まで下がった。また昭和五十四年措置入院四九、一六二人予算九〇四億円あったものが、措置入院の減少とともに精神保健関係予算もへりつづけ、平成六年の措置患者六、〇六二人、予算四五六億円となっている。すなわち、措置入院さかんなころ、国の予算は大部分が公権力で入院させる費用に使われていたが、措置患者の減少とともに予算そのものが半分にへってしまった。

精神病院（総合病院精神科を含む）と一般病院（身体各科）の、入院患者

表 6-2　患者１人１日当たり入院収入（平成５年度自治体立病院）

	一般病院		精神病院	
投薬	928 円	3.6 %	673 円	6.0 %
注射・処置／手術・検査／放射線	11,590	45.0	530	4.8
入院料	10,605	41.1	7,573	68.1
給食料	1,825	7.2	1,822	16.4
その他（精神科専門療法を含む）	687	2.7	431	3.8
入院収入計	25,775		11,113	

項目別費用をみたものが表6-2である。これは自治体立精神病院の調査[五八]から、項目別に割合をみたものである。入院収入のうち、精神病院では入院料が六八・一%で大部分を占めているのに対して、一般病院では入院料が四一・一%注射・手術など身体的治療が四五%合わせて八六・一%である。身体各科において身体的治療に四五%の割合があるのは当然といえる。では精神科特有の精神科専門療法はどうなっているかをみると、この表からわかるように、たったの三・八%しかない。すなわち精神科治療の技術料（精神療法、作業療法、レクリエーション療法、社会復帰活動など）は、ほとんど評価されていない。さらに患者一人一日当たりの入院収入総額（診療単価）をみると、一般病院が二五、八〇〇円であるのに対して、精神病院は半分にも達しない一一、一〇〇円である。

　以上のことから、これまでの精神科医療には、病床の大部分を民間に依存し、「低い医療費で長期に病院に閉じ込めておく」という、国の精神障害者に対する社会防衛的発想が根底にあったといわざるをえない。しかも身体各科と比べた精神科医療費の低さは、現在まで引き続いているのである。

た。

㈢これまでの精神科医療の考え方

これらの国の方針は、あらゆる形で現場を担当する精神病院あるいは保健所へ影響を与えていた。たとえば措置入院に関していえば、措置になれば入院費に公的な援助がえられるため、病院も家族もそれを利用しようとした。

家族は様々な手段をつかって、たとえばＫ精神科では町会議員などをうごかして措置になるよう働きかけがあった。そして一度措置になると、患者の行動は法律の網目にとらえられ、いちじるしく制限された。外泊や外出は原則として禁止され、自傷他害のおそれのある危険人物として当局の管理のもとにおかれることになった。当の家族からみれば、自分の子供が危険人物とは思っていないが、入院費を援助してもらえる「経済」措置として、法律の厳しさには目をつぶった。また経済的負担がないため、患者への面会の足も遠のき、患者と家族の関係も疎遠になった。

一方、病院当局からみれば、措置の入院費は国から確実に納入されるため、措置患者は病院の固定資産として重宝がられ、大切な収入源となった。

地域の精神障害者を管理する保健所にすれば、地域内で徘徊や興奮をしている患者の相談を受けたとき、まず収容先の精神病院をさがし、入院のすすめに応じない患者には、強制的にでも病院へ連れて行き、措置入院の便宜をはかった。

再発して興奮状態にある患者に手をやいた家族が保健所に応援をたのむと、患者は保健所ときいただけでふるえあがり、遠くへ逃げて行くのがつねであった。そのころの保健所は患者にとっても家族にとっても、敷居の高いこわいお役所のイメージがあった。

このようにみてくると、これまでの我が国の精神障害者対策（おおよそ分裂病患者対策）は、放置されている患者をいかに隔離し拘束し管理するかに力点がおかれていた。入院をさせるため、入院費を公的に援助し、それが措置入院費の増大につながり、精神保健予算の九割が措置入院費のときもあった（表6-1）。まさに私宅監置に代わる公的監置[四九]といわれる状況がつくられたのである。

しかし、毎日患者と接している看護スタッフや精神科ケースワーカあるいは精神科医から、このままではいけないという声が徐々にあがるようになった。

精神保健行政のなかに、患者の病気をよくし、社会に復帰させ、地域のなかで生活を援助しようという視点がようやく生まれたのは昭和六十三年、精神保健法が施行されてからである。それまでの精神衛生法と大きく異なることは、法律の条文のなかに、患者の人権尊重および社会復帰の促進をうたったことである。具体的には患者の人権尊重として、入院時の告知、患者自身の同意による任意入院の導入がある。社会復帰促進として、精神病院は社会復帰の相談に応じること、都道府県あるいは市町村などは、精神障害者の社会復帰施設を設置することができるとしたことである。

とはいってもただちに精神障害者の社会復帰施設が全国津々浦々にできたわけではない。精神保健法が施行され約十年過ぎたが、平成十二年三月現在秋田県の精神障害者社会復帰施設は、宿泊施設を有する援護寮七、福祉ホーム四、グループホーム八であり、大部分が民間立で市町村立のそれは少ない。精神障害者の共同作業所は一二あり、公的機関がバックアップした家族会立も多く、県全体に分布している。

これまでの精神科医療を分裂病患者中心にまとめると、一つは行政に管理された精神科医療であること、もう一つはまだまだ病院中心の精神科医療システムであり、患者の居住する地域中心のシステムにはなっていないということである。

二、精神科医療の基盤

前項で現在の精神科医療の様々な問題点を指摘したが、それらが生じた根底には、精神科医療のもとになるものをどうとらえるか、ということがある。

精神科医療は三つの柱、医療・人権・福祉で成立している、と私は思う。そのどれが欠けても精神障害者、主として分裂病患者の治療はうまくいかないだろう。その点についてここで詳述したい。

(一)医療

精神科の医療といったとき、一般的には精神医学の臨床実践の場と定義される。では精神医学とはなにかというと、これが大問題である。そのことについては項をあらためて論じたいと思うが、ここで簡単に要約すると、精神医学とは、生物学的、心理学的、社会学的な方法によってこころの病める人間を治療する学問である。

身体医学の各科であれば、その実践の場としての医療はおもに生物学的方法、たとえば薬物や手術を使用すればよい。ところが精神科医療においては、生物学的方法である薬物療法が、治療実践のせいぜい三分の一しかその位置を占めていない。

ここで様々な悲喜劇が生まれてくる。これまでの国の考えからいえば、生物学的方法によって効果がないのであれば、精神障害者は低医療費で閉鎖収容しておけばよいということになる。

ところがいままでの治療実践から、心理学的方法である精神療法(個人および集団)[三、三〇、三八]も有効であることがわかっている。また、地域社会のなかで援助者や支援システムがあれば、社会復帰できる精神障害者のいることもわかってきた。これなどは社会学的方法である社会療法[二、四、五四]といえる。

このようにして精神科医療は身体各科と異なって、人間をあつかうあらゆる自然科学的および人文・社会科学的学問を導入しなければ、治療がすすまない。

これらを精神科医療のなかでどのように整合性をもたせ成り立たせていくかについては、国の精神保健行政の立ち遅れがあり、いびつなものとなった。

たとえば社会復帰活動では、開放的処遇や料理実習、自炊宿泊訓練などが有用であるが、ひところは経済的困窮から措置入院になっていた分裂病患者を、このような治療的働きかけのために病棟から出すこと自体が禁止されていた。

法の建前からいえば措置入院の患者は、「自傷他害のおそれ」のある危険人物であるから、病棟外で社会復帰訓練を行うのはもっての外である、という考えであった。ところが治療スタッフや家族からみれば、入院費の援助のため「経済」措置にしているだけであって、自傷他害のおそれはまったくない。危険どころか病棟のなかでは精神的安定が持続し、治療スタッフや他の患者から信頼され、人柄も穏やかで模範的な人もいたのである。

措置入院一つをとっても、精神科医療のなんたるかをとらえていないと、たんなる管理収容の医療以下の状況が持ち込まれてしまう。

精神科医療ほど治療医学のなかに、予防医学（保健活動）とリハビリテーション医学（社会復帰活動）が微妙に入り混じっているものはない。その点がまた精神科医療をレベルの低いものに位置づける原因ともなっている。というのは身体各科でいえば治療医学は、高度な医療器械や検査機器を使って診断をし、薬物や手術あるいは放射線療法などの自然科学的治療法で事足りる。

再三繰り返すように、分裂病患者の治療には、薬物療法はほんの三分の一ほどの役割しかなく、それ以外に精神療法や社会療法など、個人の心理や生活あるいは地域社会と密接に結びついた治療活動が有効である。治療医学のなかに、たとえば初発の地域居住患者にとって、すでに保健所の訪問活動やデイケアが深く入り込んでいる。また病院でも保健所と同じように、訪問やリハビリテーションとしてのデイケアや外勤などの活動が行われている。

ここまで精神科医療の実践が広がると自然科学の一分野であるこれまでの医学体系を超え、それを包括的に統合するパラダイム[五八]が必要になってくる。それが人文・社会科学系、すなわち心理学や社会学あるいは文化人類学などを含んだ学問の助けが不可欠となる所以である。しかし現在まで、医学部のなかに人文科学や社会科学の視点にたった精神医学講座はほとんどない。

(二)人権

つぎに重要なのが患者の人権である。なぜ精神科医療に患者の人権が重要であるかは論をまたないが、ここで一言しておく。それは身体各科と異なり、ある精神疾患に罹患すると自己の疾患に対する判断がいちじるしく低下するからである。判断能力の低下そのものが精神疾患の特徴といえる場合がある。

といって判断能力が侵されたから患者の人権を無視してよいわけではない。ただ、いままでの精神保健行政は、地域に放置されあるいは私宅監置されていた分裂病患者を、精神病院へ入院させれば、人権が保障されるような錯覚をもっていた。だが歴史の示すように、低医療費政策のもとにおかれた精神病院では、人権無視が横行した。

いったい人権とはどのように考えたらよいのだろうか。人権思想については、日本国憲法あるいは国連の世界人権宣言（一九四八年）を参考にしたい。

憲法によれば、国民はすべて基本的人権を与えられているという。この基本的人権の具体的なものとして、「自由（信教、思想、良心、居住、移転および職業選択など）や生命および幸福の追求、個人として尊重されること、法のもとの平等（人種、信条、性別、社会的身分、門地により差別されない）、奴隷的拘束をうけない」などがある。

世界人権宣言の第一条には、「すべての人間は、生まれながらにして自由であり、かつ、尊厳と権利とについて平等である（略）」とある。第二条には、「すべて人は、人種、皮膚の色、性、言語、宗教、政治上その他の意見、国民的若しくは社会的出身、財産、門地その他の地位又はこれに類するいかなる事由による差別をも受けることなく、この宣言に掲げるすべての権利と自由とを享有することができる（略）」とあり、ほぼ日本国憲法の人権保障に類似している。

ただしこれらの条文にかならず付帯する条件には、公共の福祉に反しないかぎりとか、犯罪をおかしていないかぎりとか、濫用はいけないとかがある。

それらを割り引いたとしても、これまでの精神科医療の実態は、精神障害者、ことに分裂病患者の人権を守ってきたとはいいがたい。たとえばひところの精神病院は、超満床の状況が続いていた。K精神科でいえば一〇〇床の定床のところ、一時は四〇床もオーバーしていた。六床の病室に八ベッド置いたため、病室内の通路はなく、廊下に出れば患者がうようよ芋の子を洗うようで、ゆったりと気持ちを休めるどころではなかった。

入院のうち半分ちかくが措置患者のため、病棟外への外出が制限され、患者の生活・居住空間はベッドのみという状況であった。当然、通信は看護室で検閲され、病棟内に公衆電話もないため、外部との接触も制限されていた。また事故をおそれてのことと思われるが、大便所のドアは、女性では無し、男性では背丈ほどの低いものであった。

ある病院ではトイレットペーパーがすぐなくなるので看護室で保管し、用便をたす人に一回ごとの量をちぎってわたしていたという。あるいはフロに入るとき、外部との仕切りもなく、裸体が丸見えということもあった。

いま述べたことはなにもK精神科や右の病院に限ったことではなく、その頃の平均的精神病院では一般的な現象であった。が、人間の尊厳という点からみると、明らかに人権感覚が麻痺していたといわれても仕方がない。

その時代を経験した治療スタッフの一員として弁明させてもらえば、当時は治療スタッフの数がいちじるしく少なく、患者間の暴力や自殺未遂などがあり、事故防止があらゆることに優先していたのである。

精神保健法が施行されて患者の人権尊重から任意入院がすすめられているが、以前のような状況は、法律の条文作成だけで払拭されるものではない。患者の自由意思を尊重し任意入院を明確に保障するためには、病棟の開放的処遇が大前提になる。開放的処遇を常時行うためには、最低でも看護スタッフの人数は特一類以上（患者三人に看護スタッフ一人以上）の数が必要だろう。病棟自体の建物も平屋か二階建てで鉄格子をはずす構造としたい。

すなわち精神科医療において人権を尊重するためには、法律を整えただけではまったくの欠陥である。それにともなう精神科医療の向上、具体的には治療スタッフの数の増加および入院環境の整備（入院病棟の構造改善、社会復帰活動にかかわる施設の充実）、地域における支援体制などがあってはじめて、ようやく保障されるのである。

また精神障害者の人権尊重という観点からみると、触法精神障害者をあつかうときのマスメディアや巷で使用する、「○○は精神障害者である」「△△は精神分裂病通院歴あり」との報道は、ニュースをみるものにとって○○や△△は抜けおち、精神障害者＝精神分裂病＝犯罪者との「一般化」がなされやすい。これらは、日夜自らの病気に悩みつつ一所懸命に生きている精神障害者「個々人」にとって、人権侵害の最たるものである。次のような症例がある。

症例二九　ST

三十代後半女性ST。私の家のすぐ近くに住むSTが、ある日の午後八時ごろ、血相を変えて飛びこんできた。「先生大変！　病院駐車場横にある、『ひまわりの家』が火事よ」と言うのである。びっくりしてとるもものとりあえず、病院へ小走りで向かった。

病院周囲は、消防車、沢山のやじ馬でごった返している。なるほど駐車場横の一軒家から、火の手があがっている。近くまで行って、その家が「ひまわりの家」（K精神科外来患者の昼食会や病棟患者の料理教室に使用している二階建の元民家）ではないことを確認し、一安心した。さいわい軽いボヤで消し止められた。

あとから考えると本来、火事になったりなにか異変があったりしたときは、病院の当直職員からただちに緊急の連絡が入ることになっていたにもかかわらず、第一報はすぐ近くに住む患者からであった。こんなにも患者は我々や病院のことを思ってくれるのかと、つくづく感謝した次第である。

ところがこの火事の後始末の段階で、警察の現場検証が行われ、放火の疑いが濃厚になった。すると警察署はK総合病院長宛へ、「当日の精神科患者の外出者すべての名簿を提出しろ」ときた。当日社会復帰訓練のため四〜五人の患者が外出を認められ、町なかに散歩や買い物に出かけていた。一瞬よもや、という考えもうかんだが、外出許可の患者たちはすべて誠実で社会常識もあり信頼のおける人たちであった。

もちろんただちに断った。火事のことを心配して真っ先に知らせてくれたのが患者であるにもかかわらず、警察は精神障害者を放火の犯人かも知れないとして嫌疑をかけたのである。犯罪イコール精神障害者の可能性という当時の警察当局の論理に腹が立った。後日、放火犯が捕まったが、なんとその犯人は当日消火活動に従事していた、ある消防団の団員だったのである。

この症例からもわかるように、精神障害者「一般」として精神障害者をひとくくりにしないことが、個々の患者の人権尊重の前提になる。たしかに分裂病の急性期に被害妄想がでやすいが、被害妄想の患者すべてが他害傾向をもつわけではない。かえって恐怖心から警察へ保護を求める人が多い。精神障害者にも個性があり、その人の人生があり、人生に対するかまえがある。それらが組み合わさって、まれに犯罪行為が生ずるが、精神障害者全体に拡大してはならない。健常者においても犯罪は沢山あり、だからといって「健常者すべてが犯罪者である」とはいわないのと同じである。

人権の項で最後に、プライバシー尊重（個人情報保護）と人権の関連をとりあげたい。何回か述べているように田舎には、プライベートネットワークが豊富にあり、患者個人や家族について自然に、生育史や家族背景や発病契機を知っている人が多い。分裂病患者一般ではなく、どこそこに住み何々の仕事をもつ親の息子さん、あるいは角の家の母親は男をつくって逃げ父は病気で急死し、妹と二人暮らしをしているお姉さんなどと、その背景を知りながら支えている。プライバシー尊重が人権尊重と重なることは当然であるが、プライバシーを知っているから人権を尊重していないということにはならない。

対人交流が濃密な田舎地域では、都会の意味でのプライバシー尊重（個人情報保護）はむずかしい。しかし人権尊重はある。都会ではプライバシー尊重のあまり、ある患者や老人が放置され、三カ月後に死体で発見されるということが多々ありうる。田舎では「見守りネットワーク」があり、電灯が二日つけっぱなしであったり、普段散歩する人を何日も見かけなかったときは、誰かがその家に駆けつける。

ただプライバシーを知るあまりに、郵便局に届けられた患者の支離滅裂な葉書を、仕分け係の親戚がそっと取り除いていたこともあった。これなどは都会からみれば人権侵害になりうるが、当時精神病院内で信書を検閲していたことを思えば、その親戚だけを批判できない。このように田舎では、地縁・血縁のなかで個人情報が共有されやすいが、そのことが人権尊重をおろそかにしているとはならない。ある一定の心理的距離のもと、お互いの人生を尊重しつつ共存しているというのが現実である。

㈢福祉

福祉とは、弱者、すなわち児童、老人、障害者、病者、経済的困窮者などに対して、公的な機関が援助の手をさしのべることである。この基礎になっているものが、憲法第二五条である。

これには、「すべて国民は、健康で文化的な最低限度の生活を営む権利を有する。国は、すべての生活面について、社会福祉、社会保障及び公衆衛生の向上及び増進に努めなければならない」とある。

ここでいわれているすべての国民とは、当然弱者もはいるわけであるから、健常者とは様々な点でハンディキャップを負っている精神障害者も、福祉の対象になってしかるべきである。

しかしいままで精神障害者が福祉の対象になったのは、一般の人と同じく経済的困窮の場合だけであった。精神遅滞や高齢者であれば精神障害者であっても、福祉の対象になるが、狭義の分裂病だけであると、福祉的援助の対象からはずされていた。

このため家族は高額の入院費支払いを免除してもらうため、精神衛生法の措置入院を適用してもらった。ただこの「経済」措置を適用されると、「法的」には「自傷他害のおそれ」のある患者とみなされ、外泊はおろか野外レクへの参加も禁止されたのは、前述したとおりである。

経済的困窮のため生活保護をもらって入院している分裂病患者が社会復帰をするときにも、様々な問題が生じる。ある福祉事務所では、入院中は生活保護を適用するが、退院すれば家族の経済からみて、生活保護を打ち切るという。そのため家族は打ち切られないためには、「退院させないでくれ」と病院にたのみにくる。

福祉事務所との話し合いで、退院後も生活保護が適用されると決まったときでも、福祉の担当者がお役所的であると、なかなか退院できない。ある患者に退院目標が設定され、病院の治療スタッフとしては、一〜二カ月前からアパートを借りて何回か外泊させ、自炊宿泊訓練をしながら退院の準備をさせようと方針をたてる。

ではアパート代は誰がだすのか。入院中から日用品費をもらい、貯金をしてアパートの前家賃を払うだけの金額が残っていればよい。だがある患者は、入院医療費は生活保護を適用するが、小遣い銭としての日用品費は家族からもらっている場合がある。家族はぎりぎりの小遣い銭しかだしていない。このためアパートの前家賃を払えず退院できない、ということになる。

これら様々な要因が重なって、全国的にみると精神障害者の社会復帰が遅れ、精神病院には長期在院患者があふれ、にっちもさっちもいかなくなった。地域のなかに精神障害者の社会復帰施設があれば退院できる人が、約三分の一いる[五八]といわれている。現在の精神科病院は、ある意味では福祉の肩代りをしており、医療をしつつ福祉的援助もしているところが少なくない。

ようやくこのことに気がついた国の精神保健行政は、精神保健法施行以来、ことに平成五年十二月公布の「障害者基本法」に精神障害者も障害者として位置づけられて以来、矢継ぎ早に精神障害者社会復帰施設の整備にのりだした。援護寮、福祉ホーム、授産施設、共同作業所、グループホーム、職親制度などは、見方をかえると精神障害者に対する福祉施策といえる。

ただこれらの設置に関して、国は民間に期待しているため、民間の大きな精神病院や大企業の篤志家がいない田舎においては、ほとんどうごきがない。市町村に働きかけても、精神障害者の管轄は県および保健所にあり、市町村で行う必要がないといって無関心を装う。

これでは市町村に居住している精神障害者はうかばれない。たまたま居住地が精神科病院の近くにあれば週一回通院できるが、一～三時間離れたところに住んでいれば、二週間から四週間に一回の通院になってしまう。ましてや社会復帰施設の通所に、高い交通費を払って丸一日をかける人はいない。精神障害者社会復帰施設ができたとしても、それが病院周辺であったり都会にあったりしたのでは、遠い田舎に住んでいる精神障害者はなんの恩恵もこうむらないのである。

福祉というものが弱者救済の思想を基礎においているのであれば、弱者が居住しているその場所に、福祉的サービスのネットワークを張りめぐらす必要があろう。一九九一年採択された国連原則に述べられている「精神障害者の居住している地域に、治療や社会復帰の施設を設置すること」(三九)、という条項はまさにわが意を得たりの感がある。

それにしてもいままでの我が国の精神科医療は、福祉的施策があまりにも少なかった。「精神保健及び精神障害者福祉法」で端緒につき、平成十四年から市町村に精神障害者の社会復帰業務を移すことになったが、まだまだ第一歩を踏み出しただけで、定着まで時間がかかると思われる。

三・地域を基礎におく精神科医療

これまで様々な視点から精神科医療、おおよそ分裂病治療システムの問題点を指摘した。ここでは田舎と離島地域、ならびに都会地域での精神科医療の差異について論じてみたい。

(一)田舎および離島地域の援助力

田舎の対人交流については三章一節や五章三節で若干述べたが、ここで詳しく記したい。まず自然と人とのかかわりから述べるなら、広大な自然のなかで人口は少なく（たとえば表3-2　北仙北地域人口密度参照）、人々の交流はおおらかでのんびりとしたものになる。

一年の生活のなかで自然との闘い、角館町でいえば豪雪との闘いが大きな割合を占める。十二月以降になると、来る日も来る日も天空から雪が舞い降り、朝夕の雪寄せはもちろんのこと、ときには日中も除雪作業を余儀なくされる。これでも昔に比べ、早朝のブルドーザによる道路除雪が日常化して交通は確保されるようになったが、朝から晩まで間断なく降る雪に対して、住民は一言も愚痴をこぼさず黙々と雪寄せ作業を行う。都会人からみれば、もっと効率よい雪寄せ作業のシステムはないものかともどかしいが、地元の人は毎日毎日雪ベラで雪をダンプ（車輪はないが庭の泥を運ぶ小さな荷車に似たもの）に入れ、人力で雪捨て場まで滑らせて行く。このような生活習慣があれば、忍耐と粘りづよさが養われる。

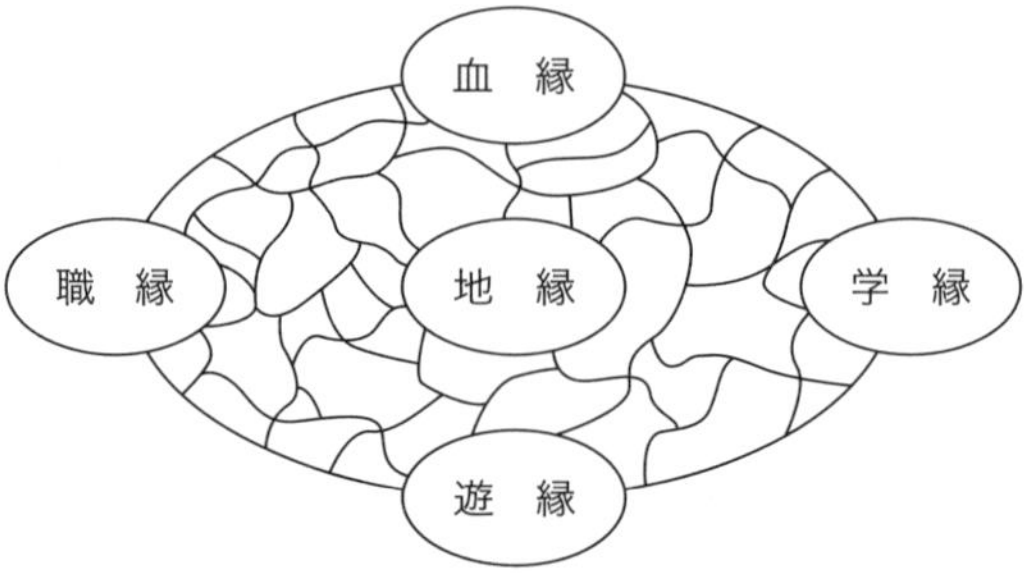

図6-1　地縁を基礎にしたつながり

つぎに重要なことが田舎における対人交流の特性である。ここで田舎とはなんぞやということになるが、私の経験からいうと、人口はせいぜい三万以下、主要人口および町並みがここ五十年間基本的に変動しないこと、すなわち面識性が高い地域である。「面識性が高い」とは、その人の居住地半径五〇メートル以内の人についてつぎのようなことがわかる状況である。出会った人の一日のうごきが大略わかる。その人の家族構成、学校、職場がわかる。その人の身内、知人、友人である。その人の身内、知人、友人を知っている。町内の集まり、レクリエーション、祭をともに行う。その人のプライベートな会合、たとえば結婚式、無尽講、趣味、サークルで会う、などなど。

この基準にしたがえば、都市のなかに田舎があっても、地方のなかに都会があっても一向にかまわない。行政的基準ではなく、あくまで対人交流特性を基本にしたものであるから、大都市のど真ん中にこの基準にあう田舎が存在することもあるだろう。

以上のようなかかわりの地域であれば、地縁を基礎にした地域が成り立っている。それは同時に、職場でのつながり（職縁）、学校でのつながり（学縁）、祭りやスポーツや山菜採りでのつながり（遊縁）、あるいは血縁な

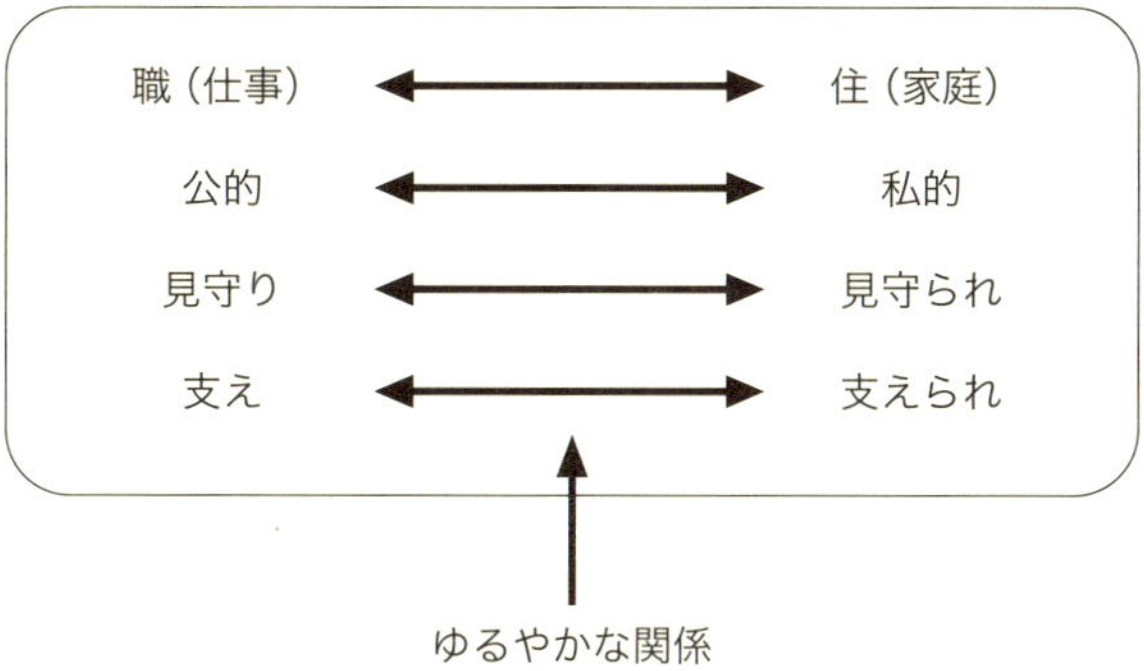

図 6-2　役割の相互変換

ども連動していく（図6-1参照）。

すなわち入院している患者も、通院中の患者も、病院職員も、付き添い婦や清掃のおばさんも、町を歩いている人も、何らかの知り合いか親戚関係となる。精神科病棟に入院していても、どこそこの町や村あるいは部落の○○さんということになる。小学校や中学時代の同級生であったり、婚家先の兄弟であったり、顔見知りの関係である。発病前から、その人の人柄や家族、家庭生活、仕事、友人関係がわかっており、面識性が高い。

このような対人交流特性は、病院職員と患者関係からつぎのようにまとめることもできる。職場と居住地が近接していることは、仕事と家庭生活の境界が若干ぼやけることである（図6-2）。すなわち仕事というおおやけ（公的）の側面が、家庭というわたくしごと（私的）の側面と重なることがある。

ある患者は具合がわるくなると、看護スタッフの家へ出かけ、幼なじみの奥さんへ相談する。外科病棟勤務の看護婦は、隣に住んでいる無為・自閉で肥満になっている患者（症例一六）をみかねて、自宅の犬の散歩を頼む。この看護婦は以前精神科に勤務しており、その患者になんとか意欲をださせたいと願ってのことであった。心社スタッフはズボンが切れみすぼらしい服装をしている患者（症例一二）に、アイロンをかけたズボンやジャンパーを譲ってあげたりする。あるいは親戚の仕事先に患者を紹介したり、知人のアパートに患者を入居させたり、縁故をたどっての社会活動が大部分を占めている。たとえ患者が単独で職場をみつけても、そこの職員や社長と病院職員は、なんらかの知り合いであることが多い。

母が死去し一人暮らしがやっとの患者（症例九）も、隣の家は病院看護婦の自宅、五分歩けばやはり病院勤めの本家あるいは地区民生委員などの家があり、プライベートな見守りネットワークに支えられて生活している。

三章一節で述べた図3-2のK病院職員と患者居住地の重なりをみれば、見守りネットワークは一目瞭然である。このように自然発生的な私的援助のできるのが、田舎地域の特徴である。

他方、K病院職員や精神科治療スタッフはこのように患者を見守り支える立場にあるが、患者と居住地が同じ場合、ときによっては患者に見守られ支えられることもある（図6-2）。言葉をかえると、健常者といわれる病院職員と障害者といわれる患者との間で、「役割の相互変換」が行われている。たとえば以下のようなことが普通に起こる。

症例五〇　Y・I

三十代一人暮らし男性。ときおり幻覚妄想状態が急性に出現して緊張病性昏迷となり、婚家先の妹に連れられて来院する男性である。安定しているときは、穏やかな口調で電気製品の修理をして細々と暮らしている。

二週に一回外来通院している。ある年の九月末、台風一過のあと外来にきた。「家、大丈夫だった？」と聞くと、「うん、おれの家はなんとか大丈夫。でも隣の婦長さんの家（実家だが空き家）の戸がこわれたので、直しておいた」とにこにこ笑いながら話した。

あるいは私自身が体験したことであるが、大雪が降る毎朝、慣れない手つきでダンプを滑らせ、近くの用水路まで雪を捨てに行った。用水路の手前でダンプに勢いをつけて進ませ、用水路直前で右足を踏ん張ってブレーキをかけ、ダンプをさっと持ち上げて雪を投げる。このタイミングがわるいと、自分のからだがダンプもろとも、用水路に投げ込まれることになる。何回練習しても、むずかしい。

それを用水路のそばに住んでいる六十代後半の小母さんが、毎日ジーッとみていた。ある日、思いあまったのか「先生、ここをこうすればスーッと投げられるよ」と言うのである。小母さんのいうとおりにすると、なるほどダンプから雪がスーッと落ちていく。「ありがとう」と言って、その日の外来診療をはじめたところ、朝方指導してくれた小母さんが「先生、頭痛くて」と来ているのである。私の外来にいつも通院してくる患者であった。

この他にも、病院の空き家から火がでたとき、「先生、病院火事よ」と真っ先に知らせてくれたのは、近所に住む分裂病の患者（症例二九）であったし、山菜採りに行って「マエタケが採れた」と、持ってきてくれるのも患者である。世話していた母親が脳卒中で左片麻痺になり、通院のため車椅子を押して行くのは分裂病の息子である。

仕事の専門化の割合が少ない農村社会では、様々な役割が他者によって代替可能であるとレフ[二六]が指摘しているが、北仙北地域では健常者と障害者の役割変換が自然に行われており、障害者が地域を維持する立派な一員になっている。これは与那国島を調査したこと[二八]でも裏付けられており、まさに四章六節で述べた治療スタッフと患者の関係がゆるやかで柔軟な例証ともいえる。

なお地域共同体の結びつきはいま述べた田舎より、離島になればなるほどつよくなる。Y病院精神科で診療に従事したとき、入院や外来患者のみならず、離島の巡回診療にも同行した。そのときの経験について、少し述べたい。

石垣島にある石垣市は、与那国島、西表島、波照間島、竹富島、黒島などの出身者が沢山住んでおり、石垣島出身者と合わせて当時人口約六万人であった。ここでは、田舎の項で述べたような地域共同体が存在しているのは当り前であるが、同時に離島の島意識も根強く存在している。各部落の共同体意識もあるにはあるが、どこそこの島出身という意識のほうがつよい絆になっている。

島出身者が病気になったとき、みんなで助けあう。たとえば島出身の保健婦がY病院精神科を訪問したとする。もしそこに入院した報告は受けていなかったが、島出身者がいれば、自然に「〇〇さん頑張りなさいよ」と声をかけていくのである。島出身者はわが子、わが家族同然のあつかいである。つぎのようなことがあった。

症例五一　HN

五十代男性。症例三〇の弟。幻覚妄想状態で何回も入退院を繰り返している。今回も与那国島巡回診療時、二週間前から幻覚妄想が激しくなっていた。島の西にある自宅に島駐在保健婦と病院看護婦を同伴して訪問。あばら屋同然の自宅には本人、妻、幼い子供二人、分裂病の兄と姉の六人暮らし。三人の介護の負担が妻にかかり、妻はほとほと疲れてしまったという。ことに夫は幻覚妄想状態にありながら、あれこれ指図するのでうるさく、いっときでよいから入院をお願いしたいという。

島の保健婦がみても、妻の介護に限界がきているのでお願いしたいという。私自身何回も入退院に付き合っているので本人と面識があり、説得は簡単と思っていた。ステテコとシャツ一枚の本人を相手に、一時間ちかく説得するが首を縦に振らない。わかってくれそうだな、と思っても肝心の入院については「うん」と言わない。帰りの飛行機の離陸時間は刻々迫り三〇分を切ったところで、入院をあきらめ保健婦や看護婦らと待たせてあったワゴン車に乗って発進した。と、突然ステテコとシャツ姿の本人が裸足のまま駆け出してきて飛び乗ったのである。「わかった、先生のいうとおりにする」と。

保健婦ともども本人の決断を喜んだが、さて服装はどうしたものか、もはや自宅へ戻る時間は残されていなかった。まず空港へということで直行した。飛行機離陸の直前であったが、空港職員に事情を話し若干待機してもらった。

そのとき、「なんだお前、どこ行く。ステテコではまずいぞ。これ、はけ」と、本人を見つけた空港売店職員が裏から作業ズボンとサンダルをだしてきた。あっというまの出来事であり、本人はめでたくズボンとサンダルを履いて機上の人となった。

当然島のなかで誰かが精神科の病気になり、島中を徘徊し行方不明になれば、島民全体で捜索する。どこにもいないことがわかれば、神隠しにあったのだといって、巫女が御嶽で拝んでくれる。そんなわけで、分裂病の親子、いま記した家族などが与那国島で生活していたが、島民は温かく見守っていた。見守りのプライベートネットワークがあるといってよい。

田舎や離島では地域内の援助が自然に行われており、これは分裂病患者を居住地で支える意味で、素人が援助・治療的力をもっているといえる。地域のこのような治療的雰囲気にひきづられて、公的な保健所や町村役場スタッフあるいはお巡りさんも、積極的に患者を支えようと働きかけていることは、すでに述べたとおりである。

(二) 都会地域の援助力

都会を自然環境との関係でいえば、山や川や田畑から遠く離れ、患者の居住地は病院所在地以外にあり、バスや電車に乗って別の地域の住宅街にある。交通が便利なので、患者や家族は様々な病院を選択することができる。

人々はきびきび、はきはきしていることが求められ、仕事と家庭はきっちり区別され、会議や待ち合せの時間は厳守が一般化している。患者居住地での地縁・血縁など図6-1のような濃厚な対人交流はなく、ほどほどの付き合いである。効率が重んじられる社会ともいえる。

精神科医になって私は、人口二五万以上の都会の病院でも、診療した経験をもっている。それらの都会は、仙台、秋田、金沢、東京である。そこでの診療経験といままでの田舎、離島での診療経験との違いについてここで述べる。

まずいえることは前述したように病院所在地において、院長も、主治医も、看護婦も、病院職員も、患者も、地縁、血縁、職縁など、その土地にまったく関係ないことである。また、病院職員も、患者も、病院所在地とは関係ないところに家庭をかまえている。一部の病院職員は、病院近辺から雇われていることもあるが、患者の居住地とは直接関係がない。

病院職員の自宅近くに、入院や外来患者の家があることはまずない。患者自身からみても、自分の自宅付近に病院職員が住んでいることは珍しい。帰宅すれば、職員も患者も、治療的つながりは全くなくなってしまう。これはその町に住んでいるすべての人々にいえる。いわゆる「隣は何をする人ぞ」であり、お互いが隣近所に無関心になっている。地縁を基礎にした、血縁や職縁あるいは学縁や遊縁はない（図6-1）。せいぜい町内会の集まりや、小・中学校のつながりなどがあるに過ぎない。名前は知っているものの、その人の家族背景や職場や交友関係は全くわからず、いわゆる面識性は低い。当然、図6-2に示すような職員と患者の役割変換も生じない。

精神科病院の組織や治療活動も効率が重んじられ、またはっきりとした治療者・患者関係が求められる。治療スタッフは明確な治療・看護計画と方針をもたないといけない。勤務時間も厳密に決められ、就業規則もきちっとしており、帰りがけに患者の家に寄ることはない。病院での勤務時間内が治療スタッフであって、家に帰れば一切患者との関係はなくなる。帰宅途中の地下鉄ホームで、精神障害者らしい人が興奮していたとしても、全く無関心を装う。

そのため患者を居住地域で支えるには、公的なスタッフ、すなわち保健所スタッフや福祉事務所担当者、あるいは病院精神科スタッフが前面にでざるをえない。ただこの支え方は、四六時中というわけにはいかない。当然保健婦や福祉事務所スタッフの勤務時間内という制約がともなう。まれに患者と同じ居住地の保健婦がいて、私的に援助をすることはある。しかし地域ぐるみで見守っているというわけではない。また最近、精神科病院の近くに、退院してアパートやグループホームに生活する患者がでてきた。病院職員が定期的に訪問し、周囲の地域住民に理解してもらうため勉強会を開いて、住民たちのなかから患者を支えようとするうごきもでている。これは一部の先進的病院の近辺であり、一般的に都会のなかで自宅や居住地に帰った患者は、田舎のような見守りネットワークはない。

もし誰かが精神症状を出現させ、興奮状態となって町を徘徊すると、それは○○の人柄で△△の家族関係のあるBさんがちょっと変になったのだというわけにはいかない。Xという恐ろしい精神障害らしく、なにをされるかわからない不気味な人物だとの烙印を押され、警察か保健所に通報されるのが落ちである。

それゆえ、近所に精神障害者の社会復帰施設をつくろうとすると、住民の間から反対運動が起こったりするのではないだろうか。そのような意味で都会の精神障害者居住地での地域援助力は、田舎に比べていちじるしく低いといわざるをえない。

㈢田舎地域の「地縁凝集性」と都会地域の「事例凝集性」

これまでのことをもう一度分析してみる。田舎からみていくと、そこの地域住民は心理的・文化的同一性で生活している。なぜそのようになるのかといえばそれは、対人交流の濃密性すなわち面識性の高さからである。本節や三章の治療の枠組みで述べたように、病院職員の居住地と患者の居住地が重なっており、地域に住んでいる人々には、地縁、血縁、職縁、学縁の様々な交流がある。

その他、山菜採り、スポーツ、旅行、飲食、無尽講仲間など、遊縁と称してよいつながりがある。さらには地域の行事として、お祭り、結婚式、入学式、葬式、部落の大掃除など、様々に交流を深めることになる（図6-1参照）。

たとえばAの居住地域にCも住んでいるとする。AとCは職場が同じである。その職場にはAの実家のDも勤めている。AとCの子供は同じ学校に行っている。

その学校にはGの子供もきている。Gの居住地はDと同じで、ときおりDからAのことを聞かされている。実はDの奥さんは、Cの実家から出ている。

すなわちAについての情報は、地縁・職縁・血縁・学縁から、C・D・Gたちから様々な形でもたらされ、逆に様々な形で広がる。このようなネットワークは、自然発生的な私的つながり、プライベートネットワークといってよい。図6-1の網目はプライベートネットワークをあらわしている。ある事態が起これば、このプライベートネットワークが沢山あればあるほど、早く伝わり拡散する。プライベートネットワークには介在する人の感情が加味されるので、情報が歪んで伝わることもある。反面、部外者やよそ者にはたとえ隣に住んでいても、まったく情報が伝わらない。

しかし、これらの情報網がよい意味で活用できれば有効なネットワークになる。Aが病気をしたとき、誰に知らせなくても自然に、プライベートネットワークにのって情報が流れ、見舞いにくるかもしれない。たとえ精神科の病気であっても、幼いころからAを知っているCやDが、様々な形で援助するかもしれない。

ただこれは両刃の剣ともいえる。もしAの病気が隣近所に住んでいるCを対象にした被害妄想であると、たとえば症例一五のようにいわれのない非難を浴びせるかもしれない。Cは最初はなんとか理解しようとするが、ついにはAは頭が狂った人になったのだ、という拒絶的態度にでるだろう。地域から排除する第一歩のはじまりであり、精神障害者は理解できないものだという偏見の芽生えとなる。

先にも述べたように、私の自宅の周囲には十人ほどの分裂病患者の家がある。最初のころは気がつかなかったが、十数年を過ごすと、どこどこが誰だれの家だということがはっきりわかる。毎日の出勤時に必ずしも会うわけではないが、時々知り合いの患者に会うのである。引っ越してきた当時は、患者が近くに住んでいて、突然自宅に押しかけてこないかと不気味さや警戒感があった。普段は一般住民に対して精神障害者に偏見をもつな、と説いている私、精神科医自身のこころの内部に偏見の芽があったといえる。

いまは全く逆になった。いつもの道やいつもの時間に会わないと、あの人はどうしたのか、と心配になるのである。町なかで患者に会うと、ほっとする。このような気持ちは、都会に住んでいたとき、味わうことができなかった。もちろんこの効用はプラス・マイナスがある。患者がマイナスにとらえれば、治療スタッフからいつも監視されているといえるし、プラスにとれば、治療スタッフが身近にいていつも見守っているともいえる。それがどちらに転ぶかは、やはり治療活動や治療の体制、その結果としての地域の治療的雰囲気の問題であろう。

田舎や離島であれば患者の居住している地域の住民は、自然発生的に援助や治療的働きかけに参加せざるをえない。その人が困って苦しんでいるとき、知っている人だから助けてあげたい気持ちがおのずからわいてくる、「地縁凝集性」になっている。

田舎や離島でも「事例性」（周囲に対して様々な反応をあたえる問題行動）をだす症状の激しい患者もいるが、地域住民はその患者と古くから付き合っており、恐怖感はあっても、困ったことだとその人物に同情の念をもつ。地域を基礎におくとき、治療スタッフや地域住民と患者との関係がこのようになるのが働きかけとしてよいであろう。田舎の「地縁凝集性」からみると、つぎのようなことも生じる。

症例一五　TK

三章六節町村役場の地域活動で述べた患者TKである。措置入院して加療により妄想が軽快し、息子らの住む県外に退院した。しかし本人はやはり自宅がこころ落ち着くといって、半年で帰郷した。最初の二、三カ月は薬をもらいに来ていたが、以後中断した。徐々に妄想が顕在化し、再び、自宅前の○○宅へ「毒を入れただろう」と、頻繁に電話をかけるようになった。

この隣の○○宅へは若いころ女中奉公にでており、お互い知りつくした仲である。世代はかわっているが、いまの嫁もＴＫのことをよく知っている。かつてＴＫは部落の婦人会役員もしており、優しい気のきく女性であったことも知っている。「困った。困った。また同じことを言いだした」と頭をかかえ、民生委員をとおして役場の保健婦に相談し、町役場保健婦からＯ保健所Ｋ支所の「心の健康地域連絡会」に持ち込まれた。Ｋ支所保健婦や民生委員、役場職員や町保健婦らが検討の結果、Ｋ支所保健婦らの訪問を強化しようということになった。

Ｋ支所保健婦が訪問したところ、どうも県外の息子からの電話が少ないと不安がつよくなり、被害妄想で周囲に電話をかけまくることがわかった。県外の息子に電話をかけて週一回は連絡を入れること、地域の援助スタッフも週一回電話相談にのることにした。三〜四カ月たった後、保健所支所で再び検討が行われたが、「方針がよかったためか、ここ最近、本人からの被害妄想に関する電話がへって一安心している」と、地域援助スタッフから報告があった。

ところがその二日後の夜九時、県外の息子から隣の○○宅へ電話が入り、「毎日電話するが、この四日間母がでない」と言う。隣の嫁は「これは、おかしい」と直感して近くに住む民生委員とともにＴＫ宅へ駆つけた。そこで、四日間便壷にはまり叫ぶ声も小さくなっているＴＫを発見し、救急隊に連絡を入れ救出を手伝った。救急車でＫ病院に運ばれたときは便臭と低体温と摂食不能の状態で、もう二、三日発見が遅れたら生命の危険があったと診断された。

おそらく隣の嫁はＴＫの被害妄想の対象としていらいらかっかした毎日をおくっていたが、「地縁凝集性」の田舎ゆえ、患者本来の人柄のよさも知っていた。いざ身体的生命が緊急性をおびたとき、自然に救助の手がうごいたと思われる。

「地縁凝集性」の点からみると、これとまったく逆の症例もある。

症例五二　EM

六十代女性EM。若いころから目立ちたがりやで、平気でうそをつき、自己中心的で家族や兄弟を困らせていた。上京中の三十歳ごろ郷里が同じ現夫と結婚し、四十代後半に帰郷して現在の場所に自宅を構える。結婚しても性格傾向はまったくかわらず、隣近所や町内で、平気でうそをついて金の無心をする、丁寧に断ると罵声や中傷を周囲へ言いふらすなどの行動があり、隣近所も当たりさわりなく付き合っているが、困り者との評価が定まっていた。町内に実家を継いだ実兄もいるが、お互い二十年来断絶状態であった。

十年前、夫が分裂病を発病した。EMは妻として熱心に看病し、そのかいあって夫は軽快した。このころから夫の仕事が途絶え、EMの収入も少なく生活保護の適用になっている。夫は徐々に変形性膝関節症で歩行が困難になって精神科通院を中断し、かわりに薬をもらいにきていたEMもいつのまにか来院しなくなった。

一年後、夫の妄想が顕在化し、ある日突然、「隣の境界線は間違っている、ここまでおれの土地である」と言いだした。トラブルが話し合いで解決できず隣人が訴訟にふみきり、EM夫婦の訴えは正式に敗訴した。だが妄想はますます荒唐無稽化し、土地の境界線は曲がりくねって拡大し、二〜三軒先の家まで「おれのもの」と断言する。三軒先の家へ行き、「ここまでおれのものだ」と言って玄関の敷居まで赤マジックで線を引く始末であった。

本来妻であるＥＭが病気の再発に気がついて病院へ相談すべきであったが、今回はＥＭ自身、「とうさんの言うとおりだ。土地はここまでおれたちのものだ。おまえたちが泥棒だ」と言って、隣近所へ日夜罵声と中傷を浴びせるようになった。夜、周囲が寝静まったころＥＭは、「○○のばかやろ！　土地どろぼう。ぶっ殺してやる」と大声で叫ぶようになった。

保健所Ｋ支所に相談が持ち込まれ、様々な活動を行った。二週一回の訪問、腰痛でかかっていたＥＭの開業医への協力要請、福祉事務所担当者との共同訪問、警察署生活安全係との密接な連絡など、打つ手はすべて打っているが、膠着状態のまま歳月が流れた。

保健所嘱託医としても、これ以上待てば住民全体が混乱状態になると考えるようになった。Ｘ年Ｘ月Ｘ日早朝、ＥＭが隣の○○へシャベルを投げつけたとの連絡が入り、警察署生活安全係の協力をえて二人をＫ病院へ連れてきてもらった。午前九時のことである。

診察の結果、夫は幻覚妄想がありしかも妄想も荒唐無稽化した「分裂病の再燃状態」であった。約五時間ちかく夫と話したが、入院は拒絶。ＥＭとも三時間話し、夫の妄想をとり込んだ「感応性妄想性障害」と診断した。二人とも入院を拒否し、といって五年来の精神症状のため周辺住民は疲労困憊の極に達しており、このまま地域へ帰すわけにはいかない。

保健所の担当職員と話し、夫は従来から主治医の病院に緊急措置入院となり、ＥＭは他病院に入院させることになった。ＥＭが保健所職員同伴のもと入院先に落ち着いたのは、午後九時を過ぎていたという。

その後二年経過。夫の妄想は普遍であったが、ＥＭは順調に軽快し若干の妄想を残すのみで興奮状態はなくなった。経過中に脳梗塞の発作にみまわれ軽度の言語障害を残したが、性格は穏やかになっていた。入院先の病院から「そろそろ、先生のところでお願いしたい」と言ってきた。入院先病院は長期入院は不可とのルールがある。

すでに措置入院は解除され、実兄を保護者として医療保護入院になっている。町内に住む実兄を呼んで、Ｋ病院への転院と保護者になることを話した。ところが実兄は、「もしＫ病院へ転院するなら、保護者にはならない。こちらにきたら一切かかわりたくない」と言うのである。またこの七〜八年のＥＭの迷惑行為は、居住地に住むＫ精神科職員をはじめＫ病院職員、あるいは知っている町役場の沢山の職員がこうむっていた。様々な職員に相談するがやんわりと拒否している。私自身も個人的に何回も中傷をうけており、精神的疲労を感じていた。

それゆえ結局、地元から離れた長期入院を受け入れてくれる病院に、頼まざるをえなかったのである。

「地縁凝集性」ゆえ、ＥＭの生活史や普段の性格傾向を熟知している人が周囲に多々おり、本人が地元の病院に帰ってくるという話を聞いただけで、相当数の人が反応した。ＥＭは脳梗塞後遺症で以前より性格が穏やかになったとの報告を受けていたが、本人の過去の行状を知っている地域住民は拒絶の意思表示をしたことになる。「地縁凝集性」のマイナス面といえる現象である。田舎では同じ地域のなかに患者も治療・援助スタッフも一緒に居住しており、ときとして精神障害者とのトラブルに巻き込まれ、心理的距離がとれなくなり、問題の本質がわからなくなる。

心理的距離が無限にちかづくと、治療的働きかけは不可能になる。同時にそれを解決しようとすると村八分的に、地域から排斥せざるをえなくなる。家族もいたたまれず、郷里を出立して遠い都会へ移住する人もでてくる。田舎の暗黙の掟を破った結果であろうが、その辺が田舎の限界といえよう。

しかし田舎であれば、かつての人物像によいイメージをもっていると、被害妄想に悩まされ心理的距離に混乱が生じていても可逆的であり、前述の症例一五の妄想対象者が救助活動をすることもできるのである。

他方、都会はいままで述べてきた田舎とはまったく異なる。すくなくとも三重四重多重のプライベートネットワークはなく、公的な情報が主となるパブリックネットワークが大部分である。田舎にあるような、地域や親戚や職場や学校が公私ともに混合し、情報がプライベートな空間でいとも簡単に凝集と拡散を形成することはない。

都会の地域住民が精神障害者に関心をもつのは、新聞やテレビで「精神障害者が事件を起こした。悲惨な事件だ、精神障害者はこわい」と報道される、マスコミ（パブリック）情報のときである。最近は、市や町の広報に精神障害者の社会復帰活動の記事や紹介が載るようになって、プラスのパブリック情報も伝わるようになっているが、地域住民として自らの居住地に住む精神障害者には、まだまだ関心がうすい。

もし私が再び都会に住むなら、同じことがいえる。たとえ、隣に精神障害者がいても、角館町のようにはいかないだろう。自然に、無関心を装うことになろう。先に例としてあげたAとCの職場が同じであったとしても、居住地域はまず異なる。居住地内で血縁関係の隣人がいることもまれになる。当然、前述したように精神科職員や病院職員の居住地と、その病院に入院や通院している患者の居住地が重なることはない。まれに重なったとしても、地域内で交流しているとは限らない。

分裂病の患者が近所に居住していたとしても、一般住民はほとんど関心を示さないし、その患者の人物像を知らない。注意をむけざるをえなくなるのは、その患者が周囲とトラブルを生じさせるような、「事例性」をおびた症状をだすときである。たとえば、夜間の徘徊、大声での独り言、場違いな空笑、不精ヒゲや不潔な服装、異臭、隣近所や通行人への突然の怒声や乱暴行為などである。隣人は警察へ電話を入れるかもしれないし、保健所に通報するかもしれない。

隣人や地域住民はその患者の生育史や家族背景あるいは人柄をまったくわからず、ただ患者のあらわす症状にのみ注目し、得体の知れない言動をする人物として不気味な印象をもつであろう。患者の示す症状や問題行動のみに関心が集中する、「事例凝集性」の地域といえる。本来、その人の苦しみや絶望感が伝わらず不可解さしかないとき、地域住民にとって精神障害者に対する心理的距離は無限大となり、そこから「生身の人間の苦悩」は欠落し、分裂病Xという「事例性」しか残らなくなる。それゆえその「事例」をいかにしたら解決できるか、治療システムや法律や技法が生みだされることになる。心理的距離は充分にあるので、冷静に「事例」に対処することができる。

急性期の症状活発な病状であれば「事例性」を中心にすえてもよいが、これが慢性化してその後の人生にまでかかわってくると、これだけでは居住地での支えはできなくなる。やはり分裂病にかかった患者の人物像（人柄）や家族の苦しみを理解しつつ、支える必要がある。このように分裂病の病状が同じであっても、それを支える地域の治療的雰囲気あるいは援助力は、田舎や離島と都会とでは大いに異なるといえる。

田舎では「地縁凝集性」が主で普段から援助力は有しているが、ときとして精神障害者との心理的距離が混乱し冷静さを失う。あるときには心理的距離を適切に保持した「事例性」をみつめる、別の目も必要である。

都会においては、もともと地域在住精神障害者との心理的距離が無限大で、無関心になっている。都会の地域で精神障害者を支えるには、その人の家族背景や人柄あるいは発病時の人間的苦しみを充分に理解した、精神保健・福祉スタッフの存在が不可欠であるといえよう。

四. これからの精神科医療

これまでの経験から、精神科の医療機関においてもっとも必要なものは、高度な医療機器や検査技術ではなく、患者の病める心を理解しそれを治療に結びつける、高度な専門性に裏打ちされたマンパワー、医師を含めた看護スタッフ、精神保健福祉士、臨床心理士、作業療法士などと、病気になっても安心して入院や外来治療のできる治療環境、病棟の居住性、社会復帰を促進する諸設備などであると思う。

また地域においても、残遺状態（陽性症状や陰性症状あるいは主観的減退症状など）に悩む患者を支え相談にのる保健婦や精神保健福祉士、あるいは支援体制や支援活動の存在である。これは、自立しようとする患者にあっては生活訓練、たとえば料理・作業指導をし、自立できない人には宿泊場所と食事の提供をし、あるいは息抜きのできる場の提供、悩んでいる家族には相談にのる、などの精神保健・医療・福祉サービスである。このような支援活動をすることによって、患者の再発防止や初発患者の円滑な治療への導入ができるようになる。

詳しく述べると、精神科の患者においても各市町村に精神科診療所のようなものがあり、気軽に診察を受けられる治療環境が必要である。なぜなら患者の居住地に治療やデイケアなどを行う精神科医療機関があれば、医療中断や再発を防ぐことに役立つからである。現在の患者は田舎では、半日から一日がかりで、冬季になると一泊しながら通院している。

医療の継続性・一貫性・包括性・近接性があれば、残遺状態に悩む患者はもっと明るく安定した状況で、自分の居住地で生活をおくることができる。

入院したときは、安心して治療が受けられる病棟環境を整備し、慢性期で重症化した患者には、居住性のよい病室や社会復帰を目指した治療環境を用意し、症状が軽快すれば早期に社会復帰のできる「地域に開かれた病棟」を目指す。これらのことを実現するためには、どのような治療環境および精神科医療システムがよいのか、つぎに述べる。

㈠これからの治療環境

前提として、精神医学の基礎を身体医学におかず、人間医学におくことである。いままであまりにも身体医学に基礎をおいたため、治療や精神科医療システムが様々な形で歪められてきた。

治療の基本は再三のべたように自然科学をもとにした身体医学的方法だけではない。それはほんの三分の一であって、それ以外に心理学的および社会学的方法、すなわち人間学的方法を取り入れてはじめて、精神医学の治療は成り立つ(五八)のである。

このようなことを考慮してこれからの治療環境を考えてみる。まず、精神科病院あるいは病棟構造であるが、開放病棟を原則にする。といって急性期重症あるいは慢性期急性再燃患者であれば、非自発的入院や隔離室（保護室）使用や身体拘束をせざるをえないこともありうる。万一、保護室を使用する場合、その構造は精神的やすらぎがえられるものに工夫する。まずは空調の冷暖房、ＢＧＭ、穏やかな壁の配色、プライバシー保護の便所、双方向のマイク、必要とあればテレビなどの設置が考えられる。現在の保護室は、過去の隔離収容事故防止の残渣があり、鉄格子や鉄扉、無色の壁、露出した便所など、独房に類似しているのではないだろうか。これでは急性期患者の「やすらぐ場」とはならず、拘束の場といわれても仕方がない。心身の保護のみならず、「やすらぎ」を保障する保護室の設備や照明は人間工学的にどうあったらよいのか、まだまだ検討の余地が残されている。

新入院患者には、入院初期から社会復帰を念頭においた様々な治療的働きかけのできる、スタッフや治療環境を用意する。そのためには、五〇～一〇〇床規模の病棟であっても、作業療法棟やデイケア施設を備える。

つぎに治療スタッフの数が問題になる。精神科の治療スタッフはこれまで、収容し治療せずの観点から、医師はおろか看護スタッフまで低くおさえられてきた。ところが精神科においてもっとも重要なことが、高度の専門性を有した治療スタッフの有無であることがわかってきた。

私が考えている治療スタッフ数とはつぎのとおりである。

医　師――――二〇床に一人

看護婦（士）――二床に一人

臨床心理士――五〇床に一人
精神保健福祉士―五〇床に一人
作業療法士――五〇床に一人

この治療スタッフ以外に、病棟の機能に応じて、教師、介護福祉士その他のスタッフが加わる。

精神障害者を治療する医療機関として、精神科診療所、総合病院精神科、単科精神病院がある。

これから総合病院には原則的に精神科有床を必須とし、地域の中核として位置づける。この場合、総合病院精神科の規模は五〇～一〇〇床とし、精神科救急を引き受ける。ただ救急体制は二十四時間になるわけであるから当然、医師や看護スタッフは前述の倍以上いないと実施できない。

単科の精神病院は一五〇～二〇〇床とし、病棟の機能分化を行う。考えられる病棟は以下のとおりである。

急性期病棟
回復期病棟
重症措置病棟
長期療養病棟
アルコール・薬物依存病棟
児童思春期病棟
痴呆急性期および重症病棟

これら機能分化した精神科病棟の治療スタッフ配属は、前述した治療スタッフ対患者数を考慮して行う。高度に専門性を有するといっても、数が少なければ質的低下を防ぐことができない。

治療環境を良好に保持するためにも、これらの背景として、精神科の診療報酬を身体医学各科の報酬と同等にするか、それ以上に増額する。そうしないかぎり、これらの整備は不可能であるし、絵に描いた餅に終わってしまう。施設の整備のみならず、治療スタッフ——精神科医、精神科専門看護婦（士）、精神科コ・メディカルスタッフ（臨床心理士、精神保健福祉士、作業療法士など）——を充分に雇えるだけの経営基盤が必要である。

なお地域の援助スタッフについては後述する（仮称）地域精神保健福祉センターのところで述べる。

㈡精神科医療システムを考えるにあたって

第一に、疾患特性を考えた精神科医療システムである。ことに家族と断絶し、長期在院の大部分を占める分裂病患者をどう考えたらよいのか、ということである。この状況は家族が発病時の幻覚妄想状態や精神運動興奮に対して、数十年経過したいまでも恐怖心や不安感をもち、また周辺地域や親族へ迷惑をかけるのではないかとの気持ちもあり、本人の受け入れを拒否している結果ともいえる。

分裂病の初発時に、地域で家族や患者の相談に応じ、様々な援助が可能な支援システムがあれば、このような拒絶反応は軽減できるのではないか、と思っている。

同時に分裂病の病理からいっても、その治療は患者の居住する地域で行うのが望ましい。なぜなら、急性期以後の患者の精神的統合の回復過程は、「ゆるやか」に行われているからである。

これに対応して、治療的働きかけも「ゆるやか」（二二）に行われなければならない。詳細は前述したので省くが、このような働きかけとは、治療スタッフと患者の時間と空間が適度に近接していること、治療スタッフ・患者関係が柔軟であること、治療活動が多彩で豊富なことである。

言葉をかえると、患者の居住地に治療機関があること、患者と治療スタッフがなじみの関係であること、治療活動が患者の日常生活を反映したものであること、といえる。

このような地域に近接した治療は、新しい環境でいとも簡単にせん妄状態の出現する老年期痴呆にも、あてはまる。その点、薬物依存や人格障害は、これらの対極に位置しており、居住地を離れたところでも治療可能である。

第二に、地域特性を考慮にいれることである。K病院やY病院の診療圏のように、人口密度が低く山やへき地をかかえている地域、気象条件で交通手段がなくなる地域、あるいは船で数時間揺られないとたどり着けない離島など、患者の居住地と病院の距離が時間的にも空間的にも離れている地域をどうすればよいのか、ということである。このような地域では、病院で患者を待っているだけでは治療が手遅れになってしまう。出張診療所をもうけたり、巡回診療を行ったり、ときには地域住民の援助・治療力を引きだし、活かすことである。

第三に、精神科医療システムを考えるにあたってもっとも大切なことは、精神障害者の地域支援システムを取り入れることだと思う。

すなわち、患者の居住する地域を基本にして、誰が責任をもって彼らを支えていくのか、検討しなければならない。本人のみならず家族も高齢化し、交通の不便さを考えれば、家族に保護義務の責任をすべて押しつけるわけにはいかない。居住地域内に、保健・医療・福祉を包括したシステムをつくることである。

現在の病院を中心とした精神科医療システムは二次医療圏のみで、一次医療圏と三次医療圏の欠如した[二四]いびつなものに思えてならない。

患者を退院させ一次医療圏（患者の居住地域）に帰そうとしても、そこでは患者に責任をもってこたえる医療機関や地域支援システムがない。保健所があるとはいっても、現在の保健所システムでは、地域在住の分裂病患者を多様に援助することはできない。

結局、担当した病院が様々な工夫をして、職場を世話するか病院の近くにアパートを借りるか共同住居をつくるか、あるいは社会復帰施設をつくるか、しているに過ぎない。しかしこれでは治療病院が患者を抱え込むことになり、病院機能が地域に拡大し、十九世紀の精神科医療を懸念したフーコーの指摘[二九]が、二十一世紀まで続けられることになる。いっそのこと思い切って病院の機能を限定する伊藤[二三]の提言も、一つの示唆を与えている。

また処遇困難例がでたとき転院の必要性が生じたとき、受け皿としての役割の異なる治療を施す病院がない。かえって自分の病院より治療環境の劣悪なところへ転院させざるをえないことがある。

㈢地域近接型と広域圏型精神科医療システム

ここでは表6-3および図6-3を参照しながら述べる。まず、地域近接型の精神科医療システムで根幹となる、患者の生活圏、医療圏でいえば一次医療圏、具体的には市・区・町村に最低一つ、人口でいえば三万以下に一つ（仮称）地域精神保健福祉センター（地精保センターと略）を地方自治体が設置することである。同時に、この地精

表 6-3　精神科医療システム

	医療施設	病床規模	診療内容	対象疾患	来院形態	法形態	地域
地域近接型	(仮称) 地域精神保健福祉センター	無床	危機介入 外来診療 デイケア 訪問活動 社会復帰活動 社会復帰施設との連携	すべての疾患 とくに慢性期分裂病と痴呆	自由来院		一次医療圏
	既存精神科診療所						
	小規模病院	50床以下				任意	
	中核病院 (総合病院を含む) 既存中規模病院	200床以下	救急外来 急性期病棟 痴呆病棟 回復期病棟 長期療養病棟	すべての疾患	自由来院 地精保セの紹介	任意 医療保護 措置	二次医療圏
広域圏型	中核病院 既存中・大規模病院	400床以下	疾患に対応する病棟	児童思春期 薬物依存 人格障害 重症措置例	地域近接型からの紹介	任意 医療保護 措置	二次医療圏をブロック化
	研究機関 大学病院				紹介制		三次医療圏

保センターをバックアップするため、二次医療圏に中核病院を配置することである。

　最初に、地精保センターについて記すと、この地精保センターは、地域住民の生活する場で精神保健や福祉あるいは精神科的問題が発生したとき、相談、外来機能としての初期および慢性期診療、あるいは危機介入、病院への紹介などを行う。退院した患者のなかで援助が必要な人へ、居住場所や職場を確保したりデイケアを実施したり、訪問活動を行ったり、社会復帰施設を紹介したり、などの生活を支援する。また、地域内にある精神障害者社会復帰施設と様々な協力関係を結ぶ。

　初期の相談や治療についてはすべての疾患をあつかうことになるが、慢性化した場合は分裂病や老年期痴呆が中心になる。さら

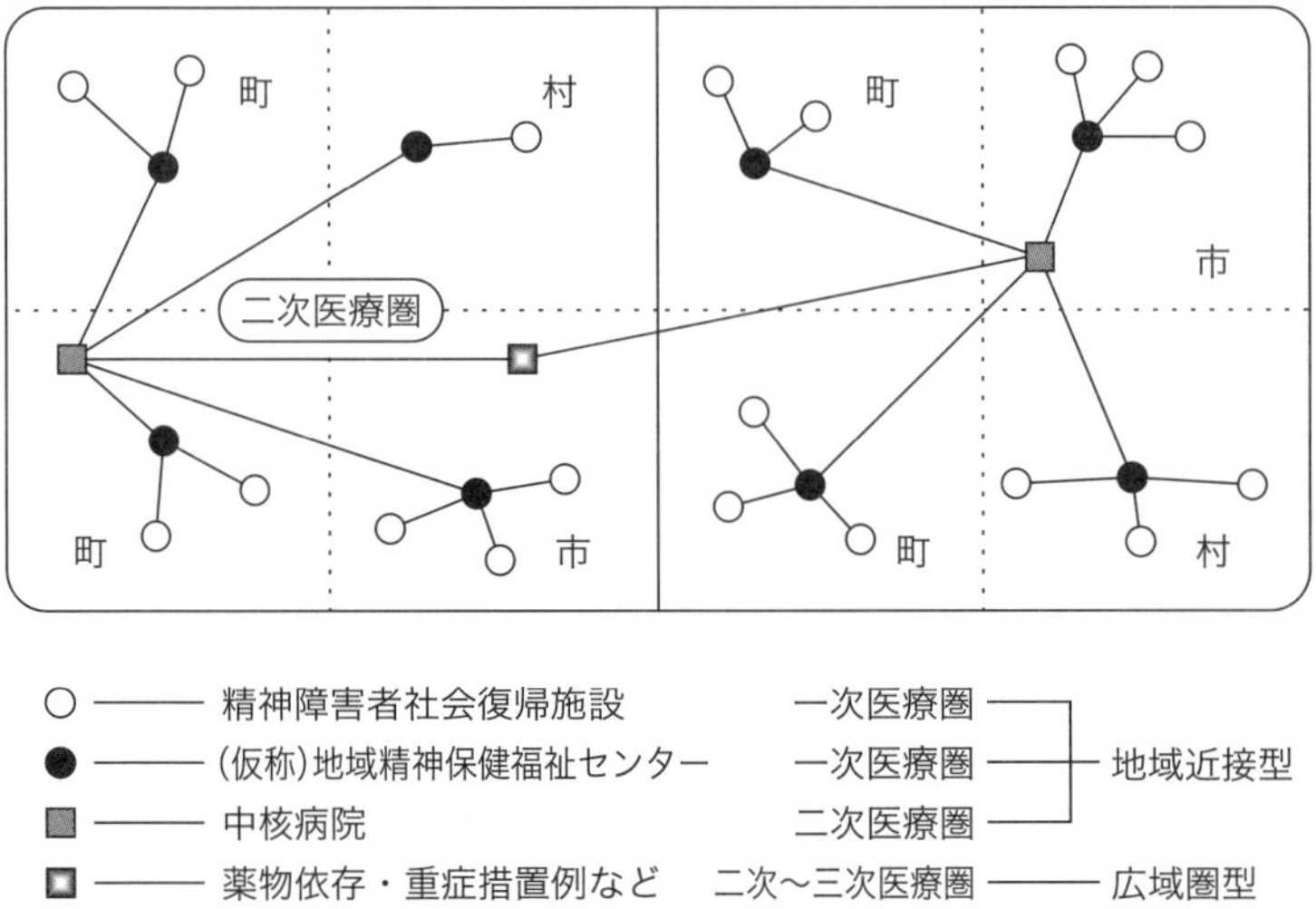

図 6–3　地域近接型および広域圏型精神科医療システム

に地域の特性、たとえば過疎地、離島、豪雪地帯によっては、巡回診療、宿泊設備、給食サービスなど、職員の配置や施設基準に柔軟性をもたせる。ちなみに地精保センターのスタッフは、看護婦一〜二人、保健婦一〜二人、精神保健福祉士一人、薬剤師一人、事務員一人、精神科医一人で構成する。規模によってスタッフ数の増減はあってもよい。診療日数は五日間、医師が確保できなければ既存病院の数カ所から派遣して診療にあたってもらう。

現実的方法として地精保センターを支援するため、二次医療圏にある各々の精神科病院が分担して診療に従事する。いまの医療制度では、一次医療圏の田舎で精神科の個人開業は経営的にむずかしい。

市区町村にはこのほか、地精保センターと協力しながら、様々な精神障害者社会復帰施設をつくる。援護寮にはじまり、福祉ホーム、グループホーム、共同作業所、あるいは職親事業所など、ありとあらゆるものがあってよい。図6-3をみてもわかるように、この精神障害者社会復帰施設は市町村内に数カ所以上あって当然であり、現在はまだまだ足りない。

つぎにこの地精保センターの活動を支援するため、二次医療圏に中核病院を整備することである。これは総合病院の精神科あるいは中規模精神病院が代行できる。この中核病院では、精神科病棟の機能分化が必要である。ここでは地精保センターからの紹介患者あるいは自由に来院してきた患者を、すべて受け入れてよい。緊急措置入院を含め、分裂病の急性期、薬物依存の中毒離脱症状期、老年期痴呆のせん妄・興奮期の患者などである。

そこで急性期の治療が終了し回復期に移行したとき、社会復帰活動も行う。また、長期療養を必要とする分裂病や痴呆患者も、ここで治療したらよい。しかし、つねに地精保センターと連携をとり、地域にある社会復帰施設や老人介護施設あるいは自宅やアパートへ退院できないかの検討を行う。このようにすれば、一部の重症例以外、病院に長期に在院する患者は減少する。

ただ、このような地域近接型中核病院であっても、疾患によっては治療効果のあがらない患者がいる。たとえば、アルコール依存症の後期治療、思春期精神障害、人格障害、あるいは重症措置例である。これらは、地域を越えた場所で治療することも考えられる。

それが表6-3と図6-3で示した広域圏型の医療システムといえる。広域圏型の中核病院は、人口密度によって二次医療圏をブロック化し配置する。来院形態は原則として、地域近接型医療施設からの紹介制とし、それが地精保センターからでも、地域近接型中核病院からでも、既存の病院からでもかまわない。

ここでの法的入院形態は様々だが、とくに法二九条措置入院については地域近接型中核病院で六カ月をこえる場合、ここへ転院する。ただし重大犯罪をおかした触法精神障害者は別枠の病院で取り扱う。

そして、この広域圏型病院で治療が終了し退院させるときは、必ずもとの地域近接型医療施設へ逆紹介する方法をとる。それによって患者は、退院後も居住地で治療の継続が可能となり、医療中断が防止できる。なお、地域近接型と広域圏型の関係は、身体各科のように一次から三次医療へと高度先端医療になるのとは異なり、広域圏型が上位機関とはならない。あくまで役割の違いだけであって、地域近接型の医療機関であっても高度の専門知識や技術が要請される。

ここで強調したいことは、精神科医療システムで現在欠けている一次医療圏を形のあるものに整備すること、ならびにそれをバックアップする地域近接型中核病院を準備すること、さらに薬物依存や人格障害など広域圏型の中核病院を整えること、の三点である。そうすれば、既存の精神科診療所や、総合病院精神科、単科精神病院は、公立および民間立にかかわらず各々の地域や専門性に応じて機能分化ができる。

すでに一つの病院で、すべての治療や精神福祉活動を行い、患者を生涯丸抱えしていく時代は終わりつつあると思う。これから一歩でも二歩でも精神科医療を前進させるためには、患者の居住する地域に、地域在住の専門スタッフを含む精神保健・医療・福祉支援センターをつくることであろう。

現在、既存の精神科病院を中心にして各地に精神障害者地域生活支援センターができつつあるが、ここで述べた地域精神保健福祉センターは若干異なっていることに注意してもらいたい。なぜならそれは、病院中心ではなく患者の居住地を中心にした、患者がゆったりと安心して生活できる、あるいはそのような地域に再生できる治療理念をもった、地域精神保健・医療・福祉の核となるセンターだからである。

五．精神医学の治療理念

様々な形で分裂病の治療やその医療システムについて述べてきた。そこでは現状がいかに分裂病患者の治療をないがしろにし、治療スタッフが日夜困難をかかえているかを指摘した。

これは昭和六十三年七月、精神保健法が施行されてからもそんなに変化していない。精神科医療がなかなか大きく変革しないのはなぜなのか、医学の基礎を問うことから考えてみたい。

㈠身体医学と精神医学

精神病者の歴史を振り返ればわかることであるが、近代以前はおもに宗教や治安の対象[(二一)]とされていた。近代になってはじめて、医学のなかに精神病をあつかう精神医学が位置づけられ、精神医学に科学の光があてられるようになった。

これは一方においてこれまでの精神病者を悲惨な処遇から救い、科学的な医学的処置を施すことにより、良好な結果を生みだした。他方、医学の一分野になったため、医学の方法論として定着していた自然科学的方法が採用され[(二九)]、宗教的あつかい（精神療法的処遇の芽生え）を切り捨てる傾向がでてきた。ことに日本においては、医学のなかの身体臓器と同じ水準に精神医学をおいたため、精神科治療あるいは精神科医療システムはいちじるしく遅れることになった。

精神科以外の各科を身体医学とすると、それらの第一の目標は、生命救済である。その病態を放置しておくと、有機体としての人間は、生物学的に生命の停止すなわち死に至る。それを救済するため様々な治療が行われる。第二の目標は、生命の延命と開花である。その病態を放置しておくと日常生活に支障をきたし、徐々にではあるが寿命が縮まる。その病態を治療することにより、寿命が延び、日常生活がもとどおりになり、健康な生きがいのある生活がとり戻せる。

精神医学の病態においても、緊張病性昏迷や精神運動興奮による身体的疲弊の治療としては、身体医学の第一の目標が適用できるが、それはほんのひとにぎりの患者である。分裂病の治療の大部分は、第二の目標が適用される。しかも生命の延命や開花とは、「社会的」生命を目標にする必要がある。精神障害をもちながらも、地域社会で暮らし、仕事に従事し、家庭を維持していけるかどうかである。

身体医学の分野において「生命の延命や開花」という考え方は、あくまで有機体としての人間に限定されており、社会的生命という視点があまりなかった。

他方、精神医学をみると、後述の補遺のデータでもわかるように、三十数年以上の長期在院患者を治療しており、いかに年数のかかっていることかがわかると思う。ここでは、「生命の延命と開花」を生物体としてのヒト救済にとどまらず、「社会的生命の人間救済（社会的生命の延命と開花）」という目標におかないと、治療が成り立たないことを示している。すなわち、障害をもちながらも地域社会で生活ができ、その人にとってのよりよい人生をおくるようにすることである。これが砂原のいう真の意味でのリハビリテーション、「人間であることの権利、尊厳がなんらかの理由で否定され、人間社会からはじきだされたものが復権すること(五二)」である。

本来、医学とは身体医学においても、自然科学的側面のみならず人間のその他の側面、文化的、心理的、社会的側面を含んだものである。それは以下のように図示される。

（人間）医学 ─┬─ 身体医学
　　　　　　　└─ 精神医学

精神医学は身体各科すべてを含んだ身体医学と同等に位置づけられてしかるべきである。それゆえ身体医学が、外科学、内科学、眼科学、耳鼻咽喉学、整形外科学など二十数の講座をもっているなら、精神医学においても、生物学的精神医学、身体療法学、精神薬物治療学、精神病理学、精神療法学、社会療法学、地域精神保健学、児童精神医学、司法精神医学、臨床文化精神医学など、二十数の講座があって当然である。

精神医学において大学病院が治療医学的に頼りにならないのは、「身体」に対応する「精神」の医学を、眼や耳や骨などと同列において「精神」を身体の小臓器の次元に矮小化したためである。これでは自然科学的方法をこえて重症化した患者をあつかうことができない。

たとえば、妄想性人格障害を基礎にして発病した分裂病患者がいたとする。一人暮らしで支える家族がなく、地域社会で孤立し、徐々に自傷他害のおそれのある措置症状をもつようになる。このような患者が精神科においては重症例と思われるが、精神保健福祉士がスタッフとして勤務せず、地域に根付いていない大学病院では、長期の治療的援助ができない。

身体医学が大学病院を頂点にしてシステム化されているのは、自然科学の方法論としての細分法＝ツリー（樹状非交叉図式）型に則ることができる（一二）からである。これはピラミッド型の思考法であり、困難なものを選択して頂上へ導けばよい。

しかし精神医学の方法は「社会的生命の延命や開花」が中心になるから、様々な方法論、社会学的、精神療法的、文化人類学的なものがあってもよい。困難なものであっても大学病院ではなく精神障害者の居住地により近い治療機関が、治療的に有効になりうる。分裂病に限っていえば、治療スタッフとの出会いがその患者の予後にいちじるしい影響を与えることもある。

このようなシステムは、ピラミッド型というより、試行錯誤を繰り返すラセン的思考、あるいは横並びや途中で別ルートへ入り込める市川のいうセミ・ラティス（網状交叉図式）（一二）型である。自然科学の方法が、階段を一歩一歩のぼって目的をきわめるのと異なり、精神医学の方法論は横滑りや波形のうごきやつる草状のうごきなど、ありとあらゆる方法を行えるものが要請される。

たとえば、ある分裂病患者を社会復帰させる場合でも、最初に簡単な作業からつぎに複雑なもの、そのつぎに外勤、そのあとに職親などと一連のステップを踏むのではなく、はじめから現場に復帰させ、そこの事業主の温かい見守りのもとで作業をさせるという選択があってもよい。また地域在住の分裂病患者で精神医学的に再発症状がまったくない場合でも、患者がすこし休みたいとの希望があれば、一定期間の休息入院を行うなどは、横滑りのやり方である。

精神科病棟の治療が主治医を頂点にしたピラミッド型ではなく、看護やコ・メディカルスタッフを含めたミーティングによるチーム医療であるのもこの方法論（セミ・ラティス型）によっている。ただし管理システムとしての院長・病棟医長・主治医・看護婦長の責任体制が、ピラミッド型になるのはやむをえないことであり、チーム医療だからといって精神科主治医が治療の責任を逃れてはならない。

前述した精神科医療システムの広域圏型と地域近接型との関係を考えたとき、広域圏型治療機関が頂点に位置づけられるのではなく、どの医療機関からも横の関係で治療的連携ができるということも、この方法論に則っている。

田舎地域にはプライベートネットワークが張りめぐらされているといったが、これなどは網状交叉の典型的なセミ・ラティス型であり、都会のパブリックネットワークは官僚制度に類似した情報操作によるツリー型といえる。

このセミ・ラティス型思考法の有用性は、莫大なエネルギーをつぎ込む新薬の開発よりも、精神科医療システムの変更、たとえばここ十年の措置入院患者数の激減で社会復帰（社会的生命の延命や開花）が促進されたことからも証明されている。

なお人間の生命をあつかう身体医学の基本構造も、本来はセミ・ラティス型に類似した複雑なシステムであることを指摘したのは、免疫学の多田[五二]である。

㈡地域・文化と精神医学

身体医学においても精神医学においても、診断に関しては世界共通の診断基準ができて当然である。しかし、治療に関しては、身体医学が世界共通であるのに比べ、精神医学は地域・文化の影響[三八]をいちじるしく受ける。これは人間の精神現象が時代や地域の文化によって左右されることをみれば、よくわかることである。日本の精神科医療が先進諸国のそれと比較して、入院収容主義と批判されているのは、日本文化を代表する国の精神保健行政が精神障害者をどこかに隔離し隠蔽しようとした結果ともいえる。

　精神医学の治療が地域・文化に深く関連することを考えると、文化からみた「個人における精神的現象すなわち自己」とはなにかを検討する必要がある。若干の文化精神医学試論をここで述べる。

　文化精神医学的にみると、第一に「人間と自然のかかわり」があり、そのかかわりのなかから「自己を規定し文化を形成」する営みがでてくる。すると「その文化における自己の枠組み」が決まり、その自己の病態として「その文化における自己の枠組みの病い」がある。

　この「各々の文化における自己の枠組み」を、田舎と都会の地域で比べてみる。田舎は自然が優位のなかで人とのかかわりがあり、その地域における自己は、おおらか、のんびり、非効率、お互いの境界のなさ、粘りづよさ、忍耐力から成り立っている。まず自然と闘うというよりは、自然の恵みをありのままに受け入れ、台風や吹雪にも黙々と耐えるという姿勢をとる。自然の脅威にむかって、田舎地域の住民は一致団結して対処する。効率のよい情報網がないため、プライベートネットワークが発達しており、情報が凝集と拡散を繰り返す。まさにセミ・ラティス型の論理が支配している文化といえる。自己と他者、公と私、あるいは人と自然の境界があいまいな「自己の枠組み」[（一九二八）]が成立している。

　これに対して都会地域は、自然が遠くに退いて人工物に囲まれた日常生活である。人には、きびきび、はきはき、他者や公私の区別が期待され、パブリックネットワークが縦横に発達している。交通が至便ですべてに効率が求められ、会議においてもツリー型の論理が優先する。なにが問題でなにが問題でないか、明確に峻別され、それを解決する技法がつくりだされる。しかし生身の人間がみえない。隣の家が、どのような家族構成で、どのような性格の人物がいるのか、職業はなにで具体的にどんな仕事をしているのか、親戚や友人は誰なのかなど、人柄を通した生き生きした交流ができない。人間そのものが人工化し、無機物化する。すなわち、都会や物質文明の高度に発達した時代や地域では、「自己の枠組み」のなかに、非自然的非人間的なものがとり込まれるのではないだろうか。

ここで「自己の枠組み」を、いまの状況に生きる時間と、これまでとこれからを生きていく時間の交点にあると考えると、図6-4のようになる。いまを生きる状況のなかには、身近な身体・精神・家庭から、徐々に広がって地域・社会、あるいは大きな状況としての民族・文化・風土・自然までもが「自己の枠組み」に担われている。同時に、過ぎ去った生とこれからおとずれる生を「自己の枠組み」に受け入れつつ生育・成長していることになる。すなわち「自己の枠組み」とは、同時代をともに生きる共時的時間と、過去から未来への歴史をとおして生きる通時的時間の接点の上に成立している。

このような「自己の枠組み」において、地域・文化内での治療とは、「各々の文化における病める自己の枠組みの再生」、あるいはその地域・文化における「自己の枠組の社会的生命の延命および開花」にほかならない。とすると田舎と都会地域での、「自己の枠組みの再生」あるいは「自己の枠組みの社会的生命の開花」は、若干異なるといってよい。

この点、フロイトがウィーンの大都会で精緻な神経症理論と技法を創り出し、ユングが自然に囲まれた湖畔で

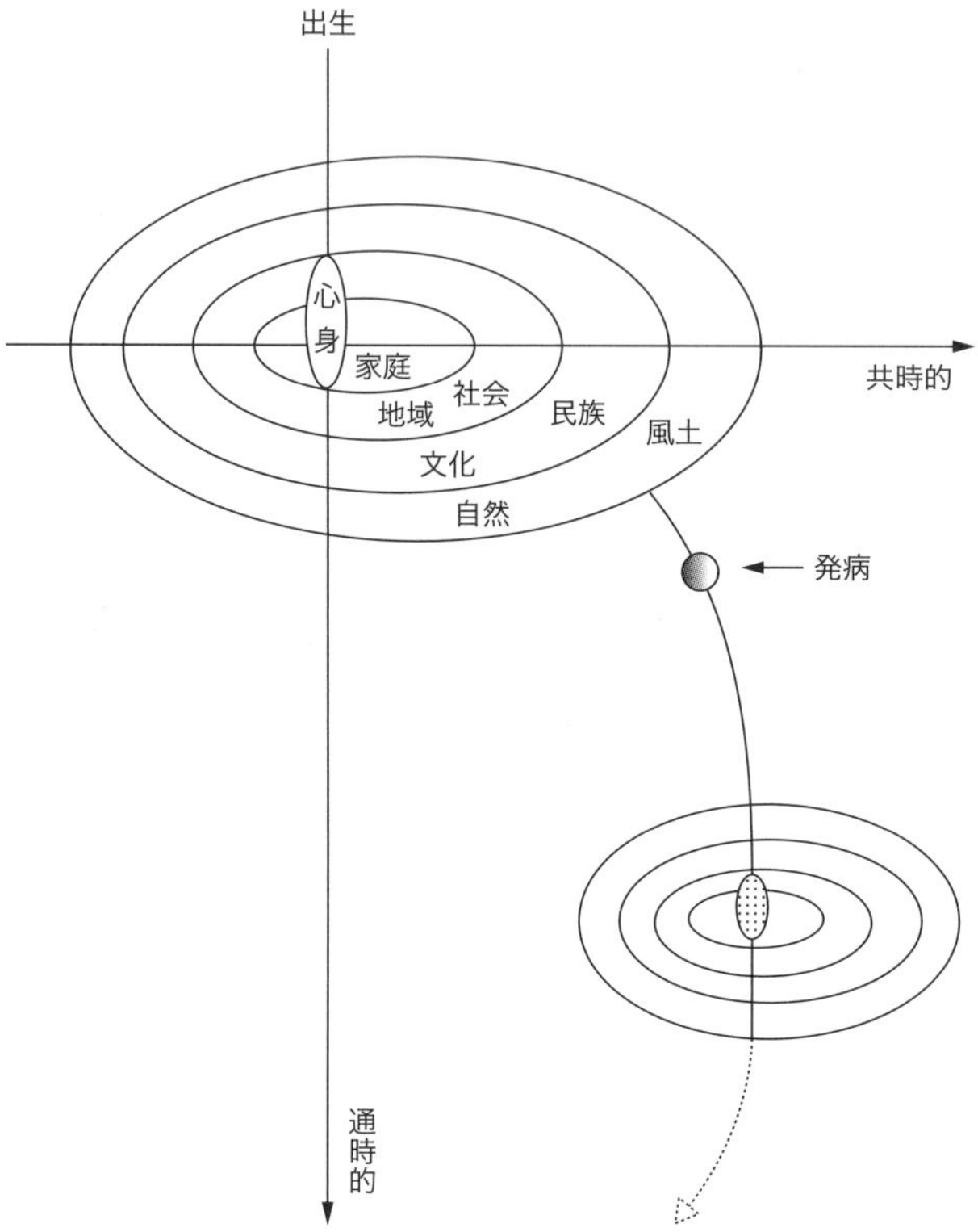

図6-4　自己の枠組み

分裂病にも適用できる元型論を創ったことは、示唆にとむ歴史的事実(一一)である。

発展途上の世界についてみると、伝道師や人類学者のしあわせな猟場であった時代は終わり、「土着の習慣」とレッテルを貼って楽しんでいる文化的鈍感さでは通用しなくなった。また近藤(一七)が述べるように、「欧米で訓練をうけたエリート精神科医が帰国してまもなくわかることは、彼らの習得した精神療法の技法が、一般の患者には適用できないことが多いし、もしできたとしても、それはごく一部の限られた上流知識人に対してだけ」という事実もある。その土地伝来の民間療法を「非科学的」という一言で排除しただけでは、問題は少しも解決しない。

それゆえ、先進国の精神科医が未開地に行ったり、都会的発想の精神科医が離島や田舎に行って、特殊な心性や精神疾患を記述することはできても、それがその地域の精神障害者を治療し、居住地で支えることにはならない。

都会人が田舎に住んで、都会文化の心性をその土地に植えつけるのみならず、逆に都会人が田舎の文化的心性を植えつけられ、自己の枠組みが耕される必要がある。（一五）そこではじめて、地域における治療行為が成り立つといえる。

都会の精神科医が文化の異なる地域へ行ったとき、最初にあざやかに目につくことと、二～三年たってようやく気がつくことがある。前者はその土地の祭りや民俗であり、後者は都会の居住地でもみられる日常生活の相違などであり、この後者を把握できるようにならないと地域文化を理解したとはいいがたい。角館町でいえば、玄関の戸は日常五センチくらい開けておくのが礼儀であるなどは、二～三年たたないとわからない地域の習慣であった。

しかし、自己のからだに内在化した文化的修飾（自己の枠組みへの定着）、私でいえば都会文化で植えつけられた他者に対する警戒心などを捨てることはなかなかむずかしく、またその地域文化に埋没することもできない。もし埋没すると、こんどはその地域に対して文化的心理距離をとることが困難になる。

ただ、その地域で治療に従事するのであれば、一度はその文化的心性に沈潜する必要がある。一定期間が過ぎ、その文化に沈潜することができると、急速に住民と親しみがわいてくる。自分の居住地近辺に十数人の分裂病患者が住んでいることがわかるのも、そのような時期である。

といってその地域に十数年住んだから、地域の文化を会得したと思ったら大間違いである。それは、その地域の「おもて」だけであって、「うら」の文化的心性まではわからないだろう。プライベートなネットワークの一員に組み込まれないかぎり、「うら」の文化や地域内葛藤に直面できない。

これは分裂病の治療にもいえることで、「おもて」の現代文化的治療――精神科でいえば薬物療法――が絶対的有効性をもちえないのと同じである。逆に地域に根付いている分裂病患者への援助力から、現代文化としての精神科医療システムが学ぶべきものがある。この点については前項で、地域を基礎におくこれからの精神科医療システムとして述べた。

㈢精神医学の目標

精神医学の目標といったが、厳密にいえば精神科治療の目標である。ただ治療論を構築するためには学としての精神医学の基礎がしっかりしていなければならない。ここでは分裂病治療実践の理念からえられた、精神医学の目標についてのべる。

その前に本書の意図を再び整理しておきたい。一章で述べたように、分裂病患者の治療は、身体疾患における診断から治療への図式と異なって、様々な要因が重層的に作用している。

各々の要因を各章で記述したが、それらは図6-5のように二つの系列にまとめることができる。ひとつは医

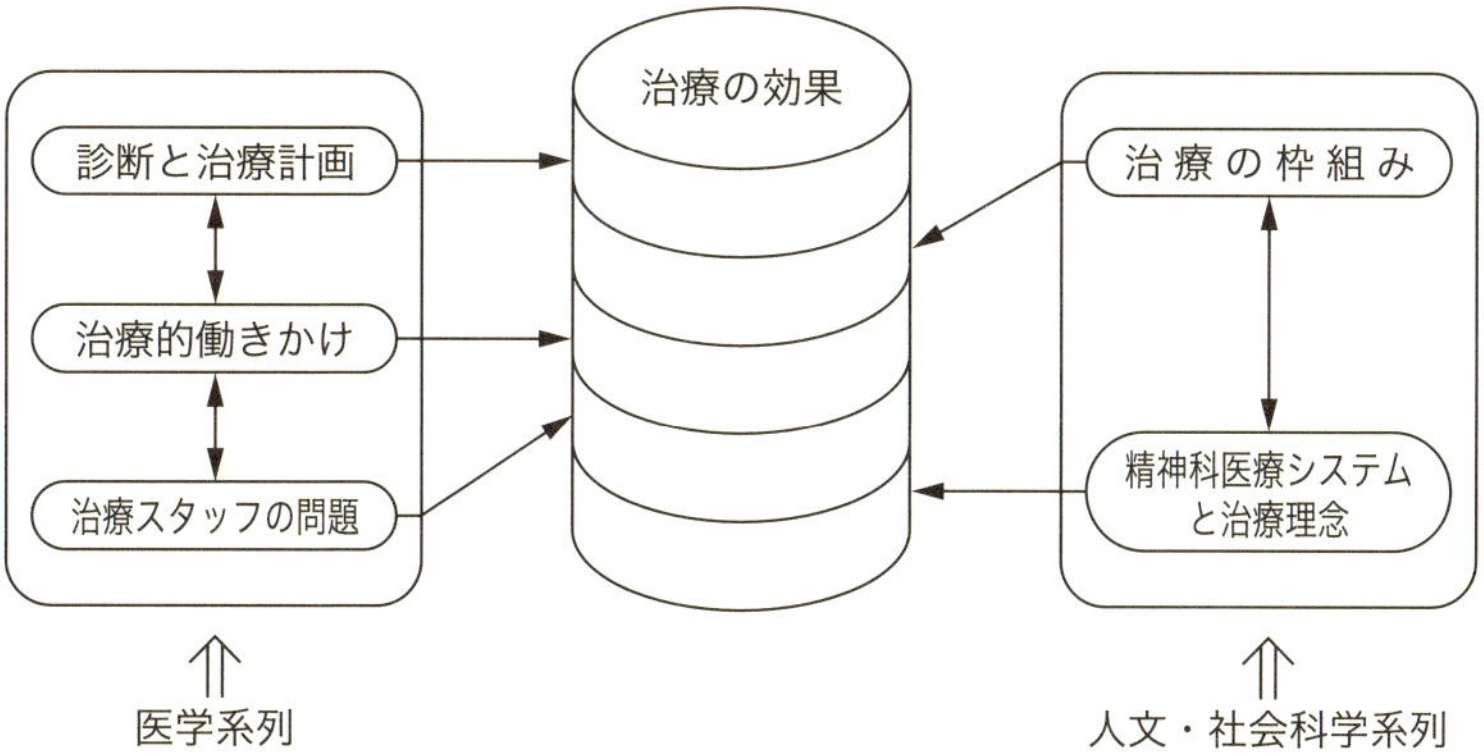

図6–5　治療の重層性

学の系列で、従来からの診断と治療計画であり、さらに治療的働きかけと治療スタッフの問題がはいる。いまひとつは人文・社会科学の系列で、治療の枠組みと本章で述べている精神科医療システムと治療理念である。

　医学系列からみると、これは治療スタッフと患者が直接かかわる様々な要因を含んでいる。診断が一定していないと正しく患者を選べないし、それに対する治療法（身体・精神・社会療法）がないとよい治療ができない。同時に治療的働きかけを様々に工夫しないと治療法も活かされず、そのためにも治療スタッフの質の向上が必須となる。

　つぎの人文・社会科学系列は、時代精神、地域・文化、社会・経済状況の影響をいちじるしく受ける。詳しくはすでに述べたので省くが、分裂病患者の治療効果に関連のあるこの系列を無視あるいは忘却すると、いくら治療的働きかけが有効であっても患者の社会的生命の開花はすすまない。

　便宜上ここで二つの系列に区分したが、治療効果をとおして医学系と人文・社会科学系が錯綜しているのも、治療の重層性の特徴である。

さて話を精神医学の目標に戻すと、第一にいえることは、治療理念を深化するためにも治療技法として、身体療法：精神療法：社会療法の比率を、精神疾患に応じて釣り合いよく取り入れることである。たとえば分裂病治療にあっては一：一：一になるし、神経症治療では一：二：〇であってもよい。

身体療法は薬物を主としたものだが、今後新しい生物学的治療法が発見されるかもしれない。精神療法もこれまでの様々な学派から、分裂病の病態究明がなされるに従って、臨床心理士や作業療法士らとタイアップした新しい精神療法があってもよい。社会療法は現在ようやく進展しつつあり、看護婦（士）、保健婦、精神保健福祉士などとチームを組んだ地域支援システムの促進、あるいは精神障害者のケアマネジメントやホームヘルプサービスなどの導入が有用である。

第二にいえることは、「もの」と「こと」[二六]の統合した学問になることである。自然科学的方法論はできるだけ事象を「もの」化する。それは具体的には、技術、技法、薬物、医療機器、医療システムとなってあらわれる。これが身体医学における治療にはもっとも有効にはたらく。いわく薬物。いわく手術。いわく大学病院至上主義。しかし、精神科の治療においては、「もの」的側面だけでは治療効果が低下する。

「こと」的側面がどうしても不可欠である。「こと」を説明するのはじつに至難をきわめるが、「もの」的側面のただよわせる、独特の雰囲気といったらよいだろか。たとえば病棟や外来のその病院特有の治療的雰囲気、あるいは治療スタッフの醸しだす「温かさ」などである。これまでの章でいえば、三章八節の治療的雰囲気、四章一節の「いること」などがはいる。また二章四節や四章七節で述べた「やすらぎ」の質をどう高めるかも、「こと」

的側面である。

この「こと」的側面を精神医学に役立たせるためには、人文・社会科学系の学問を包含することである。社会学、文化人類学、宗教学、心理学、哲学などの研究成果を消化し、臨床実践に応用する視野の広さが必要だろう。具体的な治療現場で「こと」的側面のレベルアップをするのは、治療スタッフの専門性の向上とチーム医療、あるいは治療スタッフの数の増加ならびに治療環境の整備である。なんとなれば、量（もの）が質（こと）を変化させるのであり、治療スタッフの数と専門性あるいは治療環境の質が日本の現在の精神科治療において、いちじるしく低いからである。否、精神医学における「こと」的側面のもっとも重要な「治療理念」の研究がこれまで充分に行われなかったため、それを「もの」的に具体化する精神科医療システムが歪曲されていたといえなくもない。どちらにしろ、「こと」と「もの」は両者一体になって深化していくと思われる。

最後に私は、精神医学の治療目標のなかに、「社会的生命の死――社会から排除され、社会で生活できなくなる状況――をいかに防ぐか」ということをいれる必要があると思う。精神障害者の問題は、それらの病態が社会的に様々な影響を与えることから、地域住民を守るという社会防衛の考えが前景にでていた時代があった。

日本でいえば措置入院患者が激増し、閉鎖病棟収容生涯入院の時代であった。そのため患者は精神科に入院していると、家族との縁切れ、仕事のなさ、市民として生きる喜びのなさに陥っていた。治療し退院が可能になっても家族は引き取らず、さりとて地域で引き取る施設もなく、支えるシステムもなかった。本来、社会で生活ができるのに、それが阻害され入院を余儀なくされている人々は、まさに「社会的生命の死」である。

精神科治療の目標は、この「社会的生命の死をいかに防ぐか」、あるいは「社会的生命をいかに開花させるか」

であろう。精神障害者をいかに社会復帰させ、いかに地域社会のなかで支え生活させるかは、精神科医療従事者および精神保健福祉担当者の目標とするところである。

「わたしは病者にとって、病者の側にいるだろうか」という荻野(三七)の問い、あるいは「脇役として主役に、人生という劇をよりよく過ごさせることができただろうか」という問いを、治療スタッフが自らに課しつつ精神障害者と接するなら、新しい展望が開かれるであろう。

補遺

K病院精神科病棟に勤務時代、病棟や在院分裂病患者はどのようにかわっていったのか、以下に統計を述べたい。これは様々な治療的働きかけによってあるいは時代状況によって、病棟機能が変化した記録であると同時に、ある時点における分裂病患者の広義の治療効果を追跡したものである。解釈はなるべく最小限度にし、粗資料を提供したい。

一・病棟機能の変遷

まず最初に、大枠として病棟機能の変遷を述べる。

㈠二十年間の病棟稼動状況

K精神科病棟の二十年間の稼動状況を付表1に示す。これをみると、昭和五十四年には、一日平均在院患者一四二人で、定床一〇〇床からみると病床利用率一四二％、すなわち四二人の超過入院であった。しかも年間の病

付表１　20 年間の病棟稼動状況

	平均在院日数	１日平均在院患者	病床回転率	年間延べ在院患者	年間新入院患者	年間退院患者
昭和 54 年	1,346 日	142 人	38.5 %	51,817 人	38 人	39 人
59 年	648	106	60.0	38,905	61	59
平成 元 年	422	95	82.0	34,578	78	86
6 年	505	87	62.5	31,564	64	61
11 年	267	88	120.5	32,221	121	120

$$\text{平均在院日数(日)} = \frac{\text{年間延べ在院患者}}{1/2 \times (\text{年間新入院患者} + \text{年間退院患者})}$$

$$\text{1日平均在院患者(人)} = \frac{\text{年間延べ在院患者}}{\text{1年の日数}} = \text{病床利用率(定床 100 なのでイコール)}$$

$$\text{病床回転率(\%)} = 100 \times \frac{1/2 \times (\text{年間新入院患者} + \text{年間退院患者})}{100\ (\text{定床})}$$

床回転率は約四割しかなく、一〇〇人前後はほとんど沈澱したままであった。このため平均在院日数も一、三四六日の長期になっていた。ただこれだけオーバーしていると、病院経営にとっては収益増となり、精神科は儲かるとの評価がなされた。

昭和五十九年になって一日平均在院患者はようやく定床にちかい一〇六人になり、病床回転率も六割となった。これらのうごきはその後十五年で加速され、平成十一年では、病床回転率一二〇・五％となり平均在院日数も二六七日といちじるしく短縮し、入退院の出入りが激しくなった。一日平均在院患者は定床を割り続け同年には八八人となっており、病院経営からみると病床の利用がよくないといえる。

㈡在院患者構成十五年の推移

では病棟入院患者、言葉をかえると在院患者は昭和五十九年からその後の十五年で、どのように推移したのであろうか。それをあらわしたのが付表2である。付表1は年間の平均で

付表２　在院患者構成 15 年の推移（1 月 31 日現在）

		昭和 59 年	平成元年	平成 6 年	平成 11 年
精神科定床（指定病床）		100（40）	100（5）	100（5）	100（2）
在院患者実数（男／女）		108 人（59／49）	96（50／46）	89（47／42）	90（44／46）
費用	措置	24％	1	0	0
	生保	46	32	19	24
	保険	30	67	81	76
疾患構成	老年期痴呆ほか	1％	11	12	16
	ア・依存症ほか	2	2	1	3
	分裂病ほか（実数）	82（89）	71（68）	72（64）	61（55）
	躁うつ病ほか	4	2	5	8
	神経症ほか	0	4	0	2
	精神遅滞	4	5	7	6
	てんかん	5	2	3	2
	その他	2	3	0	2
在院期間	～ 6 カ月未満	12％	21	26	38
	6 カ月～ 1 年未満	6	2	7	3
	1 年～ 3 年未満	14	9	11	9
	3 年～ 5 年未満	4	6	7	9
	5 年～ 10 年未満	9	16	4	13
	10 年～ 20 年未満	34	15	12	7
	20 年以上	21	31	33	21
年齢	0 ～ 19 歳	1％	0	0	3
	20 ～ 29 歳	7	2	5	2
	30 ～ 39 歳	22	14	10	5
	40 ～ 49 歳	38	33	20	11
	50 ～ 59 歳	19	27	36	33
	60 ～ 69 歳	10	16	22	27
	70 歳以上	3	8	7	19

あったが、付表2はその年の一月三十一日現在の時点調査である。

昭和五十九年をみると、一月三十一日現在在院患者一〇八人のうち、医療費負担では措置（精神衛生法二九条）と生保（生活保護）で七〇％、疾患構成では分裂病八二％（実数八九人）、在院期間では五年以上を合わせると六四％、年齢は三十〜四十九歳の間で六〇％、などが主であった。すなわち在院患者の大部分は働き盛りの分裂病患者でありながら、医療費は公費でまかなわれ、五年以上の長期入院が多かったといえる。六章でも指摘したように、家族が疎遠になる長期入院の実態がこの数字からもうかびあがってくる。しかも定床一〇〇床のうち措置入院用の指定病床は四〇床もあった。

十五年後の平成十一年になると、一月三十一日現在の在院患者は九〇人となり、医療費も措置〇％保険七六％と逆転した。疾患構成も分裂病は六一％と昭和五十九年に比べ二割ちかく減少し、そのかわり老年期痴呆などの器質性脳疾患が一六％に増加している。在院期間も五年以上の長期在院の割合が四一％となって十五年前と比べ約二割減少し、六カ月未満の患者は三八％と三倍になった。前項の病床回転率が一二〇％になったことが、ここに反映していると思われる。また三十〜四十九歳の在院患者も一六％といちじるしく減少し、かわりに六十歳以上の高齢者が四六％にふえている。

このように十五年間の推移をみると、K精神科の病棟機能が、分裂病患者を長期に在院させることから、入院患者はなるべく六カ月以内に退院させ、効率的に病床を運用する方向に急速に変貌していることがわかる。

二、昭和五十九年在院分裂病患者十五年の追跡

つぎに、本書の主題になっている分裂病患者は十五年間にどのような経過をたどったのであろうか。この節では付表2の昭和五十九年在院患者一〇八人のうち、分裂病患者八九人がその後十五年間でどのように変化したのかを検討する。

(一)昭和五十九年在院分裂病患者十五年間の状況

昭和五十九年在院分裂病患者は実数にして八九人、疾患構成割合では八二%であった(付表2参照)。それら八九人の平成十一年までの五年ごとの状況変化が付表3であり、その割合をわかりやすく示したのが付図である。五年後の平成元年には八九人のうち、五六人が在院、二三人が通院、五人が死亡、五人が中断となっている。この中断は他院への転院が主である。それが平成十一年には、在院三四人、通院二〇人、死亡二八人、中断七人に変化した。

付図から、在院が減少し徐々に通院が増加したのは治療的働きかけの結果だと思われる。死亡がふえるのは年月を経れば当然であるが、その内容が気にかかるところである。以下、これら十五年間の「在院」、「通院」、「死亡」について述べたい。

付表３　昭和59年在院分裂病患者15年の状況

	昭和59年	平成元年	平成6年	平成11年
在院	89人 (100%)	56 (63)	43 (48)	34 (38)
通院		23 (25)	24 (27)	20 (23)
死亡		5 (6)	16 (18)	28 (31)
中断		5 (6)	6 (7)	7 (8)

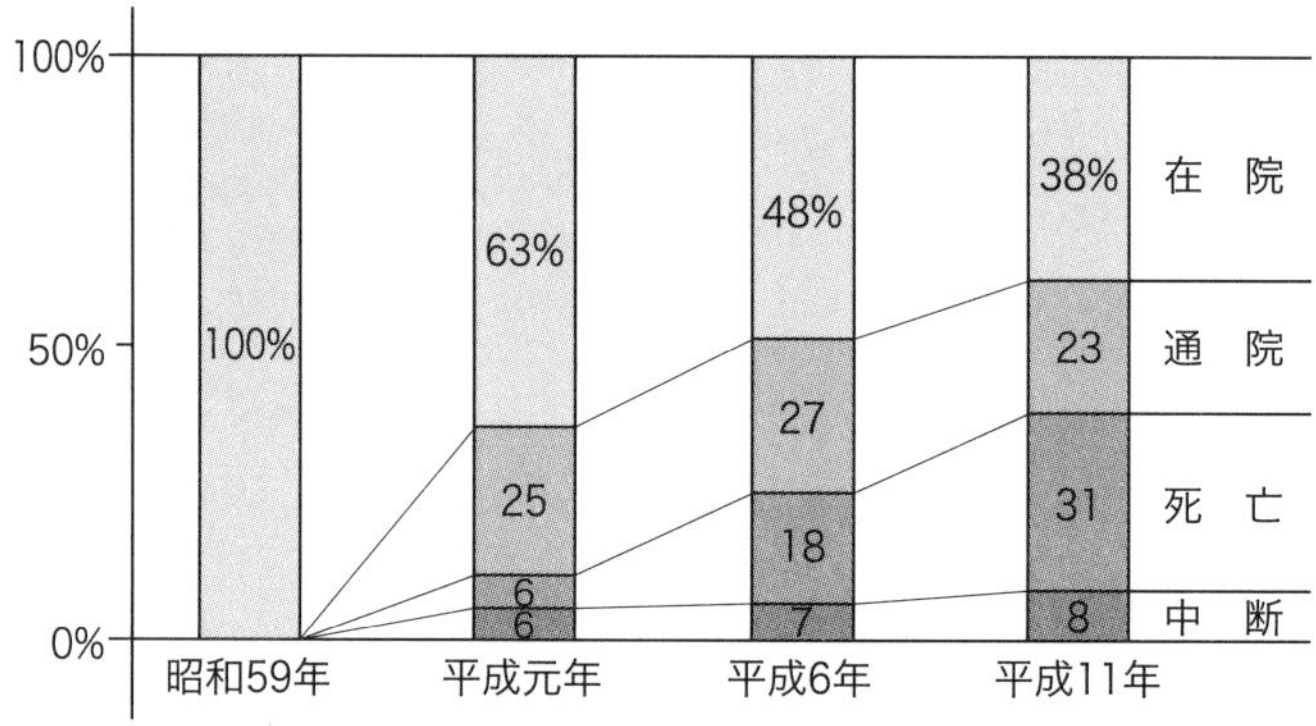

付図　昭和59年在院分裂病患者15年の状況図

(二)「在院」の基本特性十五年の推移

これらのうち「在院」の基本特性、とくに性別、病型、在院期間、年齢をみたものが付表４である。各年の男女、病型にいちじるしい差違はない。病型では破瓜型が多く、つぎに妄想型である。

在院期間では五年以上がつねに八割以上を占めている。すなわち昭和五十九年在院分裂病患者のその後五年ごとの在院状況をみると、長期在院の一角を担っていることになる。平成十一年では「在院」患者三四人のうち三〇年以上が一二人いる。表には載せていないがこのうち二人は三十九年以上という超長期の在院であり、人生の大部分をＫ精神科病棟で過ご

付表４「在院」の基本特性 15 年の推移（1 月 31 日現在）

<table>
<tr><th colspan="2"></th><th>昭和 59 年</th><th>平成元年</th><th>平成 6 年</th><th colspan="2">平成 11 年</th></tr>
<tr><td colspan="2">計</td><td>89 人</td><td>56</td><td>43</td><td colspan="2">34</td></tr>
<tr><td colspan="2">性別（男／女）</td><td>49 ／ 40</td><td>29 ／ 27</td><td>22 ／ 21</td><td colspan="2">18 ／ 16</td></tr>
<tr><td rowspan="3">病型</td><td>妄想型</td><td>39 人</td><td>20</td><td>14</td><td colspan="2">14</td></tr>
<tr><td>破瓜型</td><td>40</td><td>27</td><td>21</td><td colspan="2">17</td></tr>
<tr><td>緊張型</td><td>10</td><td>9</td><td>8</td><td colspan="2">3</td></tr>
<tr><td rowspan="9">在院期間</td><td>〜 6 カ月未満</td><td>7 人</td><td>4</td><td>6</td><td colspan="2">3</td></tr>
<tr><td>6 カ月〜 1 年未満</td><td>7</td><td>0</td><td>0</td><td colspan="2">0</td></tr>
<tr><td>1 年〜 3 年未満</td><td>15</td><td>2</td><td>0</td><td colspan="2">1</td></tr>
<tr><td>3 年〜 5 年未満</td><td>2</td><td>1</td><td>1</td><td colspan="2">2</td></tr>
<tr><td>5 年〜 10 年未満</td><td>8</td><td>12</td><td>2</td><td colspan="2">5</td></tr>
<tr><td rowspan="2">10 年〜 20 年未満</td><td rowspan="2">32</td><td rowspan="2">12</td><td rowspan="2">10</td><td>10 年〜 15 年未</td><td>2</td></tr>
<tr><td>15 年〜 20 年未</td><td>6</td></tr>
<tr><td rowspan="2">20 年以上</td><td rowspan="2">18</td><td rowspan="2">25</td><td rowspan="2">24</td><td>20 年〜 30 年未</td><td>3</td></tr>
<tr><td>30 年以上</td><td>12</td></tr>
<tr><td rowspan="7">年齢</td><td>0 〜 19 歳</td><td>1 人</td><td>0</td><td>0</td><td colspan="2">0</td></tr>
<tr><td>20 〜 29 歳</td><td>7</td><td>0</td><td>0</td><td colspan="2">0</td></tr>
<tr><td>30 〜 39 歳</td><td>19</td><td>5</td><td>3</td><td colspan="2">1</td></tr>
<tr><td>40 〜 49 歳</td><td>37</td><td>20</td><td>7</td><td colspan="2">7</td></tr>
<tr><td>50 〜 59 歳</td><td>16</td><td>19</td><td>21</td><td colspan="2">12</td></tr>
<tr><td>60 〜 69 歳</td><td>8</td><td>11</td><td>9</td><td colspan="2">13</td></tr>
<tr><td>70 歳以上</td><td>1</td><td>1</td><td>3</td><td colspan="2">1</td></tr>
</table>

したことになる。なお平成十一年の一五年未満の「在院」患者合計一三人は、この十五年の間に一回以上退院したことをあらわしている。

他方、一五年以上の二一人は昭和五十九年から一度も退院することなく、K精神科病棟に残留している。これを詳しくみると、付表2の平成十一年一月三十一日現在分裂病患者五五人のうち三八%（二一人）が、昭和五十九年からまったくうごいていないことになる。また昭和五十九年在院分裂病患者八九人からこの二一人をみると、十五年後の残留率は約二四%である。

年齢は昭和五十九年で三十〜四十九歳の働き盛りが主であったが、五年ごとに繰り上がり、平成十一年では五十

付表5 「在院＋通院」15年間の病状レベル

病状レベル	昭和59年	平成元年			平成6年			平成11年		
	在院(89人)	在院(56)	通院(23)	計(79)	在院(43)	通院(24)	計(67)	在院(34)	通院(20)	計(54)
Ⅰ	34	23	4	27	13	4	17	6	3	9
Ⅱ	46	30	11	41	23	7	30	17	7	24
Ⅲ	9	3	8	11	7	13	20	11	10	21
計	89人	79人			67人			54人		

〜六十九歳が多くなった。働き盛りの在院患者が残留するごとに、年をとり高齢化したともいえる。

㈢「在院＋通院」十五年間の病状レベル

ここで「中断」、「死亡」を除いた、「在院＋通院」の病状レベルがどうなっているかをみたのが付表5である。病状レベルについては本文三章四節と表3-4を参照のこと。

十五年間を通して病状レベルⅡ（中等症）が多い。つぎに多いのが昭和五十九年と平成元年では病状レベルⅠ（重症）であったが、平成六年と平成十一年ではⅢ（軽症）となり、この十五年の治療的働きかけのよい結果と考えたい。

㈣「平成十一年在院＋通院」患者の昭和五十九年からみた病状レベル傾向

右のことが事実であるのかどうか、「平成十一年在院＋通院」患者五四人個々人の、十五年間の病状レベル変化の傾向をみたものが付表6である。これは「平成十一年在院＋通院」患者個人に的をしぼり、その患者自身が十五年前の昭和五十九年在院時、病状レベルがどうであったのかを回顧的にみたものである。

付表6をみると、病状レベルが「よい傾向」（ⅡからⅢ、ⅠからⅢ、ⅠからⅡ）

付表６　「平成 11 年在院＋通院」患者の昭和 59 年からみた病状レベル傾向

	病状レベル (昭和 59 年 ⇒　⇒ 平成 11 年)	在院 (34 人)		通院 (20 人)		計 (54 人)
よい傾向	Ⅱ　⇒　⇒　Ⅲ	7	14	6	11	25
	Ⅰ　⇒　⇒　Ⅲ	1		0		
	Ⅰ　⇒　⇒　Ⅱ	6		5		
かわらず	Ⅲ　⇒　⇒　Ⅲ	2	14	4	8	22
	Ⅱ　⇒　⇒　Ⅱ	9		2		
	Ⅰ　⇒　⇒　Ⅰ	3		2		
よくない傾向	Ⅲ　⇒　⇒　Ⅱ	2	6	0	1	7
	Ⅲ　⇒　⇒　Ⅰ	1		0		
	Ⅱ　⇒　⇒　Ⅰ	3		1		

付表７　年別死亡累計

年	昭和 59 年	60	61	62	63	平成 1	2	3	4	5	6	7	8	9	10	11
死亡患者数		0	2	4	1	1	0	2	3	3	2	4	3	1	2	0
死亡累計			2	6	7	8	8	10	13	16	18	22	25	26	28	28 人

になったものは二五人で、総数五四人の四六％にあたる。つぎが「かわらず」の二二人、「よくない傾向」が七人である。これを十五年間の治療的働きかけの効果があったととるか、この程度しかできなかったととるか、その判断は保留したい。

㈤平成十一年時点「死亡」患者について

これまで「在院＋通院」患者についてみてきたが、この節の最後に平成十一年までの十五年間に死亡した二八人について検討する。

①年別死亡累計

この十五年間のどの年に死亡したのか、付表７に示す。昭和六十二年と平成七年に四人の死亡がみられるが、それ以外は一～三人の範囲である。平成三年から平成八年まで二～四人と、毎年二人以上死亡している。

付表8　死因内訳

死因の種類			死亡の原因
病死		16人	癌：3　脳梗塞：2　気管支喘息：2　肺気腫：1　敗血症：1　急性心不全：1　大動脈瘤破裂：1　大腿動脈閉塞症：1　重症鉄欠乏性貧血：1　低アルブミン血症：1　慢性腎不全：2
外因死	不慮の外因死	3	窒息（誤嚥を含む）：3
	その他（自殺）	5	縊死：2　鉄道投身：1　パラコート吸飲：1　ガソリン吸飲：1
不詳の死		4	突然死（心肺停止状態）：4

付表9　「死亡」時点の基本特性

死亡累計		28人
性別（男／女）		20／8
病型	妄想型	14
	破瓜型	12
	緊張型	2
年齢	0～19歳	0
	20～29歳	0
	30～39歳	1
	40～49歳	4
	50～59歳	11
	60～69歳	8
	70歳以上	4

②死因の内訳

死因の内訳を死因統計の分類基準でみたものが付表8である。病死一六人、外因死のうち不慮の外因死三人および自殺五人である。さらに突然死とみられる不詳の死も四人いる。

病死の原因は付表に示したとおりで、多岐にわたる。不慮の外因死は誤嚥が多く、窒息で死亡したものから誤嚥性肺炎になって死亡したものまである。自殺の方法は付表8のとおりであるが、治療的働きかけが明らかに引き金となったもの一人が含まれている。突然死には、日頃確実な身体疾患がなく、発見したときすでに心肺停止の状態をいれた。

③「死亡」時点の基本特性

これら「死亡」患者の基本特性を付表9に示した。すぐ目につくこと

付表10　「死亡」時点の昭和59年からみた病状レベル傾向

	病状レベル（昭和59年⇒　⇒死亡時）	死亡累計（28人）	
よい傾向	Ⅱ　⇒　⇒　Ⅲ	4	12
	Ⅰ　⇒　⇒　Ⅲ	1	
	Ⅰ　⇒　⇒　Ⅱ	7	
かわらず	Ⅲ　⇒　⇒　Ⅲ	0	15
	Ⅱ　⇒　⇒　Ⅱ	7	
	Ⅰ　⇒　⇒　Ⅰ	8	
よくない傾向	Ⅲ　⇒　⇒　Ⅱ	0	1
	Ⅲ　⇒　⇒　Ⅰ	0	
	Ⅱ　⇒　⇒　Ⅰ	1	

は性別で圧倒的に男性が多いことである。昭和五十九年在院分裂病患者八九人のうち、男性は四九人、女性は四〇人である（付表4参照）。平成十一年時点で男性二〇人が死亡していることは死亡率四一％、女性八人は死亡率二〇％になる。実に男性は女性の二倍の死亡率といえる。分裂病という難病にかかっても、女性の丈夫さが如実に示されている数値である。

病型では妄想型が多く、年齢は五十〜六十九歳が主となっている。

④「死亡」時点の昭和五十九年からみた病状レベル傾向

これら死亡患者の「死亡」時点における病状レベルは、患者個々人の昭和五十九年在院時と比較してどうであろうか。それを付表10で示した。「よくない傾向」が一人、「よい傾向」が一二人で治療的働きかけが評価できると思われるが、「かわらず」が一五人もいる。しかも「かわらず」のうち、病状レベルⅠの重症がもっとも多く八人となっている。病状レベルⅠは「よくない傾向」と合わせ九人おり、精神症状の重症患者が身体的生命の死にも至りやすいのであろうか。

以上、補遺としてK精神科病棟機能の変遷および昭和五十九年在院分裂病患者十五年間の状況変化を述べた。このなかで本来、「在院＋通院」患者については、その社会性や自立性、ＡＤＬおよびＩＡＤＬの向上も評価の対象にしたかったが、分析要因が多々あり省かざるをえない。

参考文献

（一）アメリカ精神医学会編：ＤＳＭ-Ⅲ-Ｒ精神障害の診断・統計マニュアル．高橋三郎訳、医学書院、一九八八
（二）浅野弘毅：精神医療論争史―わが国における「社会復帰」論争批判．批評社、二〇〇〇
（三）ベネデッティ：臨床精神療法．小久保享郎・石福恒雄訳、みすず書房、一九六八
（四）クラーク：精神医学と社会療法．秋元波留夫・北垣日出子訳、医学書院、一九八二
（五）土居健郎：精神療法と精神分析．金子書房、一九六一
（六）土居健郎：方法としての面接―臨床家のために．医学書院、一九七七
（七）フロム・ライヒマン：積極的心理療法．阪本健二訳、誠信書房、一九八〇
（八）浜田晋：街かどの精神医療―続・病める心の臨床．医学書院、一九八三
（九）浜田晋：私の精神分裂病論．医学書院、二〇〇一
（一〇）花崎皋平：生きる場の哲学―共感からの出発．岩波新書、岩波書店、一九八一
（一一）アンリ・エレンベルガー：無意識の発見（下）―力動精神医学発達史．木村敏・中井久夫監訳、弘文堂、一九八〇
（一二）市川浩：〈身〉の構造―身体論を超えて．青土社、一九八四
（一三）伊藤哲寛：近未来への提言―二一世紀のために大胆な施策を．精神科治療学一六：一〇五、二〇〇一
（一四）風祭元編：向精神薬療法ハンドブック．南江堂、一九九九
（一五）木村敏：比較文化精神医学序説―若干の基本概念の検討．荻野恒一編「文化と精神病理」、弘文堂、一九七八

（一六）木村敏：心の病理を考える．岩波新書、岩波書店、一九九四
（一七）近藤喬一：比較文化精神医学の歴史的発展．荻野恒一編「文化と精神病理」、弘文堂、一九七八
（一八）久場政博：フリドゥブルとカンブリ—与那国の狂気観．荻野恒一編「文化と精神病理」、弘文堂、一九七八
（一九）久場政博：八重山病院における慢性精神病一七例の五年間の経過．沖縄精神医療一：七二、一九八二
（二〇）久場政博：長期在院精神分裂病者のグループ退院への試み．精神医学二九：一六七、一九八七
（二一）久場政博・新山喜嗣・近藤重昭：ゆるやかに重心をうつす—いわゆる沈でん病棟の活性化．精神神経誌八九：三七一、一九八七
（二二）久場政博：精神科病棟活動の拡大と委縮．精神医学三二：三九五、一九九〇
（二三）久場政博：精神分裂病外来支援活動における自由来室・昼食会の意義について．精神医学三三：六六一、一九九一
（二四）久場政博：精神保健医療福祉活動に一次圏域は必要ないか．精神神経誌九九：一一五八、一九九七
（二五）クルト・シュナイダー：臨床精神病理学．平井静也・鹿子木敏範訳、文光堂、一九五七
（二六）レフ：地球をめぐる精神医学．森山成彬・朔元洋訳、星和書店、一九九一
（二七）松本雅彦：精神病理学とは何だろうか．星和書店、一九九六
（二八）マイクル・バリント：治療論からみた退行—基底欠損の精神分析．中井久夫訳、金剛出版、一九七八
（二九）ミッシェル・フーコー：精神疾患と心理学．神谷美恵子訳、みすず書房、一九七〇
（三〇）宮本忠雄編：精神分裂病の精神療法．金剛出版、一九八四
（三一）マーフィ：比較精神医学—精神障害の国際的、文化的広がり．内沼幸雄・江畑敬介・近藤喬一・吉松和哉共訳、星和書店、一九九二

（三二）中井久夫：精神科治療の覚書．日本評論社、一九八二
（三三）中井久夫：分裂病圏患者の回復過程におけるケアについて．中井久夫著作集二巻精神医学の経験―治療、岩崎学術出版社、一九八五
（三四）中根允文・岡崎祐士・藤原妙子訳：ＩＣＤ-10精神および行動の障害―ＤＣＲ研究用診断基準．医学書院、一九九四
（三五）野田文隆・蜂矢英彦編：誰にでもできる精神科リハビリテーション．星和書店、一九九五
（三六）荻野恒一：精神病理学入門．誠信書房、一九六九
（三七）荻野恒一：現象学的精神病理学．医学書院、一九七三
（三八）荻野恒一：精神病理学研究二．誠信書房、一九七七
（三九）斎藤正彦・小池清廉他編：精神疾患を有する者の保護及びメンタルヘルスケアの改善のための諸原則．日精協誌一一：六一一、一九九二
（四〇）シュヴィング：精神病者の魂への道．小川信男・船渡川佐知子訳、みすず書房、一九六六
（四一）セシュエー：分裂病の精神療法―象徴的実現への道．三好暁光訳、みすず書房、一九七四
（四二）精神保健福祉研究会監修：我が国の精神保健福祉（平成一二年度版）．厚健出版、二〇〇〇
（四三）精神保健福祉研究会監修：改訂精神保健福祉法詳解．中央法規、二〇〇〇
（四四）「精神障害者の主張」編集委員会：精神障害者の主張―世界会議の場から．解放出版社、一九九四
（四五）世界精神医学連合編：機能性精神病のための診断基準集．高橋三郎・高橋清久・宇野正威翻訳、西村書店、一九九四
（四六）仙波恒雄・石川信義：精神病院を語る．星和書店、一九八三
（四七）シルヴァーノ・アリエティ：アリエティ分裂病入門―病める人々への理解．近藤喬一訳、星和書店、一九八〇

(四八) シルヴァーノ・アリエティ：精神分裂病の解釈II．殿村忠彦・笠原嘉監訳、みすず書房、一九九五
(四九) 島成郎：地域精神医療批判の序．精神医療五：二、一九七六
(五〇) サリバン：現代精神医学の概念．中井久夫・山口隆訳、みすず書房、一九七六
(五一) サリバン：分裂病は人間的過程である．中井久夫他共訳、みすず書房、一九九五
(五二) 砂原茂一：リハビリテーション．岩波新書、岩波書店、一九八〇
(五三) 多田富雄：生命の意味論．新潮社、一九九七
(五四) 外口玉子：人と場をつなぐケア―こころ病みつつ生きることへ．医学書院、一九八八
(五五) 融道男・中根允文・小見山実監訳：ICD-10 精神および行動の障害―臨床記述と診断ガイドライン．医学書院、一九九三
(五六) 台弘・土居健郎編：精神医学と疾病概念．東京大学出版会、一九七五
(五七) 湯浅修一：精神分裂病の臨床―通院治療を中心に．医学書院、一九七八
(五八) 全国自治体病院協議会精神病院特別部会編：精神科医療のパラダイムを変えるために―精神科医療基準の策定．全自病協雑誌六号、一九九六

あとがき

ようやく本書をまとめることができた。まとめるにあたって二つの見守りがあった。

一つは、目の前に飾ってある一枚の写真である。これは私が公立角館総合病院を離任するさい、共同作業所の利用者と家族会が開いてくれたお別れ会の写真である。中央に花束をもった私を囲んで、利用者や家族が座ったり中腰になったり立ったりして写っている。

利用者も家族もみんな穏やかな表情で別れを惜しんでくれた。斜めうしろに座った女性利用者はそっと私の肩に手をそえている。いまはみんな穏やかだが、急性期症状のときは様々なことがあったな、ご家族もあの当時は苦労したな、との思いがわき起こってくる。この利用者や家族のためにも、自分の経験をまとめてみよう、と奮起した。

もう一つは、故荻野恒一先生の存在である。平成十三年二月にある出版社から荻野先生の本の紹介文を書いてくれないか、との要請があった。それから三カ月、久しぶりに荻野先生の著作を熟読し、なるほど「現存在」とはこういうことか、「自然科学主義思想の超克」とはこのことをいうのか、「意味志向性」や「事象そのものへ」とは臨床的にこのように理解してよいのか、などが光をあてられたように頭にはいってきた。

やはり荻野先生は私を見守っていてくれたのだなということが身にしみると、いままでまとまりに欠けていた本書の構想がすーっと統一され、筆がすすみだした。十年間、書いては消し、消しては書きを繰り返しながら、この三年執筆が完全に停止していたものが自然にうごきだしたのである。

ただ、この間の苦闘は荻野先生の言葉を借りると、「あせってはいけない。筆が滑りすぎてはいけない。臨床的事実をじっくりみなさい」との指示にも思える。そうでなければ十五年間の臨床統計は載せられなかったし、開放化のエネルギッシュな点だけを誇張していたら、鼻の高さが数メートルにもなっていただろう。補遺としてとりあげた統計の事実は、臨床的現実がいかに厳しいものかを物語っている。陰ながら荻野先生は、時熟を待っていたのだろう。

そして、序言をいただいた近藤喬一先生をはじめ風間興基先生など旧荻野グループの励ましがなかったら、本書は誕生しなかった。

星和書店の石澤雄司社長や編集の細部にわたって大変お世話になった畑中直子さん、また様々な方々のご協力と支えに謝意を表したい。

本書を故荻野恒一先生のご霊前に捧げる。

平成十四年八月

久場政博

著者プロフィール

久 場 政 博（くば まさひろ）

ルーツは沖縄だが，昭和 16 年台湾の台北市に生まれ東京で育つ。
東北大学医学部を昭和 41 年に卒業後，同精神医学教室に入局。
昭和 45 年 上山市の上山病院勤務。
その後，昭和 46 年から故荻野恒一先生に師事して，
金沢市の十全病院および東京都精神医学総合研究所に籍をおき，
金沢，奥能登，沖縄八重山群島，東京などの比較文化精神医学を研究。
昭和 51 年から秋田県在。秋田大学精神科学教室を経て，
昭和 57 年から 18 年間，角館町の公立角館総合病院精神科勤務。
平成 12 年 4 月 秋田市の清和病院勤務。
平成 14 年 4 月から河辺町の加藤病院在職。

より身近で多彩な分裂病治療の実践

2002 年 8 月 19 日　初版第 1 刷発行

著　者　久 場 政 博
発行者　石 澤 雄 司
発行所　株式会社 星 和 書 店
東京都杉並区上高井戸 1-2-5
電話　03 (3329) 0031（営業部）／(3329) 0033（編集部）
FAX　03 (5374) 7186

　Printed in Japan　ISBN 4-7911-0483-8